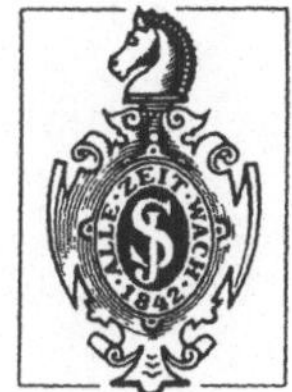

J. Mohr   Ch. Schubert   (Hrsg.)

Arzt 2000

Perspektiven und Probleme
einer Reform der Medizinerausbildung

1. Bad Boller Konsultation
herausgegeben
im Auftrag der Ev. Akademie Bad Boll

Springer-Verlag
Berlin Heidelberg New York
London Paris Tokyo

Dr. med. Jürgen Mohr, Arzt und Pfarrer
Christoph Schubert, Dipl.-Volkswirt
Evangelische Akademie Bad Boll
7325 Bad Boll

ISBN-13: 978-3-540-18504-8   e-ISBN-13: 978-3-642-73110-5
DOI: 10.1007/978-3-642-73110-5

CIP-Titelaufnahme der Deutschen Bibliothek

[Arzt zweitausend]
Arzt 2000 : Perspektiven u. Probleme e. Reform d.
Medizinerausbildung / 1. Bad Boller Konsultation. J. Mohr u.
Chr. Schubert (Hrsg.). Hrsg. im Auftr. d. Ev. Akad. Bad Boll. –
Berlin ; Heidelberg ; New York ; London ; Paris ; Tokyo :
Springer, 1988
   ISBN-13: 978-3-540-18504-8

NE: Mohr, Jürgen [Hrsg.]; Bad Boller Konsultation <01, 1987>

Gesamtverarbeitung: Druckhaus Beltz, Hemsbach/Bergstraße
2119/3140/543210

Vorwort

1970 trat die neue Approbationsordnung für Ärzte in Kraft. Seither werden vermehrt Stimmen der Kritik laut. Diese Kritik richtet sich nicht nur gegen Teilbedingungen des Ausbildungsganges, sondern auch gegen das Gesamtausbildungsergebnis. Vermißt wird vor allem die mangelnde praktische Erfahrung der Absolventen des Medizinstudiums. Zwar haben die psychologischen Fächer im Kanon der Disziplinen an Bedeutung gewonnen, aber das Gewicht der naturwissenschaftlichen Fächer in der Hochschulmedizin bestimmt nach wie vor die innere Einstellung der jungen Ärztinnen und Ärzte.
Auf der 1. Bad Boller Konsultation zur Reform der Medizinerausbildung soll versucht werden, die bisherige Diskussion, wie sie seither von einzelnen und Gruppen in der Bundesrepublik geführt wurde, durch internationale Bezüge zu erweitern. Die Ergebnisse des „Murrhardter Kreises", der auf eine Initiative der Robert-Bosch-Stiftung zurückgeht, werden ebenso zur Darstellung kommen wie schon vorhandene Neuansätze im In- und Ausland. Dabei wird es immer darum gehen, die Reformvorstellungen und die bestehenden Neuansätze zu korrelieren mit den praktischen Erfahrungen von Angehörigen der jüngeren Ärztegeneration, die seit 1970 die reformierte Ausbildung durchlaufen haben.
Die 1. Bad Boller Konsultation ARZT 2000 ist konzipiert als Expertentagung für Frauen und Männer, die an den Fragen einer Reform der Medizinerausbildung interessiert sind.

So hieß es im Einladungsschreiben der Evangelischen Akademie Bad Boll. Eingeladen waren im Herbst 1987 Studenten, Hochschullehrer, Ministerialbeamte aus Bundes- und Landesministerien – zuständig für das Medizinstudium und die Approbation der Ärzte.

Wesentliche Impulse zu diesem Tagungsprojekt gingen vom Direktor des Anatomischen Instituts der Universität Tübingen, Professor Michael Arnold, aus. Er stellte die Verbindung zum „Murrhardter Kreis" her, dem er selbst als Mitglied angehört. Nicht zuletzt waren es die Gespräche mit Frau Marilene Schleicher aus dem Bundesministerium für Jugend, Familie, Frauen und Gesundheit, die uns bei der Auswahl der Referenten und der Setzung der Tagungsschwerpunkte halfen. Ihnen sei an dieser Stelle stellvertretend für viele andere Dank gesagt.

In diesem Dokumentationsband finden sich die Referate und überarbeitete Mitschriften der oft sehr kontroversen Diskussionen. Ziel dieser Publikation ist, den zukünftigen Bemühungen um eine Reform der Medizinerausbildung als Grundlage zu dienen. Der 1. Bad Boller Konsultation muß und soll in absehbarer Zeit die zweite folgen.

Jürgen Mohr

Inhaltsverzeichnis

Grußwort
F.-J. Grosse-Ruyken 1

Entwicklungshypothesen zum Bild des künftigen Arztes.
Aus der Arbeit des Murrhardter Kreises
M. Wirsching 3

Entwicklungstendenzen in der Medizin bis zum Jahr 2000
M. Arnold 16

Erfahrungsbericht „Medizinstudium"
D. Netzold 28

Erfahrungsbericht „Praktisches Jahr"
K. Mauth 35

Erfahrungsbericht „ärztliche Praxis"
R. Matejka 42

Erfahrungsbericht „Gutachterkommission"
W. Vogt 50

Zur Diskussion um die Reform der Medizinerausbildung
in den vergangenen Jahren
J.-D. Hoppe 53

Der Paradigmenwechsel in der Medizin und die ärztliche Ausbildung
H. G. Pauli 59

Das „Maastrichter Unterrichtssystem"
J. Drukker 69

Rechtliche Rahmenbedingungen des künftigen Arztbildes
H.-U. Gallwas 76

Diskussion 83

Gesundheitsförderung
R. H. E. ALTEN, H. MILZ   96

Das Medizinstudium an der Universität Witten/Herdecke:
Versuch einer Neugestaltung der ärztlichen Ausbildung
P. F. MATTHIESSEN   102

Strukturen eines künftigen Curriculums
D. HABECK   115

Angewandte Medizin als Forschungsaufgabe
R. N. Braun   126

Gesundheits- und sozialpolitische Vorstellungen
der deutschen Ärzteschaft
J.-D. Hoppe   135

Diskussion 2   146

Autorenverzeichnis

ALTEN, R. H. E., Dr.
  Internistin und Rheumatologin
  Thielallee 17, 1000 Berlin 33

ARNOLD, M., Prof. Dr. med.
  Direktor des Anatomischen Instituts der Universität Tübingen
  Österbergstr. 3, 7400 Tübingen

BRAUN, R. N., Univ.-Prof. OMR Dr. med.
  Facharzt für Allgemeinmedizin
  Lützowgasse 6/3/21, A-1140 Wien

DRUKKER, J., Prof. Dr. med.
  Rijksuniversiteit Limburg, Capaciteitsgroep Anatomie/Embryologie
  Postbus 616, NL-6200 Maastricht

GALLWAS, H.-U., Prof. Dr. jur.
  Vorstand des Instituts für Politik und Öffentliches Recht sowie des
  Instituts für Rechtsphilosophie und Rechtsinformatik der Universität München
  Hans-Leipelt-Str. 16, 8000 München 40

GROSSE-RUYKEN, F.-J., Dr. med.
  Präsident der Landesärztekammer Baden-Württemberg
  Jahnstr. 40, 7000 Stuttgart 70

HABECK, D., Prof. Dr. med.
  Institut für Ausbildung und studentische Angelegenheiten
  der Medizinischen Fakultät der Universität Münster
  Domagkstr. 3, 4400 Münster

HOPPE, J.-D., Dr. med.
  Mitglied des Vorstandes der Bundesärztekammer,
  Vorsitzender des Bundesärztekammerausschusses und der Ständigen Konferenz
  „Ausbildung zum Arzt – Hochschule und Medizinische Fakultäten"
  Riehler Str. 6, 5000 Köln 1

MATEJKA, R., Dr. med.
  Am Anger 13, 8379 Bad Füssing 4

MATTHIESSEN, P. F., Dr. med.
Jugendpsychiatrie, Universitätsverein Witten/Herdecke
Beckweg 4, 5804 Herdecke

MAUTH, K.
Arzt und Soziologe
Unterlinden 9, 7800 Freiburg

MILZ, H., Dr. med.
Auelstraße 2, 5370 Kall

NETZOLD, D., stud. med.
Schillerstr. 42, 6830 Schwetzingen

PAULI, H. G., Prof. Dr. med.
Direktor des Instituts für Ausbildungs- und Examensforschung
der Medizinischen Fakultät der Universität Bern
Inselspital 14c, CH-3010 Bern

VOGT, W.
Präsident des Landgerichts Ellwangen,
Mitglied der Gutachterkommision bei der Landesärztekammer
Baden-Württemberg,
Schubartstr. 14, 7092 Ellwangen

WIRSCHING, M., Prof. Dr. med.
Zentrum für Psychosomatische Medizin der Universität Gießen,
Friedrichstr. 28, 6300 Gießen

Grußwort

F.-J. Grosse-Ruyken

Sehr geehrte Damen und Herren,

ich bringe Ihnen die Grüße des Vorstandes der Landesärztekammer Baden-Württemberg, die als Partner der Evangelischen Akademie Bad Boll bei dieser Veranstaltung mitwirkt. Den Verantwortlichen dieser Akademie möchte ich meinen Respekt und Dank dafür aussprechen, daß sie ein Thema zur Diskussion stellt, das v. a. die Ärzte, um die es ja hierbei sehr hautnah geht, aber auch Politiker und Öffentlichkeit besonders stark bewegt. Die Frage, ob die Ausbildung der angehenden Ärzte mit der fast ausschließlich an naturwissenschaftlichen Parametern gemessenen Ausrichtung dem Bedürfnis und Anspruch des leidenden Menschen gerecht wird, soll bei dieser Tagung diskutiert werden.

Medizin im hippokratischen Sinne ist allumfassend, d. h. Prävention, Kuration, Rehabilitation und Nachsorge sind integrative Bestandteile dieser Medizin. Der rein pathophysiologische analytische Ansatz mit seiner kartesianischen Denkstruktur, die den Menschen in Einzelteile oder Organsysteme zerlegt, wird dem Anspruch an die Medizin nicht gerecht. Der Mensch ist eben mehr als eine Maschine, deren defekte Einzelteile nur auszutauschen sind, damit sie wieder funktioniert. Die soziopsychosomatische Einheit des Menschen muß wieder zur Grundlage der Ausbildung angehender Ärzte werden. Nur ein ganzheitsmedizinischer Aspekt führt zu einer Medizin der Mitmenschlichkeit, die auch ethischen Fragen den notwendigen Raum gibt.

Moderne Wissenschaft hat den Boden der klassischen Subjekt-Objekt-Epistemologie längst verlassen. Die sog. „Objektivität" wissenschaftlicher Erkenntnis hat in der Theorie komplexer Systeme nur noch einen relativen Wert. Eine Reform der Ausbildung junger Ärzte ist unter dieser Sicht dringender denn je. Leider hat die fast ausschließlich naturwissenschaftlich ausgerichtete Medizin zu einem Spezialistentum mit allen Konsequenzen der sprachlosen Medizin und Kostensteigerung geführt.

Diese als Spezialisten tätigen Lehrer unserer Medizinstudenten werden kaum in der Lage sein, einem neuen Ansatz und einem neuen Denken in der Ausbildung zum Durchbruch zu verhelfen. Die junge Generation spürt die Krise unserer Wissenschaft, sie spürt, daß mit Rationalität allein die Probleme der leidenden Menschen nicht zu lösen sind. Es ist zu hoffen, daß aus dieser Generation medizinische Lehrer hervorgehen, die neue Maßstäbe setzen und Vorbilder für die zukünftige Ärzteschaft hergeben.

Ich wünsche dieser Veranstaltung, daß sie erfolgreich mit dazu beiträgt, Meilenstein auf dem Wege der Entwicklung einer menschengerechten Medizin zu werden, die zur Grundlage der Ausbildung zukünftiger Ärzte wird.

Entwicklungshypothesen zum Bild des künftigen Arztes. Aus der Arbeit des Murrhardter Kreises*

M. Wirsching

Einleitung: Ausdifferenzierung und Integration im Gesundheitssystem

Der Arzt hat in unserer Medizin eine zentrale und bestimmende Position. Zugleich ist er ein Rad in diesem Getriebe. Sein Einfluß ist begrenzt. Wir definieren, wenn wir dem Leidener niederländisch-chinesischen Medizinphilosophen Thung folgen, die Medizin „als das gesamte System von Denken und Handeln, mit dem eine Gesellschaft die Probleme von Krankheit und Gebrechlichkeit zu lösen versucht", um uns zu erinnern, „daß jede Zeit und jede Kultur ihre eigene Medizin hat" (Thung 1987).

Vereinheitlichung des Ärztestandes

Die uns hier und heute verbindende Entwicklung setzte bereits Mitte des 18. Jahrhunderts mit dem aufgeklärten Absolutismus und dem Humanismus ein. Eine von Ärzten geförderte Gesundheitsbewegung entstand, die traditionelles Gesundheitsverhalten zugunsten zunächst hygienischer Normen und später rationalistischer Maßstäbe der naturwissenschaftlichen Medizin verdrängte. Die Heil- und Behandlungstätigkeit wurde von den Ärzten monopolisiert. Ein Prozeß, der gemeinhin „Medikalisierung" genannt wird.

Dennoch blieb bis ins 19. Jahrhundert die Bedeutung akademisch ausgebildeter Ärzte, der Vorläufer des heutigen Arztes, für die Gesundheitsversorgung der Bevölkerung randständig. Außerhalb der Oberschicht arbeitete die sehr heterogene Gruppe der handwerklich gebildeten Chirurgen, Wundärzte, Barbiere, Hebammen und Laienheiler. Der von der Ärzteschaft erst allmählich erworbene politische und soziale Status wurde vor kaum mehr als 100 Jahren durch Professionalisierung (Zugangsregelung über Prüfungsordnungen) abgesichert; in Preußen fand der ärztliche Einheitsstand 1852 seine gesetzliche Verankerung. Das Leitbild des Hausarztes kam nun – am deutlichsten im Landarzt – zu seiner Blüte: der die bürgerliche Familie betreuende Praktiker, der selbst Hand anlegte und auch die niederen Verrichtungen selbst ausführte, der sich verantwortlich für seine Patienten fühlte und jederzeit ohne Rücksicht auf die eigene Person zur Verfügung stand.

---

* Im Auftrag der Robert-Bosch-Stiftung beschäftigt sich der Murrhardter Kreis seit fast einem Jahrzehnt mit den Fragen der ärztlichen Ausbildung. Noch in diesem Jahr wird eine ausführliche Dokumentation der Forschungsarbeit veröffentlicht werden.

Erneute Ausdifferenzierung

Aber etwa zur gleichen Zeit begann eine gegenläufige Entwicklung, indem die deutsche Universitätsmedizin sich verstärkt naturwissenschaftlich orientierte und insbesondere die neuen Erkenntnisse der Physik und Chemie aufnahm. Eine der Folgen war die wachsende Spezialisierung, zunächst in der Forschung, seit den 80er Jahren des 19. Jahrhunderts auch in der ärztlichen Praxis. So differenzierte sich – wenig nach der Schaffung des Einheitsstandes – die Ärzteschaft erneut aus, dieses Mal allerdings auf der Basis einer allen gemeinsamen naturwissenschaftlichen Ausbildung.

Die Entwicklung zum „Facharzt" wurde noch gefördert durch die Einführung der gesetzlichen Krankenversicherung im Jahre 1883. Diese eröffnete immer weiteren Patientenschichten den Zugang zur ärztlichen Versorgung. Der nächste Schritt der Spezialisierung war die Institutionalisierung der Facharztweiterbildung in den 20er Jahren dieses Jahrhunderts. Eine der letzten Ausdifferenzierungen ist die zum psychologisch arbeitenden Arzt.

Am Ende unserer historischen Vorbemerkungen können wir demnach drei bis heute bedeutsame Entwicklungsstränge unterscheiden:
1. die naturwissenschaftlich geprägte Schulmedizin,
2. die Erfahrungsmedizin, vermutlich die älteste und bei Hinzuzählung von Hausmedizin und Heilpraktikern verbreitetste Behandlungsform und
3. die psychosoziale Medizin als jüngste Ausformung.

In der Allgemeinmedizin kommen die drei Entwicklungen zusammen, wogegen sie sonst voneinander isoliert verlaufen. Das Studium wird ganz von der Schulmedizin bestimmt. Es liegt wohl v. a. an der Ausbreitung unserer europäischen Kultur im 19. Jahrhundert, daß man in den heute bestehenden 1600–1800 medizinischen Ausbildungsstätten (von denen ca. ein Drittel in den letzten 20 Jahren erst gegründet wurden) „weltweit Ärzte findet, die in fast gleichen Begriffen denken und nach gleichen Mustern handeln. Die ärztliche Ausbildung ist international einheitlicher als diejenige in jedem anderen akademischen Bereich", so wiederum Thung (1987).

Weltweit wird nun aber auch die Qualität der Ärzteausbildung in Frage gestellt. Ziele, Formen und Inhalte des Studiums werden überdacht und mit den schon gültigen oder voraussehbaren Anforderungen des Arztes im 21. Jahrhundert verglichen. Eine umfangreiche Analyse, die 96 amerikanische medizinische Hochschulen einbezog (der GPEP-Report von 1984), stellt im Hinblick auf das über 70 Jahre unveränderte Ausbildungssystem gleich zu Anfang fest, "that the present system of general professional education for medicine will become increasingly inadequate unless it is revised" (GPEP 1984, S. XIII). Die Kritik ist auch keinesfalls auf westliche Länder beschränkt. Der sowjetische Gesundheitsminister Tschasow beklagte im Juni diesen Jahres in einem Interview mit der Moskauer Literaturzeitung (zit. nach *Neue Ärztliche* vom 12. 08. 1987), das bisherige Ausbildungssystem lasse die Erziehung zur Selbständigkeit vermissen, auch fehle bei über 40 % der Hochschulabgänger jegliche praktische Erfahrung, und keiner der sowjetischen Studenten könne ein EKG oder ein Röntgenbild lesen.

Ungeklärt bleibt dabei weithin, ob die künftige Ausbildung qualitativ neue Forderungen an den Arzt stellt, etwa in Folge einer Revolution unseres Krankheitskonzeptes, eines paradigmatischen Sprunges im Sinne des meist zitierten Thomas Kuhn (1977): Erreichen wir nun nach der Humoralpathologie und der Organpathologie die Systempathologie? Wird das Maschinenmodell abgelöst vom Bewußtsein komplexer Störungen in einem biopsychosozialen Feld (vgl. McKeown 1982, Gerok 1987)? Oder ist hier ein kontinuierlicher Evolutionsprozeß im Gang, wie ihn die Erlanger Medizinhistorikerin Wittern (1986; auf deren Ausarbeitungen das Vorangegangene wesentlich basiert) mit den Worten Hermann Kerschensteiners nahelegt: „ Der ärztliche Beruf ist wunderlicher Natur, und immer wieder haben geistvolle Köpfe darüber nachgedacht, was eigentlich an diesem Gemisch aus Wissenschaft, Kunst, Handwerk, Liebestätigkeit und Geschäft das Wesentliche ist.“

In der Bundesrepublik ist nach der Reform der frühen 70er Jahre die Diskussion merklich abgeflacht. Fast scheint es, als hätten Ernüchterung und Enttäuschung einen Rückzug aus dem internationalen wissenschaftlichen Austausch bewirkt. Dabei ist uns allen bewußt, daß eine Verbesserung nicht nur über Kapazitätsverordnungen oder Approbationsordnungsnovellierungen erreichbar ist. Aus dem Wunsch nach vertiefter Analyse erwuchsen auch die Aktivitäten des Arbeitskreises „Medizinerausbildung“ der Robert-Bosch-Stiftung, von der die hier zusammengestellten Ergebnisse im wesentlichen entwickelt wurden. Dieser Zusammenschluß, der in seinen vom Tübinger Anatomen Arnold bestimmten Anfängen 7 Jahre zurückreicht, versteht sich als eine unabhängige Expertengruppe. „Seine Mitglieder sind verbunden durch das Ziel, die theoretischen und empirischen Grundlagen für ein problem- und zukunftsangemessenes ärztliches Selbstverständnis zu erarbeiten, zukünftige Anforderungen zu benennen und handlungsleitende Vorschläge zu machen“, so der dem Kuratorium der Robert-Bosch-Stiftung 1985 vorgelegte Antrag.

Entwicklungshypothesen zum Bild des künftigen Arztes

Im folgenden will ich erst Schlußfolgerungen vorstellen. Ich werde von bereits laufenden, gleichwohl oft unbemerkten Entwicklungen ausgehen, um Hypothesen abzuleiten über von uns vermutete Anforderungen an den „Arzt 2000“, den wir – auch das wird oft übersehen – längst auszubilden begonnen haben. Dabei werde ich nacheinander die folgenden Einflußgrößen untersuchen: die handlungsleitenden Theorien, das Krankheitsspektrum, Wissen und Technik, den polit-ökonomischen Rahmen sowie die Wechselbeziehungen von Arzt, Patient und Familie.

Medizinische Theorien und ärztliches Handeln

Der Standpunkt des Beobachters, seine Theorie bestimmt die Beobachtungen. Vorannahmen entscheiden, welche Methoden der Diagnostik und Therapie vom Arzt eingesetzt werden, wie er (be)handelt. Niemals wurde ärztliches Denken und Handeln durch eine Theorie ausreichend belegt. Die Fähigkeit zum Perspektivenwechsel und zur Reduktion auf das Wesentliche bei Erhalt des jeweils notwendigen Überblicks, der Zwang zur Integration vielfältigster Befunde sind wohl Grundanforderungen, in denen sich die Medizin von anderen Wissenschaften unterscheidet. Deshalb ist „die“ naturwissenschaftliche Medizin ein Mythos. Es gibt auch nicht „die“ geisteswissenschaftliche oder „die" gesellschaftliche Medizin. Sicher, der Mythos konnte entstehen, mußte geradezu entstehen seit der naturwissenschaftlich-technischen Revolution des 19. Jahrhunderts. Dabei wird gar nicht bestritten: Die Naturwissenschaft ist in der Medizin grundüberzeugend, unverzichtbar. Aber wenn Rifampycin die Tuberkulose heilt, sind dann die sozialen Bedingungen ausgeschaltet, welche heute in großen Teilen der Welt Infektionskrankheiten zur vorherrschenden Todesursache machen? Natürlich, beim Krebsverdacht wird zuallererst naturwissenschaftlich gehandelt und gedacht. Aber würde deshalb ein erfahrener Onkologe die seelischen Nöte des Kranken und seiner Familie leugnen? Die Chorea Huntington ist das erste Krankheitsbild, bei welchem Genomanalysen bereits vor der Geburt bestimmen lassen, daß dieser Mensch zwischen seinem dreißigsten und fünfzigsten Lebensjahr an dieser Krankheit sterben wird. Mit solch revolutionärer naturwissenschaftlicher Erkenntnis erreicht die Humangenetik jedoch zugleich eine Explosion ihrer ethischen, psychologischen, juristischen und sozialen Fragen und eine Aktualisierung ihrer historischen Hypothek, der Selektion unwerten Lebens.

Gesichert ist aufgrund der bereits beobachtbaren Entwicklung, daß

1. die Medizin auch in Zukunft vom Zusammenwirken, von der Zusammenschau biologischer, psychologischer und sozialer Gesichtspunkte bestimmt sein wird, daß

2. eine schwierige Aufgabe des praktisch wie wissenschaftlich tätigen Arztes die Verknüpfung der vielfältigen, meist arbeitsteilig gewonnenen Informationen ist, und daß

3. jede wirkliche Veränderung in einem Teilbereich weitreichende Veränderungen in den anderen Bereichen bewirkt. Es gibt keinen Fortschritt in der naturwissenschaftlichen Medizin, der nicht zugleich psychologische und soziale Folgen hätte!

Es könnte aber sein – und hier werde ich hypothetisch –, daß solche Gesamtschau nicht nur ein technischer (quantitativer) Prozeß ist – ein Problem moderner Datenverarbeitung –, sondern daß wir hier eine qualitative, strukturelle Veränderung durchlaufen (wie oben erwähnt), einen paradigmatischen Wandel von der Organpathologie zur ökosystemischen Sicht. Beantworten läßt sich diese Frage wohl wieder erst im Rückblick (s. Beitrag Pauli, S. 59), so daß ich mich hier auf meine erste, für alles folgende grundlegende Entwicklungshypothese beschränken kann:

Das Profil des künftigen Arztes wird sich in Zukunft noch deutlicher um psychologische und soziale Anteile erweitern. Die daraus entstehende Vielfalt der verschiedensten Arztbilder ist das eigentliche Neue. Die Aufgaben werden damit komplexer. Entscheidungszweifel und Kompetenzunsicherheiten werden folglich zunehmen. Dem wird auch weiterhin mit den bekannten Abwehrversuchen begegnet, v.a. mit Rationalisierungen und Aufspaltungen, mit Reduktionismus und Aktivismus.

Einfluß eines veränderten Morbiditätsspektrums auf das Bild des künftigen Arztes

Wäre sie nicht imstande, Menschen von Lebensbedrohung und Leiden zu retten, die Medizin hätte kaum ihre Bedeutung. Das Spektrum der zu behandelnden Krankheiten ist aber im steten Wandel, sei es durch Veränderungen unserer Lebensbedingungen, sei es durch Veränderungen unserer Krankheitsdefinitionen.

Augenfällig sind Verschiebungen der Altersstruktur der Bevölkerung durch gestiegene Lebenserwartung und Geburtenrückgang: Alterserkrankungen, chronische Krankheiten und Gleichzeitigkeit verschiedener Krankheiten (Multimorbidität) nehmen zu. In der Todesursachenstatistik der Jahrhundertwende standen akute Infektionskrankheiten im Vordergrund, heute sind es zu 80% chronische Erkrankungen, v. a. des Herz-Kreislauf-Systems, und bösartige Neubildungen.

Aus solchen bereits beobachtbaren Entwicklungen läßt sich für die künftig zu erwartende Behandlungssituation vermuten:

1. Bei in der 2. Lebenshälfte gehäuften Krankheiten gewinnen genetische Prädispositionen als Faktoren an Bedeutung, die erklären, warum gerade dieser Mensch bei gleich riskanter Lebensweise diese bestimmte Krankheit entwickelt. Es ist sogar zu erwarten, daß manche bislang als „natürlich" angesehene Alterungsprozesse den Charakter einer Krankheit annehmen werden, wenn ihre genetische Mitbedingtheit aufgeklärt ist.
2. Virusbedingte Infektionskrankheiten werden wachsenden Raum einnehmen. Gründe hierfür sind v. a. die genetische Variabilität einiger Erreger, welche die Impfvorsorge erschwert (z. B. Influenzavirus), die Evolution neuer humanpathogener Erreger (z. B. Aids), die Aufdeckung einer Mitbeteiligung von Erregern an der Entstehung scheinbar nicht infektiöser Leiden (z. B. Viruserkrankungen der zweiten Generation).
3. Umweltbelastungen und Lebensstile werden als Haupt- oder Teilfaktoren der Krankheitsentstehung das Spektrum prägen. Wieder sind es die Massenkrankheiten des Herzens und Kreislaufs, des Stoffwechsels, des Bewegungsapparates, die verschiedenen Krebsleiden und Unfälle, bei denen der Zusammenhang mit unserer ökologisch-technischen Entwicklung und mit psychosozialen Risikokonstellationen besonders augenfällig ist.

Für das Bild des künftigen Arztes haben die sogenannten auf Veränderungen unserer Lebenswelt, auf Fortschritten der medizinischen Erkenntnis und auf epistemiologischen Neubestimmungen beruhenden Wandlungen des Morbiditätsspektrums weitreichende Konsequenzen, die ich in 2 Teilhypothesen zusammenfassen will:

a) Zunehmender Zwang zur Systemdiagnostik und Systemtherapie

Wenn Krankheiten durch ein Zusammenwirken verschiedener prädisponierender, manifestationsfördernder und verlaufsbeeinflussender Teilfaktoren bestimmt werden, welche im Einzelfall ganz unterschiedliche Ausprägung haben können, dann ist der klinische Status nur noch die letzte gemeinsame Endstrecke eines pathogenetischen Prozesses im Sinne einer Äquifinalität. Im Einzelfall wird der Arzt also Krankheiten behandeln, deren spezifische Ursachenkonstellation er gar nicht mehr kennt, und die er letztlich nicht heilt.

Sein Können besteht darin, Impulse zu geben, welche die größtmögliche Wirkung im gestörten Gesamtsystem erzielen. Es wird mithin darum gehen, biologische, psychologische und soziale Veränderungen zu initiieren, welche eine Überwindung der Krankheit ermöglichen. Grundlage solch ärztlichen Handelns sind Prozesse der Selbstorganisation (Autopoese) lebender Systeme. Dieser Arzt wird sich die Grenzen seiner Erkenntnis und seines Handelns bewußt machen. Er wird mit anderen ärztlichen und nichtärztlichen, professionellen und nichtprofessionellen Gruppen kooperieren. Er wird weniger pathologiezentriert als ressourcenorientiert vorgehen, und er wird Zustände bewußt akzeptieren, die fern von einer Idealnorm sind, für den gegebenen Patienten dennoch die optimal erreichbare Entwicklung erlauben. Allmacht oder Resignation weichen einer realistischen Einschätzung der eigenen und des Patienten Möglichkeiten.

b) Krankheit als Prozeß verstehen

Angesichts des erkennbaren Morbiditätsspektrums erwiesen sich statische, mechanische Krankheitskonzepte (Maschinenmodell) als völlig ungeeignet. Das Bild des Arztes wird künftig von dem Bewußtsein bestimmt sein, zu einem langfristigen Entwicklungsprozeß hinzuzutreten, welcher vor der aktuellen Krise begonnen hat und danach weitergehen wird. Zu kurzfristige, aber auch zu ausgedehnte Interventionen können entwicklungshinderlich wirken. Die Beachtung und flexible Gestaltung des zeitlichen Rahmens wird künftig erwartet werden können, womit das auch ökonomisch vorgegebene starre Raster von 5–10 min weitgehend funktionslos würde.

Arztbildprägende Wirkungen der Entwicklung des medizinischen Wissens und der medizinischen Technik

Wissenszuwachs und neue Technologien eröffnen unvorhersagbare Entwicklungen in allen gesellschaftlichen Bereichen und werfen zugleich existenzentscheidende Probleme für den einzelnen wie für die Gemeinschaft auf. Unbestritten ist: hochspezialisierte Forschung wird weiterhin detailliertes Wissen und komplizierte Techniken zu allen Fachgebieten beisteuern, bereits bestehenden ganz neue Prägung verleihen (Beispiel Humangenetik) oder zur weiteren Differenzierung und Spezialisierung beitragen. In zwangsläufiger Gegenbewegung werden (kompensatorisch) diejenigen Anteile des Berufsbildes gestärkt, welche eine Integration der Teilaspekte versprechen. So gewinnt z. B. die Allgemeinmedizin eine ganz eigene Qualität. Eine ihrer Hauptaufgaben könnte es sein, die losen Enden der Einzelbefunde und Behandlungsvorschläge zu verknüpfen.

Der Fortschritt ist aber, wie angedeutet, immer nur die eine Seite der dialektisch zu begreifenden technischen Entwicklung. Bereits heute ist der Arzt, wenn auch ganz unvorbereitet, in vielfältige ethische Konflikte einbezogen. Es ist nicht mehr selbstverständlich, daß er allein die Maßstäbe seines Handelns in einer jederzeit allgemein anerkannten Weise festlegt. Vielmehr fordern nicht nur Juristen Rechenschaft, die nicht nur vor Ethikkommissionen abgelegt werden muß. Tatsächlich oder potentiell Betroffene diskutieren mit Nachdruck, ob Ärzte alles tun dürfen, was sie tun können, ob sie eigenmächtig lassen können, was sie tun könnten, und ob Ärzte sich auf „rein medizinische" Bereiche zurückziehen können. „Medizin ohne Menschlichkeit" (Mitscherlich u. Mielke 1947) hat uns sensibilisiert für die Folgen fachspezifischer Beschränktheit. Der Konflikt wird aktualisiert, wenn sich Ärzte im Widerstand gegen nukleare Bedrohung, Umweltzerstörung oder ungerechte Verteilung der Ressourcen unserer Welt ausdrücklich als Angehörige des Berufs engagieren und dafür der

IPNNW 1986 mit dem Friedens-Nobelpreis ausgezeichnet wurde. Wenn Molekularbiologen und Humangenetiker die Entzifferung des genetischen Codes, möglicherweise sogar dessen Veränderung, sicher aber die pränatale „Selektion" (in Verbindung mit extrakorporaler Fertilisation) ermöglichen, wenn die erworbene Immun-
schwächekrankheit Aids zur Abwendung vermeintlicher oder wirklicher Gefahr weitreichende Eingriffe in Persönlichkeitsrechte diskutieren läßt, jedesmal sind Ärzte
gefragt – im Einzelfall wie in der Öffentlichkeit. Zweifellos wird es den meisten auch
in Zukunft gelingen, sich aus solchen Entscheidungen herauszuhalten. Aber Ethik
kommt viel häufiger im medizinischen Alltag zum Tragen, etwa wenn Ärzte das
Recht des Patienten auf freie Selbstbestimmung außer Kraft setzen und ihre Aufklä-
rungs- und Informationspflicht nur als lästiges formales Übel handhaben; wenn Ärzte
aus Bequemlichkeit oder zum eigenen Vorteil die immensen Kosten, welche das
Gesundheitssystem der Gesellschaft aufbürdet, weiter in die Höhe treiben; wenn
Ärzte die seelische, familiäre und soziale Seite eines Leidens außer acht lassen und
Chronifizierung oder Folgeschäden in Kauf nehmen zugunsten der Vorteile einer
kurzfristigen Reparatur.

Es fällt mir schwer, zu den Auswirkungen von medizinischem Wissen und medizinischer Technik eine Entwicklungshypothese zu formulieren. Zu machtvoll erscheinen
der Prozeß, zu festgelegt die herrschenden Verhältnisse und zu einseitig medizinisch-
technisch ausgerichtet ein Teil auch der heutigen Studenten.

*Das Gesundheitssystem: politische, ökonomische und juristische Rahmenbedingungen
der Organisation bestimmen das Bild des künftigen Arztes*

Derzeit anstehende Entwicklungen werden sich, soweit absehbar, im folgenden
Rahmen bewegen:
- Die Nachfrage an Gesundheitsleistungen wird auch angebotsinduziert weiter stei-
  gen. Das betrifft besonders Leistungen, die weniger auf Heilung als vielmehr auf
  Kompensation (z.B. Rehabilitation) und Linderung (z.B. ärztliche Begleitung
  Schwerstkranker) gerichtet sind.
- Auf der Anbieterseite gibt es in jeder Profession ein grundlegendes Bestreben, den
  eigenen Leistungsbereich im Rahmen der arbeitsteiligen Dienstleistungsgesell-
  schaft mindestens stabil zu halten. Angesichts steigender Ärztezahlen werden
  sogar vermehrt Anstrengungen auf Wiedergewinnung und Ausweitung professio-
  neller Zuständigkeiten gerichtet (Beispiele: psychosoziale Versorgung, Prävention, Rehabilitation, Gesundheitserziehung, Sexualberatung etc.).
- Der Anteil der Gesundheitsleistungen am Bruttosozialprodukt wird nicht im gleichen Umfang ausgeweitet werden wie bisher. Anpassungen an veränderte Ange-
  bots-Nachfrage-Strukturen werden durch Umverteilung innerhalb des Gesund-
  heitsbudgets vorgenommen (jüngstes Beispiel: die Anhebung der Honorare für
  zuwendungsintensive Leistungen zu Lasten der medizinisch-technischen Ange-
  bote).
- Von staatlicher Gesundheitspolitik sind angesichts vielfältiger, starker, zugleich
  konfligierender Interessen innerhalb und außerhalb des in hundert Jahren gewach-
  senen Gesundheitssystems nur bei Überschreiten hoher Problemschwellen grundlegende Veränderungsinitiativen zu erwarten.

Unterschiedliche (partei)politische Konstellationen wirken sich in erster Linie auf die Steuerungsinstrumente und Organisationsformen des Gesundheitswesens aus. Dies wird im einzelnen bedeuten:

- Das Gesundheitssystem wird weiter durch eine Mischung aus staatlichen Einflüssen und marktwirtschaftlichen Elementen bestimmt.
- Die zentrale Position im Gesundheitssystem behält der Kassenarzt. Die Kostenbegrenzung erfolgt je nach politiscner Kons.ellation durch Maßnahmen des Staates oder der Selbstverwaltung. Die Alternative, Selbstbeteiligung jenseits der medizinischen Grundversorgung, wird sich nicht durchsetzen.
- Das Prinzip der einkommensunabhängigen Zugänglichkeit medizinischer Leistungen bleibt unangetastet, eingeschränkt allerdings durch private Nebenvergütungen.
- Die ambulante Versorgung wird zu Lasten der Krankenhauskapazitäten weiter ausgebaut. Die Kliniken werden nur noch der spezialistischen Behandlung vorbehalten bleiben. Rein marktwirtschaftlich ausgerichtete Krankenhäuser werden zunehmen.

Zwei Entwicklungshypothesen ergebens sich im Hinblick auf diese polit-ökonomischen Rahmenbedingungen für das Bild des künftigen Arztes:

1. *Neue oder veränderte Kompetenzen werden als Antwort auf die Wandlung ärztlicher Tätigkeitsfelder entwickelt.* Ausgesprochen neue Aufgabenfelder sind dabei jedoch nur in geringer Zahl zu erkennen, sie ergeben sich v. a. in den Bereichen Umweltmedizin, Gesundheitsökonomie und Medizintechnik. Vielfältiger sind hingegen in Zukunft aufgewertete oder ausgeweitete Bereiche, in denen mit einer Kompetenzsteigerung zu rechnen ist: primärärztliche Funktionen der Beratung von Patienten und ihrer Familien, sozialmedizinische (einschließlich arbeits- und gemeindemedizinische) Funktionen v. a. der Geriatrie; überwiegend sind dies „Querschnittsaufgaben", die sich nicht einem bestimmten Fachgebiet zuordnen lassen, was ihre Vermittlung in einer weiterhin fachgebundenen Lehre erschwert.
2. *Neue oder veränderte Kompetenzen sind Folge von Strukturveränderungen im Gesundheitssystem. Zwei anstehende gesetzgeberische Entscheidungen lassen nachhaltige Veränderungen des künftigen Arztbildes erwarten.*
   a) Primärärztliche Aufgaben werden ausschließlich der Allgemeinmedizin zugeordnet, von welcher dann der Zugang zur sekundären/fachärztlichen und tertiären/klinischen Versorgungsebene geregelt wird. Der größte Teil aller Gesundheitsprobleme würde in der stark aufgewerteten Primärversorgung behandelt. Aber auch der fachärztliche Bereich würde an Kompetenz gewinnen durch Entlastung von Aufgaben der medizinischen Grundversorgung (derzeit 50 % Originalscheine bei Fachärzten).
   b) Das öffentliche Gesundheitssystem könnte bei seiner bevorstehenden Neugliederung Aufgaben übernehmen, die sich nur schwer in die kassenärztliche Versorgung integrieren lassen, und würde so zu einer dritten Säule des Gesundheitswesens werden. Zum ambulanten und stationären System käme eine gemeindeorientierte medizinische Versorgung. Vor allem die oben genannten Aufgaben der Umwelt- und Sozialmedizin, der Prävention und Rehabilitation würden hier bearbeitet.

Aus dem Genannten ergeben sich drei Bilder jeweils ganz eigener Prägung: der Primärarzt, der Spezialarzt und der Gemeindearzt. Die Ausbildung wird bislang vom Bild des Spezialisten bestimmt.

Beziehungen von Arzt, Patient und Familie

Auch Ärzte verhalten sich in verschiedenen Kontexten unterschiedlich. Jenseits der beschriebenen epistemologischen, epidemiologischen, ethisch-juristischen und polit-ökonomischen Rahmenbedingungen wird das Bild des Arztes sich erst in der Wechselwirkung mit einem bestimmten Patienten und, möchte ich ergänzen, dessen Angehörigen zeigen. Dieser Gesichtspunkt wird deshalb am Ende besonders hervorgehoben, weil sich hier m. E. bereits weitreichende Veränderungen der alltäglichen Praxis zeigen:
- Das Autoritätsgefälle nimmt deutlich ab. Ärzte beteiligen Patienten an ihren Entscheidungen. Sie sind weniger selbstgewiß in ihren Ratschlägen, streben eine aktivere Haltung des Patienten an.
- Subjektiven Erlebensfaktoren, den Gefühlen und individuellen Krankheitsinterpretationen, wird neben der Sammlung objektiver Kranheitsdaten mehr Bedeutung gegeben.
- Ärzte sind eher bereit, die ethischen Folgen Ihres Handelns zu überdenken, im Einzelfall wie in bezug auf die Gemeinschaft.

Mit diesen Veränderungsschritten haben sich Ärzte in der Beziehung zu ihren Patienten in den Rahmen allgemein gültiger, sogar grundgesetzlich verankerter Prinzipien gestellt. Die Vorstellung einer geringeren Entscheidungskompetenz des Patienten widerspricht ja (von extremen Ausnahmelagen abgesehen) dem grundrechtlich geregelten und geschützten Autonomieprinzip.

Das Recht regelt aber nur ein Mindestmaß der Beziehungen in der Gesellschaft. Viel stärker kommt *im Alltag* ärztliche Ethik zum Tragen. Angesichts schneller Entwicklungen der Medizin folgt die Rechtsprechung ohnehin mit zeitlichem Abstand. Wie aber ethische Entscheidungen im Einzelfall gewonnen werden, bleibt bislang unbestimmt.

Über juristische und ethische Determinanten hinaus wird die alltägliche Beziehung von Arzt und Patient aber v. a. durch psychologische Wechselwirkungen bestimmt. In idealtypischer Annäherung will ich zunächst 2 Extrembilder und dann eine mittlere Position beschreiben.

1. *Der Notarzt – als aktiver, monokausal biologisch behandelnder Arzt* stellt er eine äußerst asymmetrische Beziehung her. Er ist der Experte und er trifft die Entscheidungen. Mit naturwissenschaftlicher Methodik wird eine Krankheitsursache gesucht, die mit aktiven, v. a. medikamentösen und operativen Eingriffen bekämpft wird. Die Kommunikation ist knapp, strukturiert und auf den Patienten begrenzt. Angehörige werden meist getrennt befragt oder informiert. Die Domäne dieser Beziehungsform ist die Notfallmedizin, wo sie die Grundlage zielgerichteten arztbestimmten Handelns ist. In Abstufung ist sie bei der Akutbehandlung sogenannter organischer Krankheiten verbreitet.

Dieses Arztbild wird, so verbreitet es auch sein mag, am häufigsten in Frage gestellt, etwa wenn es um die Betreuung chronisch Kranker geht. Schädlich wird es, je mehr psychologische und soziale Prozesse als Ursache oder als Folge einer Krankheit Gewicht haben. Dann folgen iatrogene Chronifizierung, Medikamentenabhängigkeit oder Fehlverarbeitung. Trotz aller Kritik wird diese Konstellation aber auch in Zukunft vorkommen und in bestimmten Situationen (aber auch nur dort) unverzichtbar sein.

2. *Der Gesundheitsarbeiter – ein sozialorientierter, ganzheitliche Medizin und Betroffenenselbsthilfe anstrebender Arzt –* als vermutlich neuester Arzttyp tritt in der kassenärztlichen Grundversorgung kaum in Erscheinung. Er ist an der präventorischen Umgestaltung gesellschaftlicher Verhältnisse interessiert. Mit ganzheitlicher Sicht wird versucht, komplexe Wechselwirkungen in einem biopsychosozialen System zu erkennen. Die Veränderungsstrategie ist auf Selbsthilfe gerichtet, etwa durch die Arbeit mit primären kleinen Netzen (z. B. Nachbarschaft) in Stadtteilen. Dieser Arzt bezieht sich häufig auf neuere Konzepte der Umweltmedizin bzw. der ökologischen Medizin. Der Übergang zu nichtärztlichen Berufsgruppen wie etwa Psychologen, Sozialarbeitern, Soziologen und Sozialpädagogen und v. a. zum Laiensystem ist fließend.

3. *Der Familienarzt* steht gleichsam in der Mitte zwischen den beiden skizzierten Bildern. Er strebt ein Gleichgewicht schulmedizinischer und erfahrungsbegründeter Ansätze an (vgl. Gerok 1987), wobei den Teilfaktoren der Krankheit im Sinne einer Ergänzungsreihe jeweils ganz unterschiedliches Gewicht gegeben wird. Die Beziehung zum Kranken und dessen Familie soll emanzipatorisch sein im Sinne eines „Behandlungsvertrages" (Hartmann 1984). Dieser Arzt ist weniger kurativ als sekundär und tertiär präventorisch ausgerichtet (Chronifizierung und Folgeschäden vermeidend), da er in der Mehrzahl bekannte Patienten mit bekannten Krankheiten behandelt. Er kommt den Vorstellungen zeitgemäßer Allgemeinmedizin sehr nahe.

Solche Typisierung ließe sich weiter ausdehnen. Wir kämen zu Abstufungen der drei genannten Bilder oder auch zu ganz neuen Konstellationen. Wichtig ist, dabei zu betonen: Jede der Ausgestaltungen kann in einem bestimmten Rahmen für eine bestimmte Zielsetzung sehr sinnvoll sein. In der Praxis wird sich der Arzt mithin immer in einem Spektrum bewegen müssen, je nach Patient und je nach Behandlungskontext.

Die Beziehung zwischen Arzt und Patient wird sich weiter ändern. Die Richtung vorherzusagen ist kaum möglich. Vermutlich werden aber die subjektiven Anteile wieder stärker beachtet. Die Beziehung ist eben eine sehr persönliche. Dies wird die Verhältnisse im Erleben der Beteiligten nicht immer erleichtern; die emotionale Beteiligung wächst, ein erweiterter Entscheidungs- und Gestaltungsraum muß gefüllt werden, Beziehungskonflikte werden bewußt, etwa wenn Arzt und Patient die Unvereinbarkeit ihrer Erwartungen feststellen. Dies bedeutet, der künftige Arzt wird konfliktfähig sein müssen, um Beziehungsprobleme wahrnehmen und akzeptieren zu können und angemessen auf sie zu reagieren. Beide, Arzt und Patient, werden bei solcher Entwicklung stärkeren Gefühlen der Angst, Hilflosigkeit oder auch

Hoffnungslosigkeit ausgesetzt angesichts realistisch wahrgenommener Begrenzungen der Medizin. Aber erst wenn beide akzeptieren, daß sich nicht immer alles „machen" läßt, werden sinnvolle Lebensentwicklungen und Lebensentscheidungen möglich.

Zusammenfassung und Schlußfolgerungen für die Ausbildung künftiger Ärzte

Lassen Sie mich abschließend einige Schlußfolgerungen für die künftige Ärzteausbildung ziehen, die sich m. E. aus dem bisher Gesagten ergeben (vgl. Wirsching 1987).

1. *Das gegenwärtige Medizinstudium vernachlässigt wesentlich voraussehbare Anforderungen an den künftigen Arzt.* Begründung: Derzeit werden die Ärzte des 21. Jahrhunderts ausgebildet. Diesen stehen hochentwickelte naturwissenschaftliche Methoden der Diagnostik und Therapie zur Verfügung, deren sinnvolle (und ökonomische) Anwendung das Patientengespräch und die körperliche Untersuchung – mithin die ärztliche Erfahrung – unverzichtbar machen. Die Zukunft konfrontiert den Arzt mit einer wachsenden Zahl älterer Menschen mit vielfältigen und langwierigen Leiden (Multimorbidität und Chronizität), welche mehr Begleitung als Behandlung erfordern. Einsichten in die genetische Struktur des Menschen erlauben weitere Erkenntnisse des Zusammenwirkens angeborener und erworbener Faktoren in einem multifaktoriellen Krankheitsprozeß. Daraus ergeben sich einerseits Möglichkeiten der Prävention, andererseits schwerwiegende ethische Konflikte.
Der Student lernt aber gegenwärtig auf der Grundlage hochausgelesener Krankheitsbilder die Arbeit universitärer Zentren der Maximalversorgung kennen, welche durch hohen apparativen Aufwand, kurzfristige Patientenkontakte und überwiegend naturwissenschaftliche Sicht charakterisiert ist. Alltägliche primärärztliche Behandlungssituationen kommen dagegen kaum vor. Daran schließt sich eine wiederum klinikgebundene Weiterbildung an. Nach 10–12jähriger Ausrichtung ist eine Neuorientierung nur noch schwer möglich. Unser Gesundheitssystem ist deshalb geprägt durch die kostspielige Umsetzung der so verinnerlichten Behandlungssituation auf die Praxis des niedergelassenen Arztes.
Ein Medizinstudium muß an den gegenwärtigen und in Zukunft zu erwartenden Anforderungen der Gesellschaft orientiert sein.

2. *In der heutigen Ausbildung werden fast nur noch komplizierte Zusammenhänge in ihre Bestandteile zerlegt.* Das Ganze ist mehr als die Summe seiner Teile. Enzyklopädisches Wissen verbürgt nicht die Fähigkeit der Erkennung der komplexen Wechselwirkungen menschlichen Lebens. Zu mechanische Behandlungskonzepte laufen Gefahr, zusätzliche Störungen, wir sprechen dann von Nebenwirkungen, in ein bereits maximal beanspruchtes System hineinzutragen. Die Problemerkennungs- und Problemlösungsfähigkeit wird in der gegenwärtigen Ausbildungssituation nicht gefördert. Gerade auch neue unvorhersehbare Krankheiten gehen, wie das Beispiel der erworbenen Immunschwäche Aids belegt, mit komplizierten biologischen Prozessen, weitreichenden persönlichen und familiären Konflikten und grundlegenden gesellschaftlichen (z. B. ethisch-juristischen) Fragen einher.

Gleiches gilt mit mehr oder weniger großen Einschränkungen für andere alltägliche, für den Betroffenen und seinen Arzt hingegen immer wieder neue und individuell zu bewältigende Krankheitssituationen.

Aufgeschlossenheit und die Bereitschaft zur vorurteilsfreien, je nach Patient, Krankheit und Krankheitsphase entschiedenen Wahl der bestgeeigneten Gesichtspunkte (Perspektiven) und Behandlungskonzepte, die Möglichkeit, Komplexität soweit als möglich zu erhalten und soweit als nötig zu reduzieren, sind für den Arzt unabdingbar.

Die Fähigkeit zur Problemerkennung und zur Problemlösung muß neben der Vermittlung von Faktenwissen im Medizinstudium gefördert werden.

3. *Die Bereitschaft ärztlicher und nichtärztlicher Berufsgruppen, in einem arbeitsteiligen Gesundheitssystem zusammenzuarbeiten, beruht auf Kenntnis und Respektierung der jeweils unterschiedlichen Fähigkeiten und Grenzen.* Wenn es die grundlegende Ausbildungserfahrung ist, sich im Alleingang maximales Wissen anzueignen, welches in Konkurrenz mit anderen abgeprüft wird, so fällt es schwer, Grenzen der eigenen Kompetenz wahrzunehmen, sie zu akzeptieren und in Kooperation mit anderen auszugleichen. Selbstüberschätzung und Übernahme unbegründeter Entscheidungsautorität werden stattdessen gefördert. Wenn das maximal verfügbare Expertenwissen allein die Stellung in einem stark hierarchischen System bestimmt, so fällt es schwer, anderen, gemessen am Spezialistenwissen weniger kompetenten – für die Krankenversorgung gleichwohl wichtigen – eine angemessene Position zuzugestehen.

Fächer und Berufsgruppen übergreifende Kooperation und kritische Selbstbeurteilung müssen als Grundlagen der Krankenversorgung vom Beginn des Studiums an erlebt und eingeübt werden.

4. *Der gegenwärtigen Ausbildung liegt ein eher statisches, an der Fächerhierarchie orientiertes Bild zugrunde. Die Alternative ist ein dynamisches, an Störungen von komplexen Systemen ausgerichtetes Verständnis.* In Fortsetzung des von Humboldt im 19. Jahrhundert begründeten Bildes der Universität gliedert sich die Medizin in Grundlagenfächer, klinische Disziplinen und Spezialbereiche, die aufeinander fußend zur Ausgestaltung eines „Lehrgebäudes" führen. Dem steht ein erfahrungsbegründetes Konzept gegenüber, welches den Prozeß der Problemlösung selbst vor dem Wissensbestand betont. Dann wird v. a. ein Grundlagenwissen vermittelt, welches zum Erkennen der jeweiligen Probleme und zum Schließen der hier notwendigerweise größeren Lücken befähigt.

Das künftige Studium sollte Anteile enthalten, in denen Probleme auf wissenschaftliche Weise herausgearbeitet sowie durch Zusammenfügung (Integration) der Teilgesichtspunkte einer Lösung zugänglich gemacht werden. Traditionelle Grenzen zwischen den Fächern sowie zwischen Vorklinik und Klinik sollten hierbei bewußt überschritten werden.

5. *Eine Studienreform ist niemals ausschließlich durch das idealistische Engagement einzelner zu leisten. Vielmehr sind bereits einfachste Schritte an eine weitreichende Änderung des Selbstverständnisses der Lehrenden und Lernenden sowie der gesetzlichen und ökonomischen Rahmenbedingungen gebunden.* Die Erfahrung der

vergangenen Jahrzehnte hat gezeigt, daß gegenwärtig Annäherungen an das skizzierte Ausbildungskonzept nur in Hochschulneugründungen möglich waren. Aber auch diese sind auf die nachhaltige Unterstützung durch Politiker, Standesorganisationen und Öffentlichkeit angewiesen. Wo die Rahmenbedingungen unverändert blieben, versandete die Reform oder führte gar zur Komplizierung einer bereits schwierigen Ausbildungssituation. Dies belegen in unserem Lande die mangelnde Verwirklichung der Approbationsordnung von 1970 (manche sprechen vom Scheitern) und vor allem die Rückentwicklung an den sogenannten Reformuniversitäten.

In einem geschlossenen Ausbildungssystem einzelne strategisch bedeutsame Anteile ändern zu wollen, heißt, eine Krise des Ausbildungssystems zu provozieren, welche die unmittelbar Betroffenen tatkräftig abwenden werden. Erst wenn anerkannt ist, daß das System nicht mehr seinen historischen und gesellschaftlichen Aufgaben gerecht wird, ist eine Veränderung vorstellbar.

Die Notwendigkeit einer Reform unserer ärztlichen Ausbildung im Hinblick auf die künftigen Aufgaben des Arztes zweifelsfrei zu belegen, ist das selbstgestellte Ziel der hier thesenhaft zusammengefaßten Arbeit des Murrhardter Kreises.

Literatur

Gerok W (1987) Handeln aus rationaler Erkenntnis statt mythischer Heilslehre. Drei Thesen zur Eröffnung der 39. Therapiewoche. Neue Ärztliche 164: 4

GPEP Report (1984) Project on the general professional education of the physician and college preparation for medicine. Association of American Medical Colleges, Washington

Hartmann F (1984) Patient, Arzt und Medizin. Beiträge zur ärztlichen Anthropologie. Vandenhoeck & Ruprecht, Göttingen

Kuhn T (1977) Die Entstehung des Neuen. Studien zur Struktur der Wissenschaftsgeschichte. Suhrkamp, Frankfurt am Main

McKeown T (1982) Die Bedeutung der Medizin. Traum, Trugbild oder Nemesis? Suhrkamp, Frankfurt am Main

Mitscherlich A, Mielke F (1947, ²1962) Wissenschaft ohne Menschlichkeit. Dokumentation des Nürnberger Ärzteprozesses. Medizin ohne Menschlichkeit. Fischer, Frankfurt am Main

Thung PJ (1987) Modelle medizinischer Philosophie. Schweiz Ärztez 18: 804–808

Wirsching M (1988) 12 Thesen zur Reform der ärztlichen Ausbildung in der Bundesrepublik Deutschland. Vorläufige Folgerungen des Murrhardter Kreises. Dtsch Ärztebl 1/2: 13–17

Wittern R (1986) Erwartungen an den Arzt gestern, heute, morgen – Gedanken zum Arztbild und ärztlichen Auftrag. (Vortrag beim 12. Symposion der Dekane der Medizinischen Fakultäten und der Lehrbeauftragten für Allgemeinmedizin, München, Oktober 1986)

Entwicklungstendenzen in der Medizin bis zum Jahr 2000[*]

M. Arnold

Das Bild des Arztes 2000 und die für die Erfüllung seiner Aufgaben erforderlichen Fähigkeiten werden entscheidend bestimmt von den Vorstellungen, die man sich von den Zuständen im Jahre 2000 macht. Bei der Vorbereitung des Kolloquiums hatten wir zunächst die Absicht, in einem speziellen Referat die technische Entwicklung aufzuzeigen, sind aber dann davon abgekommen, weil es uns ausreichend schien, von einem andauernden Fortschritt in der Medizin auszugehen. Ich glaube heute, daß dies zu unbestimmt ist, um unseren Überlegungen zugrundegelegt zu werden, und so habe ich kurzfristig versucht, die Entwicklungstendenzen in der Medizin abzuschätzen und daraus ein „Szenarium 2000" zu entwickeln.

Medizin und technischer Fortschritt

Vom Jahr 2000 trennen uns 12 Jahre. An historischen Dimensionen gemessen ist dies ein winziger Zeitraum, in dem wir nicht gerade dramatische Entwicklungen erwarten. Aber ein Rückblick auf einen vergleichbar großen Zeitraum in der jüngeren Vergangenheit zeigt uns, daß wir mit dieser Einschätzung der Wirklichkeit nicht gerecht werden. Ich habe mich deshalb gefragt: Was kann eigentlich in einem solchen Zeitraum passieren? und habe beispielhaft dafür die 12 Jahre betrachtet, die sich an mein Staatsexamen anschlossen.

Ich habe Ende 1955 mein Staatsexamen abgelegt und hatte die feste Absicht, Internist oder Neurologe zu werden; 12 Jahre später war ich für das Gesamtfach Anatomie habilitiert. Das gibt einen Eindruck davon, wie eine Planung im persönlichen Bereich verlaufen kann. In meiner Habilitationsarbeit hatte ich Methoden angewandt, die 1955 überhaupt noch nicht beschrieben waren. Schon dies zeigt, mit welcher Geschwindigkeit die technische Entwicklung abläuft und wie rasch sich Neuerungen in der Praxis durchsetzen.

Dies trifft auch auf die klinische Medizin zu, in der es zwischen 1955 und 1967 gewaltige Fortschritte gab. Es wurden neue Fächer wie die Anästhesie und die Intensivmedizin abgegrenzt, die Herz-Lungen-Maschine kam zum Routineeinsatz, die erste Herztransplantation wurde vorgenommen und eine ganze Reihe neuer Medikamente war auf dem Markt, so daß die bis dahin beherrschenden Infektions-

---

[*] Zusammenfassung des gleichnamigen Kapitels aus: Arnold M (1988) Der Arztberuf. Eine Einführung in das Medizinstudium und in die Probleme der Medizin für den Arzt von morgen. Wiss. Verlagsgesellschaft, Stuttgart.

krankheiten nun größtenteils ambulant behandelt werden konnten. Auch in den konventionellen Techniken hatte es Fortschritte gegeben: so war die Bildwandlerröhre mit Fernsehkette erfunden, was ja nicht nur die Durchführung von Röntgenuntersuchungen erleichterte, sondern auch zu einer großzügigeren Anwendung dieser Untersuchungstechnik führte.

Eine solcherart ausgelöste Erweiterung des Leistungsspektrums und des Leistungsvolumens hat außerordentlich viele Dinge zur Voraussetzung, die nicht primär medizinisch sind. Hierzu zählen in erster Linie die ökonomischen Grundlagen. Zwischen 1955 und 1967 vollzog sich im eigentlichen das Wirtschaftswunder, was unter anderem erlaubte, eine viel größere Zahl von Ärzten einzustellen, als das 1955 nur im entferntesten abzusehen war. Nach dem Staatsexamen pflegte man 1955 mit aller Selbstverständlichkeit eine unbezahlte Stelle anzunehmen; eine reguläre Assistentenstelle war praktisch nicht zu bekommen. Bis 1967 änderte sich die Situation in dieser Hinsicht ganz grundlegend.

Dies zeigt, wie falsch es wäre, den Fortschritt in der Medizin ausschließlich mit den Begriffen des technischen Fortschrittes zu beschreiben. In Wirklichkeit haben die ökonomischen und rechtlichen Rahmenbedingungen einen viel größeren Einfluß auf das, was sich in der Medizin abspielt, als wir gemeinhin denken. In dem fraglichen Zeitraum von 1955 bis 1967 war beispielsweise vom Bundesverfassungsgericht entschieden worden, daß alle approbierten Ärzte das Recht zur freien Niederlassung hätten und zur Kassenarzttätigkeit zuzulassen seien. Weiterhin wurde die bis dahin übliche Honorierung des Arztes mit einer Pauschale durch eine Honorierung von Einzelleistungen abgelöst. Durch die Zunahme der Ärzte und die Einführung der Einzelleistungsvergütung ist es zu einer enormen Leistungsausweitung gekommen, die ebenfalls 1955 nicht im entferntesten abzusehen gewesen war.

Neben den ökonomischen und rechtlichen Rahmenbedingungen sind es die geistigen Einstellungen, die für das Inanspruchnahmeverhalten von medizinischen Angeboten eine große Bedeutung haben. Auch hier haben sich bis 1967 gewaltige Änderungen ergeben. Die dann später sog. 68er-Generation hatte gerade begonnen, das Verhältnis zum Staat neu zu definieren; er wurde nun nicht mehr als ein Wert an sich verstanden, als ein Obrigkeitsgebilde, für das es sich lohnte, sich bis zur Selbstaufgabe einzusetzen. Immer mehr wurde er zum Sozialstaat und damit zu einer Organisation und Institution, der in erster Linie die Aufgabe zukommt, die soziale und rechtliche Sicherheit des einzelnen zu garantieren, um ihm eine Selbstverwirklichung zu ermöglichen.

Fasse ich diese Erfahrungen zusammen, so ergibt sich nach meinem Dafürhalten eindrucksvoll, daß die Änderungen in den Rahmenbedingungen, die sich im Laufe der nächsten 12 Jahre vollziehen werden, für das Leistungsgeschehen und für das, was sich dann in der Medizin abspielen wird, mindestens genauso wichtig, wenn nicht sogar wichtiger sein werden als das, was im engeren, wissenschaftlich-medizinisch-technischen Sinne auf uns zukommen kann.

Daß es auch im weiteren einen technischen Fortschritt geben wird, davon ist auszugehen. Diese Behauptung ist weniger kühn als man denkt, denn einige der Bestimmungsfaktoren sind so träge, daß wir schon heute die weitere Entwicklung recht genau absehen können. So muß man sich vergegenwärtigen, daß von der Entwicklung eines Wirkstoffes bis zur Markteinführung eines neuen Arzneimittels im Durchschnitt 12 Jahre verstreichen. Mit anderen Worten: Die Medikamente, die im

Jahre 2000 neu zur Verfügung stehen werden, dürften alle schon heute synthetisiert sein, und nicht wenige von ihnen werden schon in der Zulassungsprozedur stecken.

Nicht viel anders ist es bei Großtechnologien: Technische Durchbrüche setzen ein neues technisches Prinzip voraus, und auch hier vergehen von seiner Entdeckung bis zu seiner praxisreifen Entwicklung mindestens 10 Jahre. Diese 10 Jahre kann man bei der Sonographie, bei der Computertomographie und bei der Kernspintomographie nachweisen. Wiederum ist also die Trägheit des Systems groß und können wir vernünftige Prognosen stellen: Es ist kein neues technisches Prinzip in Sicht.

Ein anderer Bestimmungsfaktor ist von mindestens ebenso großer Trägheit: die Ausbildung. Herr Wirsching hat schon ausgeführt, daß die Gebietsärzte des Jahres 2000 schon heute auf der Universität sind und, so könnte man hinzufügen, in einem Geist ausgebildet werden, von dem bezweifelt werden kann, ob er geeignet ist, den Anforderungen an den Arzt des Jahres 2000 gerecht zu werden.

Konsequenzen für Diagnostik und Therapie

Ich will nun im einzelnen einige Aspekte der technischen Entwicklung getrennt für die Diagnostik und für die Therapie aufzeigen.

Der Fortschritt in der Diagnostik besteht ganz allgemein darin, daß wir Krankheiten spezifischer und früher erfassen als bisher und daß wir genauere Differenzierungen der Krankheiten vornehmen können, also neue Krankheitsentitäten aus vordergründig einheitlich aussehenden Krankheitsbildern abzugrenzen vermögen. Solche besseren Differenzierungen können sofort therapeutische Fortschritte nach sich ziehen: Einige Beispiele hierfür aus jüngster Vergangenheit sind die Unterscheidungen von lymphatischen Tumoren, aber auch von verschiedenen Hypertonieformen, Fettstoffwechselstörungen, Diabetestypen usw.

Die Fortschritte in der Diagnostik werden wahrscheinlich in erster Linie durch die Möglichkeit eröffnet werden, monoklonale Antikörper herzustellen, mit denen es gelingt, höchst exakte Markierungen von bestimmten Zellen vorzunehmen. Bei geeigneter Markierung eines solch hochspezifischen Antikörpers ist es auch möglich, nicht nur Zellen im Schnitt damit herauszuheben, sondern sie auch zur In-vivo-Kennzeichnung zu verwenden. So lassen sich mit radioaktiv markierten monoklonalen Antikörpern unter Verwendung der Positronenemissionstomographie schon heute frühzeitig Rezidive von Tumoren erkennen oder machen es möglich, bestimmte Funktionsanalysen durchzuführen. Denkbar erscheint auch, daß es gelingt, mit einem allgemeinen Test das Vorliegen einer Karzinomkrankheit festzustellen, wobei es dann die weitere Aufgabe wäre, durch den Einsatz differenzierender Methoden zu einer genauen Organdiagnose und Lokalisierung des Tumors zu kommen. Daß hiermit erheblich Kosten verbunden sein werden, leuchtet unmittelbar ein.

Monoklonale Antikörper könnten bei einer entsprechenden Ergänzung, etwa durch ein Zytostatikum, auch für die konservative Therapie eine Bedeutung gewinnen. Durch die augenblicklich üblichen Zytostatika werden neben den Tumorzellen auch gesunde Körperzellen geschädigt, die therapeutische Breite dieser Medikamente ist außerordentlich gering; auf zwei geschädigte Tumorzellen kommt eine geschädigte „Normalzelle". Durch eine höhere Spezifität dieser Zytostatika könnte es gelingen, das Verhältnis auf 10 000 : 1 zu verbessern, was einem Durchbruch in der konservativen Krebstherapie nahekäme.

Bei der Entwicklung von Medikamenten ist man ganz allgemein auf die Verfügbarkeit eines pathophysiologischen Modells angewiesen. Ohne ein solches Modell kann man ein Medikament nicht entwickeln, man kann es nicht testen und man kann seine Wirkung nicht quantifizieren. Die weitere Entwicklung wird davon abhängen, ob wir über pathophysiologische Modelle verfügen, um nach neuen Medikamenten suchen zu können. Hier ist an erster Stelle die Vorstellung zu nennen, daß durch eine Blockade oder Stimulation von Membranrezeptoren Zellfunktionen moduliert werden können. Schon heute macht man hiervon Gebrauch, etwa bei β-Rezeptorenblokkern oder mit den H^2-Rezeptorenblockern bei der Ulkustherapie. Inzwischen verfügen wir über ausreichende Evidenz, daß auch der Virusbefall einer Zelle von der vorangegangenen Bindung des Virus an einem Rezeptor abhängt. Da solche Viren, etwa Retroviren, mit der Tumorgenese in Verbindung gebracht werden, wird deutlich, welche Fortschritte es darstellen würde, wenn es gelänge, durch geeignete Medikamente Rezeptoren zu beeinflussen.

Weniger große Fortschritte wird es nach meiner Einschätzung auf dem Gebiet der Chirurgie geben. Die operative Medizin ist an gewisse Grenzen ihrer Möglichkeiten gelangt. Mehr als der Ersatz eines kranken Organs durch ein gesundes mittels der Transplantation ist nach dem gültigen Ansatz unserer Medizin, nämlich der Organpathologie, praktisch nicht möglich. Die gesundheitlichen Probleme der Zukunft können aber nicht durch eine Ausdehnung der Transplantationschirurgie gelöst werden. Dies scheitert allein schon daran, daß keine Spender in beliebiger Zahl zur Verfügung stehen; aber wir kämen hier auch rasch an Grenzen ökonomischer und organisatorischer Art. Es wird kaum möglich sein – auch nicht in weiterer Zukunft –, die Zahl der Herztransplantationen auf über 500 pro Jahr zu erweitern; das entspräche einer Verdreifachung des jetzigen Leistungsvolumens.

Größere Hoffnungen kann man knüpfen an die Entwicklung künstlicher Ersatzteile, vor allem von Gelenkprothesen, Zahnimplantaten und besseren Gefäßprothesen; aber dies alles ermöglicht nur eine symptomatische Therapie, die nichts am eigentlichen Krankheitsprozeß ändern kann.

In das Krankheitsgeschehen wirklich – im Idealfall kausal – eingreifen kann man nach der Überzeugung vieler Wissenschaftler nicht kurativ, sondern nur präventiv. Das Ziel der Medizin der Zukunft soll es deshalb sein, durch eine geeignete Gestaltung der Lebensumstände das Auftreten der Krankheiten zu verhindern. Bei der Verfolgung dieses Zieles ist man nicht auf große technische Fortschritte angewiesen, sondern hier geht es um die Frage, ob die neue Theorie der Medizin sich durchsetzen wird und als Grundlage ärztlichen Handelns ausreicht.

Präventionsmedizin

Die Einstellung der Bevölkerung zur Medizin ist heute weitverbreitet durch eine Skepsis gegenüber der Technik geprägt. Nicht zuletzt hieraus erklärt sich das starke Interesse an Alternativen, denn die Präferenz der Bevölkerung für Gesundheit ist ungebrochen hoch. Die Gründe für das Interesse an alternativen Methoden sind vielfältig: es gibt unbestreitbar einen abnehmenden Grenznutzen in der kurativen Medizin; d.h., um überhaupt noch etwas zu erreichen, ist es erforderlich, immer mehr zu allozieren. Weiterhin weisen sehr viele Entwicklungen – Herr Wirsching hat einige davon aufgezeigt – auf die Tatsache hin, daß die schulmedizinische Theorie, die letztlich den Anspruch erhebt, die Medizin naturwissenschaftlicher zu machen, gewisse Erschöpfungserscheinungen zeigt; dieser Eindruck macht sich immer mehr breit. Aber auch aus den allgemeinen Zeitströmungen heraus lassen sich die neuen Vorstellungen von einer Medizin der Zukunft erklären. Wie auch immer: Durch mehr Prävention und durch eine Ausdehnung des medizinischen Leistungsgeschehens in Richtung einer psychosozialen Versorgung des Patienten soll die Effektivität und Effizienz des Gesundheitssystems verbessert werden.

Es ist interessant, daß dabei die Wissenschaftlichkeit der zugrundegelegten Annahmen gar nicht von überragender Bedeutung zu sein scheint, weil die soziale Akzeptanz noch von ganz anderen Faktoren als von der Wissenschaftlichkeit und der logischen Stringenz einer Theorie abhängt.

Auf einem Kolloquium der Robert-Bosch-Stiftung wurde im November 1986 die Frage der wissenschaftlichen Tragfähigkeit des Präventionsansatzes bei Herz-Kreislauf-Krankheiten erörtert. Zum Schluß mußte man feststellen – und hier wird jeder dem Medizinsoziologen von Ferber zustimmen –, daß der gesamte Präventionsansatz längst eine soziale Wirklichkeit geworden ist und er trotz bestehender Auffassungsunterschiede über die Ziele und Begriffe in Zukunft immer mehr das Leistungsgeschehen in der Medizin bestimmen wird.

Dies ist sozialpsychologisch und geisteswissenschaftlich von größtem Interesse, denn im gleichen Augenblick gewinnen wir immer größere und bessere Einsichten in die genetische Bedingtheit von Krankheiten. Herr Wirsching hat das am Beispiel der Chorea Huntington erläutert; man könnte das noch mit vielen Beispielen erhärten. Und es ist keineswegs abwegig anzunehmen, daß wir durch die Verfügbarkeit von Gensonden immer besser in der Lage sein werden, schon pränatal Krankheitsdispositionen zu erkennen. Bei einer konsequent präventiven Orientierung der Medizin könnte sich eine Erhöhung der Zahl von Schwangerschaftsabbrüchen ergeben.

So sehr die Prädisposition zur Entwicklung einer Krankheit vorausgesetzt werden muß, so wenig kann bestritten werden, daß das eigene Verhalten und die Umwelt Einfluß auf die Manifestation und das Ausbrechen von Krankheiten haben werden. Die Frage der Zukunft wird sein, ob es gelingt, die Bevölkerung zu einer Akzeptanz der aus solchen Einsichten folgenden Empfehlung zur Verhaltensänderung zu bringen. Bis heute gelingt das praktisch nicht, dies muß als eine Realität anerkannt werden. Es steht zu befürchten, daß diese Erfahrung in Zukunft zur Rechtfertigung von politischen und sozialen Manipulationen führen wird, die man heute noch verschämt unter dem Begriff des „sozialen Marketings" oder der „kommunikativen Penetration" versteckt. Es bleibt das Problem, ein Leben gegen alle sozialen Trends zu führen, sich in einer Überflußgesellschaft asketisch zu ernähren und auf all die Reizbefriedigungen zu verzichten, die nicht zuletzt durch den technischen Fortschritt ermöglicht worden sind.

Nicht ausdrücklich genug kann auch darauf hingewiesen werden, daß das letztendliche Ergebnis dieser neuen Medizin nicht im voraus abgesehen werden kann. Herr Wirsching hat schon ausführlich abgeleitet, daß die lineare Kausalität, wie wir sie aus den klassischen Naturwissenschaften kennen, in dieser neuen Medizin nicht vorhanden ist. Es handelt sich hier um komplizierte Systeme, auf die wir Einfluß nehmen können, wobei das gewünschte Ergebnis immer nur mit einer gewissen Wahrscheinlichkeit, keineswegs aber sicher, eintreten wird.

Das der Präventionsmedizin zugrundegelegte Risikofaktorenkonzept besteht im Grunde genommen in einer Beschreibung von Merkmalzusammenhängen, nicht aber von streng kasualen Beziehungen: Für das Auftreten einer Arteriosklerose ist weder eine bestimmte Risikofaktorenkonstellation obligat, noch führt eine bestimmte Risikofaktorenkonstellation obligat zu einer Arteriosklerose. Ebenso wie hier bei der Entstehung der Störung nur von einer bestimmten Wahrscheinlichkeit ausgegangen werden kann, kann durch eine Beeinflussung nur die Wahrscheinlichkeit für das Auftreten der Störung verringert werden. Die Frage ist nicht nur, ob man mit einer so vagen Aussicht für die Zukunft Menschen zu einem grundlegenden Verhaltenswandel motivieren, sondern ob dies zur Rechtfertigung einer umfassenden Gesellschaftsmanipulation dienen kann.

Für die Ärzte stellt sich in diesem Zusammenhang ganz nüchtern die Frage, was eigentlich aus der Erweiterung der theoretischen Grundlage für ihre eigene Tätigkeit folgt. Ein Blick in die Vergangenheit macht da wenig hoffnungsfroh. Der Wandel von der Humoralpathologie zur Solidarpathologie hat zu einem therapeutischen Nihilismus geführt. Die bis dahin gültigen Vorstellungen der Behandlung beruhten auf der Annahme einer falschen Zusammensetzung der Körpersäfte. Nachdem diese Krankheitsauffassung verworfen worden war und man die Krankheitsprozesse als organgebundene Veränderungen erfaßt hatte, konnte man natürlich nicht einfach so wie bisher weitertherapieren, weil das ja gar nicht mehr zu begründen gewesen wäre. Der daraus folgende therapeutische Nihilismus hat bis in unser Jahrhundert angehalten, ja ist eigentlich erst in den letzten 30–40 Jahren durch die neuen technischen Möglichkeiten der Diagnostik und Therapie überwunden worden. Die Frage, die sich uns hier und heute stellt, ist nun, ob nicht bei einer stärker oder konsequent präventiven Medizin den Ärzten ebenfalls die Grundlage ihres Handelns genommen würde und erneut ein therapeutischer Nihilismus die Folge sein könnte. Mehr als ein regelmäßiges Screening und eine gewisse Gesundheitserziehung kann ja nach dem neuen Ansatz von den Ärzten nicht geleistet werden: Prävention ist in erster Linie Selbsthilfe.

Als bedeutende Risikofaktoren werden die psychosozialen Determinanten unseres Lebens angesehen. Es ist deshalb mit einer stärker präventiven Orientierung unweigerlich eine Funktionserweiterung der Medizin in Richtung auf die psychosoziale Dimension verbunden. In der Tendenz läßt sich das schon heute nachweisen, wie die Umorientierung des „einheitlichen Bewertungsmaßstabs" (EBM) mit seiner Höherbewertung von zuwendungsintensiven Leistungen zeigt.

Nicht zuletzt wegen dieser veränderten ökonomischen Anreize wird das Leistungsgeschehen in der Medizin sich in der Zukunft in Richtung auf psychosoziale Leistungen verschieben. Dies ist so gewünscht, aber man muß sich darüber im klaren sein, daß damit die Forderung mancher Gesundheitsökonomen, die Effizienz und Effektivität der Medizin zu messen, nicht mehr erfüllt werden kann. Bei den sozusagen „harten" diagnostischen Methoden – hart, weil sie gerätegebunden und damit meßbar und qualitätskontrollierbar sind – ist es nicht gelungen, Normen für eine Stufendiagnostik oder Therapieschemata zu entwerfen. Noch weniger kann dies gelingen bei psychosozialen Leistungen, also bei Gesprächstherapien, Gruppentherapien und Psychoanalysen. Noch aus einem anderen Grund wird es unmöglich sein, die Effektivität des Mitteleinsatzes zu überprüfen. Wenn das therapeutische Handeln darin besteht, ein System anzustoßen in der Hoffnung, daß es sich in eine gewünschte

Richtung entwickelt, dann wird es so gut wie unmöglich sein, jene Ergebnisorientiertheit zu erreichen, wie sie von Gesundheitsökonomen und -politikern gefordert wird.

Ganzheitsmedizin statt Organmedizin

Die Erweiterung der Medizin in Richtung auf die psychosoziale Dimension entspricht der Forderung, anstelle der bisher üblichen Organmedizin eine Ganzheitsmedizin zu setzen. Es ist die Frage, ob eine konsequent praktizierte Ganzheitsmedizin, also eine Medizin, die somatische, psychische und soziale Faktoren in der jeweiligen Individualität des einzelnen Kranken umfassend berücksichtigt, noch dem Anspruch der Wissenschaftlichkeit genügen kann. Die wissenschaftliche Vorgehensweise basiert entscheidend auf einer analytischen Betrachtung, auf der Zerlegung eines Ganzen in seine Teile. Erst durch eine solche analytische Betrachtung kommt man zur Erfassung von Regeln und kann damit Theorien aufstellen, die bestimmte Ergebnisse bei ihrer Anwendung voraussehen lassen. Das Ideal der Ganzheitsmediziner also, statt der Krankheit den Kranken in den Mittelpunkt der Aufmerksamkeit zu setzen, kann im vollen Sinne des Wortes kaum realisiert werden. Was wir realisieren könnten, ist, neben den somatischen, gleichsam biologisch-biophysikalischen Phänomenen auch die psychosozialen Determinanten des Krankheitsgeschehens zu berücksichtigen.

Resultierende ökonomische Probleme

Die Tätigkeit im „Sachverständigenrat" der „Konzertierten Aktion im Gesundheitswesen" hat mich zu der Einsicht gebracht, daß das Leistungsgeschehen in der Medizin in einem unerwartet hohen Maße von den ökonomischen Rahmenbedingungen abhängt. Es stellt sich die Frage, ob nicht durch die Änderungen im Leistungsgeschehen in Richtung auf eine Ganzheitsmedizin im oben genannten Sinne Auswirkungen auf die Finanzierung zu erwarten sind, die dann wieder Rückwirkungen auf das Leistungsgeschehen selbst haben werden. Eine Gesprächstherapie oder eine andere zuwendungsintensive Leistung kann ja nicht mehr in ihrer Frequenz pro Quartal so normativ festgelegt werden, wie das bei der EKG-Untersuchung, einer Blutdruckmessung oder einer aufwendigeren technischen Leistung möglich ist. Eine zuwendungsintensive Leistung kann in einer so großen Dichte erbracht werden, und man kann dies vielleicht sogar gut begründen, weil sich dadurch die Befindlichkeit des Patienten in der Tat verbessert, daß enorme Leistungsausweitungen die Folge sein könnten. Da bei dem bestehenden Einzelleistungsvergütungssystem ohnehin die Neigung vorhanden ist, in die Menge auszuweichen, ist davon auszugehen, daß bei steigenden Ärztezahlen noch mehr von diesem Ausweichen in die Menge Gebrauch gemacht wird, um Einkommensminderungen abzuwehren. Das hätte Beitragssteigerungen für die GKV zur Folge, und dies wiederum stünde dem Bemühen entgegen, Beitragsstabilität zu erreichen.

Die Zusammenhänge sind sowohl Gesundheitspolitikern als auch insbesondere Kassenfunktionären bekannt. Hieraus erklärt sich ihr Zögern, präventive Leistungen zu honorieren, es sei denn, daß Umschichtungen von der Kuration zur Prävention vorgenommen würden. In der Tat scheint eine solche Möglichkeit einigen Gesundheitspolitikern vorzuschweben, wenn sie von einer Umorientierung der Medizin von der Kuration zur Prävention sprechen. Wie dies erreicht werden soll, ist im Augenblick unklar. Nicht zuletzt stehen dem ja auch rechtliche Gründe entgegen. Wie die Probleme gelöst werden sollen, also die erwünschte Funktionserweiterung der Medizin zu finanzieren, ohne gleichzeitig das Leistungsvolumen in der kurativen Medizin zu reduzieren, und dies alles bei Beitragsstabilität, ist nicht zu erkennen. Das Naheliegende, nämlich die Beitragssätze anzuheben, wird wohl aus politischen Gründen unterbunden werden, und so bleibt als wahrscheinlichster Ausweg eine gesetzliche Festschreibung der Beitragssätze für die GKV. Zusammen mit einer Budgetierung für die einzelnen Sektoren wird man damit auch auf längere Zeit die ökonomischen Probleme des Gesundheitswesen im Griff halten können.

Ökonomisch im Griff halten können, aber nicht mehr. Denn früher oder später wird es, nicht zuletzt durch die Teuerung, die als Folge des technischen Fortschrittes und der demographischen Entwicklung unausweichlich ist, zu Engpässen kommen. Es ist davon auszugehen, daß dann sofort ein grauer Markt an medizinischen Leistungen entsteht, wie das von unterdotierten Systemen in anderen Ländern, etwa in England, bekannt ist. Da dies nun den Gleichheitsgrundsatz verletzt, wird man es zu unterbinden versuchen und stattdessen durch Qualitätskontrollen und eine stärkere Überwachung des Leistungsgeschehens zu erreichen suchen, daß das Notwendige jeweils zur Verfügung steht. Was daraus folgen dürfte, kann man in Ansätzen schon heute in der Diskussion um die Strukturreform des Gesundheitswesens und der Krankenversicherung erkennen: Die Entwicklung läuft insgesamt auf eine stärkere Zentralisierung, auf mehr Kontrolle und auf eine stärkere Überwachung hinaus.

Für die andere Möglichkeit, nämlich eine Öffnung des Gesundheitswesens für mehr Markt, wird man in der BRD keine politische Mehrheit gewinnen können; und in der Tat ist es ein außerordentlich schwieriges Problem, über das im vorigen Jahr an dieser Stelle ein sehr interessantes Symposion stattfand, leider ohne ein Ergebnis zu zeitigen, das uns Hoffnungen auf eine zukünftige Problemlösung hätte machen können.

Das Bedauerliche ist, daß kein Honorierungssystem vorstellbar ist, welches das Ziel einer sog. Bedarfsgerechtigkeit zu erreichen erlaubt: bei der Einzelleistungsvergütung kommt es zur Mengenausweitung, bei der Pauschalierung tendenziell zur Unterversorgung. Schon gar nicht vorstellbar aber ist ein System, mit dem man erreichen könnte, daß nur noch die Leistungen erbracht werden, die aus medizinisch sinnvollen Gründen erbracht werden sollten. Was also bleibt übrig außer mehr Kontrollen, regelmäßigen "second opinions", „medical audit" usw.?

Konsequenzen für die Medizinerausbildung

Es ist deutlich geworden, daß es in Zukunft zu einer erheblichen Funktionserweiterung des medizinischen Berufes kommen wird. Der technische Fortschritt wird außerdem einer weiteren Spezialisierung Vorschub leisten. So könnte man daran denken, spezielle „Infektologen" oder „Präventologen" auszubilden. Noch wichtiger wird es sein, Geriater verschiedenster Fachrichtungen auszubilden, denn sie vor allem sind es, die für die medizinische Versorgung einer überalterten Gesellschaft mit ihren vielen multimorbiden Hochbetagten erforderlich sind.

Nicht wenige Ärzte werden eine Berufsaufgabe finden in der Qualitätskontrolle, in den Bereichen der Gesundheitsplanung und der statistischen Erfassung sowie in der Erstellung des sog. Gesundheitsberichts.

Die entscheidende Frage für die Ärzte dürfte sein, ob sie sich wirklich in der Lage sehen, alle diese Aufgaben als Funktionen ihrer Profession zu reklamieren, oder ob sich nicht doch die Einsicht durchsetzt, daß hier eine grundsätzlichere Neurorientierung der Ausbildung erforderlich sein dürfte. Eine solche Neuorientierung könnte dazu führen, daß man zeitlich früher als heute mit Weiterbildungsschritten beginnt, die Ausbildung also auf ein vergleichbar reduziertes Basisstudium beschränkt. Schon heute ist das einheitliche Arztbild eine Fiktion, wenn man an die Vielzahl der völlig unterschiedlichen Weiterbildungsmöglichkeiten und Differenzierungen denkt. Ist es dann nicht konsequent, schon die Ausbildung so zu gliedern, daß man nach einem Basisstudium spezialisierende Wahlstudiengänge anbietet, die dann nur zur Weiterbildung in den dazu passenden Gebieten berechtigte? Kann man wirklich davon ausgehen, daß Ärzte gleichermaßen qualifiziert werden, um sowohl im linear-kausalen Denken der naturwissenschaftlichen Medizin fit zu sein als auch im Denken in Systemzusammenhängen, wie es für die psychosoziale Betreuung erforderlich ist? Sind wirklich diese doch völlig unterschiedlichen Facetten in ein und derselben Person kompatibel miteinander unterzubringen? Dies, so scheint mir, ist ein Punkt, über den auch auf dieser Tagung intensiv nachgedacht werden sollte.

Daß mit dieser Perspektive viele Tabus berührt werden und Neuland betreten wird, ist unbestritten. Aber wenn von Ärztevertretern und Berufspolitikern immer wieder beschwörend darauf hingewiesen wird, daß damit die Einheitlichkeit des Ärztestandes aufgegeben würde, dann ist dazu anzumerken, daß diese Einheitlichkeit nur ganz kurz in der bisherigen Geschichte bestanden hat, nämlich nachdem die Organpathologie die Chirurgie aufgewertet hatte und die Chirurgen damit in den Rang akademischer Mediziner vorstoßen konnten.

Bleiben wir aber beim Bild des bisherigen Arztes, der die kausal-analytische, am Beispiel der Naturwissenschaften ausgerichtete Medizin praktiziert, wird man davon ausgehen müssen, daß viele Funktionen in Zukunft nicht mehr von Ärzten wahrgenommen werden. Schließlich gibt es eine Fülle von psychologischer und psychosozialer Kompetenz in unserem Lande, nämlich bei den voll ausgebildeten Psychologen und Soziologen, die, zumindest momentan, dazu besser qualifiziert sind als die meisten Ärzte. Nicht von ungefähr drängen sie mit Nachdruck auf eine Zulassung zur Kassentätigkeit. Wenn es den Ärzten nicht gelingt, die erforderliche Kompetenz zu gewinnen, dann wird man den Psychologen die Zulassung kaum auf Dauer verwehren können.

Szenarium 2000 – ein Ausblick

Die politische Lage in der BRD mit ihrer teilweise starken Polarisierung und ideologischen Fixierung, die Kompliziertheit der organisatorischen Grundlagen vieler Sozialsysteme, die Erstarrung von gesellschaftlichen Strukturen, das hohe Niveau der tatsächlich erreichten Sicherheit auf verschiedensten Gebieten, die Trägheit der Gesetzgebung, die mangelnde Risikobereitschaft der Bevölkerung, die starke Eigeninteressenbezogenheit aller sozialen oder beruflichen Gruppen, dies alles sind

Momente, die für ein weitgehend unverändertes Fortbestehen der augenblicklichen Verhältnisse bis zur Jahrtausendwende sprechen. Aber es ist nun einmal eine unbestreitbare Tatsache, daß die Verhältnisse sich in einem solch langen Zeitraum ändern. Zum einen ist die Bundesrepublik nicht eine von der Außenwelt abgeschlossene Insel. Zum anderen führen die Entwicklungen im Lande selbst, so der wissenschaftliche Fortschritt und ein sich wandelndes Bewußtsein der Bevölkerung, unabweislich Änderungen herbei. Was stärker ist, die Trägheit des Bestehenden oder der Impuls des Neuen, ist schwer abzuschätzen. Aber: Zukunftsweisend kann nur das Bild sein, das unter der Annahme entworfen wird, das Neue würde sich tatsächlich Bahn brechen und die Welt sich wirklich verändern.

Wie sähe dann die Medizin des Jahres 2000 aus?

Die Überfüllung des ärztlichen Berufes und die gegenüber heute verschlechterten Berufs- und Einkommenserwartungen haben das Interesse am Medizinstudium abnehmen lassen. Der Numerus clausus ist aufgehoben, für das Weiterkommen im Studium sind die Studienleistungen von größerer Bedeutung als heute. Die Prüfungen erfolgen größtenteils wieder mündlich, die Multiple-choice-Prüfungen dienen vorzugsweise der Selbstkontrolle, im Studium wie in der beruflichen Fortbildung.

Das Studium gliedert sich nicht mehr in Vorklinik und Klinik, sondern in ein 2jähriges Grund- und zwei 3jährige Aufbaustudiengänge. Das Angebot der Studiengegenstände erfolgt dabei nicht mehr sequentiell, sondern parallel und problemorientiert. So ist gewährleistet, daß alle Absolventen eines Medizinstudiums unabhängig vom gewählten Aufbaustudiengang gewisse Grundkenntnisse und -fertigkeiten auf allen wichtigen Gebieten der Medizin besitzen.

Die Approbation in einem der Aufbaustudiengänge berechtigt zur Aufnahme einer Weiterbildung in einem jeweils mit dem Aufbaustudium inhaltlich zusammenhängenden Gebiet. Der Allgemeinmediziner erreicht seine Qualifikation durch das Absolvieren beider Aufbaustudiengänge. Die Frage „Arzt im Praktikum" oder Pflichtweiterbildung ist nicht mehr aktuell.

Die technische Entwicklung hat eine weitergehende Spezialisierung herbeigeführt – insbesondere auf allen Gebieten mit Beziehungen zur Geriatrie und zur Langzeitbehandlung von Patienten, aber auch bei komplizierteren diagnostischen und therapeutischen Techniken. So gibt es jetzt Infektologen, Präventologen und Geriater für alle Fachgebiete.

Spezialisierte Methoden können nur noch bei entsprechender Qualifikation erbracht und abgerechnet werden. Alle Ärzte haben Zugriff zu einer Datenbank mit dort gespeicherten Symptomen und krankheitstypischen Parametern: Entscheidungsbäume helfen ihnen bei der Diagnostik, schränken gleichzeitig den Umfang ihres diagnostischen Vorgehens ein, helfen bei der Indikationsstellung weiterführender Techniken.

Die Morbidität hat sich noch mehr in Richtung auf chronische Alterskrankheiten verschoben, die Krankheitslast etwas stärker ins hohe Alter verlagert. Auch Hochbetagte können trotz erheblicher Gesundheitsstörungen am Leben gehalten werden, teilweise als rein vegetativ existierende Organismen ohne geistig-seelische Lebensäußerungen; 20% der über 65jährigen leiden an einem Morbus Alzheimer. Ihre Versorgung ist noch immer das eigentliche Problem des Gesundheitswesens.

Die Labordiagnostik hat durch die Verfügbarkeit von Immunverfahren einen Höchststand erreicht. Tests für die Krebserkennung mit hochspezifischen Antikörpern werden nach einem allgemeinen Screening zur Organdiagnostik eingesetzt, in der Rezidivprophylaxe sind bedeutende Erfolge zu verzeichnen.

Gensonden finden einen weiten Einsatz, speziell können damit die Prädispositionen für eine Reihe von Krankheiten vorgeburtlich erfaßt werden; die Zahl der präventiven Schwangerschaftsabbrüche steigt kontinuierlich an.

In der Therapie ist es vereinzelt zu Durchbrüchen gekommen. Eine chirurgische Behandlung ist bis ins höchste Alter möglich; eine erfolgreiche symptomatische konservative Therapie gelingt mit neu entwickelten Arzneimitteln: Gentechnologisch hergestellte körpereigene Substanzen haben die Behandlung von Diabetes, Hämophilie, Osteoporose und rheumatischen Krankheiten verbessert, mit einem humanen Gewebe-Plasminogen-Aktivator ist eine Thrombenauflösung möglich, erste klinische Studien zur Beseitigung arteriosklerotischer Plaques laufen. Die Zahl koronarer Bypassoperationen nimmt ab, ebenso geht das Volumen psychoanalytischer und -therapeutischer Behandlungen zurück, da Depressionen erfolgreich medikamentös behandelt werden können, es gibt Fortschritte in der Therapie bzw. in der Prophylaxe von Schizophrenie und Epilepsie.

Gegen Hepatitis B steht ein Impfstoff zur Verfügung, gegen Aids steht ein katalysatorischer Antikörper in der Erprobung. Aids hat zum vermehrten Auftreten opportunistischer Infektionen geführt, vereinzelt gibt es wieder Probleme mit der Tuberkulose. Klinische Versuche laufen auch mit Substanzen, die auf die Gewebsdifferenzierung Einfluß nehmen.

Die meisten neuen Medikamente kommen aus dem Ausland, auch wenn sie von deutschen Firmen entwickelt worden sind, denn in der Bundesrepublik gibt es unverändert eine Voreingenommenheit gegen die Arzneimitteltherapie. Man bevorzugt alternative und rehabilitative Therapieformen, die von Behandlungsteams erbracht werden, in denen Ärzte eine untergeordnete Rolle spielen. Die Homöopathie erlebt eine Blüte.

Im jugendlichen und mittleren Erwachsenenalter liegt der Schwerpunkt der Versorgung eindeutig auf der Prävention; das Laienpotential ist durch die Bildung von Selbsthilfegruppen, das Bemühen von Sportvereinen und Gesundheitsklubs mobilisiert sowie das Konsumangebot stark auf die hohe Präferenz der Gesundheit in der Bevölkerung ausgerichtet worden. In den Betrieben ist ein umfangreiches Präventionsangebot üblich; wirtschaftliche Anreize fördern die Bereitschaft der Betriebe, sie zu realisieren.

Eine aktive Prävention wird beim einzelnen durch die Gewährung von Prämiennachlässen angeregt, bzw. gesundheitsschädliches Verhalten wird durch Risikozuschläge zurückzudrängen versucht. Gewisse Kontrollen – z. B. ein Gesundheitspaß – sind üblich, in dem alle Vorsorgeuntersuchungen registriert werden, um das Gesundheitsverhalten zu überwachen.

Der Beitrag zur GKV ist in seiner Höhe gesetzlich festgeschrieben, die Pflichtversicherungsgrenze ist aufgehoben worden, es gibt eine Einheitsversicherung, der GKV-Versicherungsschutz umfaßt die ganze Bevölkerung. Dennoch erleben private Krankenversicherer einen starken Zulauf, da mit GKV-Mitteln nicht mehr alles medizinisch Machbare gewährt werden kann: Negativlisten und Leistungsausgrenzungen dienen dem Zweck, die Kostensteigerungen im Griff zu halten. Über die Aufnahme von Leistungen in das GKV-Leistungstableau entscheidet das Ergebnis von Technologiebewertungen, Kosten-Nutzen-Analysen, Wirksamkeitsnachweisen sowie politischen Prioritätensetzungen auf der Grundlage epidemiologischer Erkenntnisse in Abhängigkeit vom gesellschaftlichen Nutzen.

Die Honorierung der Ärzte erfolgt bei den Allgemeinärzten mit einer Pauschale für jeden Patienten auf ihrer Liste, bei den Gebietsärzten nach Einzelleistungen. Fachgruppenübergreifende Gemeinschaftspraxen kommen zunehmend in Mode, Notfallambulanzen bestehen in allen größeren Städten.

Immer stärker drängen die Ärzte auf eine Übernahme als Angestellte des Staates, da sie ein gesichertes Einkommen, eine geregelte Arbeitszeit und eine Verantwortungsteilung wünschen und die Risiken des Unternehmers bei einer Praxisgründung scheuen. Eine größere Zahl von risikofreudigen Ärzten gründet Versorgungseinrichtungen für Privatpatienten, die in Diagnostik- und Therapiezentren ambulant und stationär versorgt werden können. Für einige Spezialbehandlungen muß man ins Ausland gehen; es gibt auch in einigen Ländern Medikamente, die in der Bundesrepublik nicht zugelassen sind. Die durch die Extremmedizin (Onkologie, Intensivmedizin, Geriatrie) aufgeworfenen ethischen Probleme werden von gemischt besetzten Kommissionen (Ärzte, Kostenträger, Gewerkschaften etc.) behandelt und von dort Entscheidungen gefällt.

Im stationären Bereich ist das Leistungsgeschehen auf eine stark verminderte Zahl von Akutbetten konzentriert worden, die Gesamtbettenzahl hat aber durch den Bedarf an Pflegeeinrichtungen zugenommen. Die Langzeitpflege erfolgt vorrangig durch nichtärztliches Gesundheitspersonal, das auch sonst im Versorgungssystem eine größere Rolle spielt als heute.

Die starke, auch psychische Belastung des Personals, das teilweise lebenslang mit der Betreuung, Aktivierung und Pflege alter und multimorbider Patienten belastet wird, ohne je den Erfolg einer Gesundung erleben zu können, erfordert dessen kontinuierliche fachpsychologische Betreuung.

Eine große Aufgabe für Ärzte und die Angehörigen anderer Gesundheitsberufe sind die Qualitätsüberwachung und Wirtschaftlichkeitskontrolle. Die Einholung einer "second opinion" zur Bestätigung der Indikation aufwendigerer Verfahren erfolgt routinemäßig. Eine große Planungsbehörde erstellt mit Hilfe komplizierter Allokationsformeln auf der Grundlage eines das Gesundheitsgeschehen komplett erfassenden Datenkörpers Teilbudgets für Regionen, für die einzelnen Krankenhäuser und für die verschiedenen Versorgungssektoren.

Da der Anspruch einer völlig gleichen und gerechten medizinischen Versorgung auf hohem Niveau aus ökonomischen und Kapazitätsgründen nicht eingelöst werden kann, wird das ganze System so gesteuert und geplant, daß die unvermeidlichen Mängel möglichst „gerecht" verteilt werden. Die Bevölkerung hat sich an gewisse Defizite gewöhnt, zumal ein grauer Markt an Gesundheitsleistungen besteht, auf den man ausweichen kann.

Zu einer Marktsteuerung des „offiziellen" Gesundheitswesens kann man sich nicht entschließen; man befürchtet medizinische Nachteile und nimmt statt dessen lieber die Bürokratie einer quasi staatlichen Versorgungsanstalt in Kauf.

Die ursprünglich vorhandene Freiheit im Versorgungssystem und im Arzt-Patienten-Verhältnis ist kaum noch vorhanden: Der Fortschritt selbst hat, ohne daß Gleichheitsideologien dabei eine große Rolle gespielt hätten, dies fast zwangsläufig herbeigeführt.

Erfahrungsbericht „Medizinstudium"

D. Netzold

Einleitung

Im Anschluß an mein Abitur im Jahre 1981 habe ich eine Banklehre begonnen, die mich jedoch nur wenig befriedigte, so daß ich mich nach einem mehrwöchigen Praktikum in einer Privatklinik dazu entschloß, die Banklehre abzubrechen und Medizin zu studieren. Seit dem Sommersemester 1982 studiere ich nun in Tübingen Medizin und werde im Frühjahr nächsten Jahres mein 2. Staatsexamen ablegen und anschließend mein praktisches Jahr (PJ) beginnen.

Ich habe die Entscheidung, auf Medizin umzusatteln, bis heute nicht bereut. Trotz nicht unerheblicher Kritik an einigen Aspekten des Medizinstudiums kann ich für mich sagen, daß die letzten 5 Jahre eine sehr fruchtbare Zeit darstellen. Das hat aber im wesentlichen seine Ursache in einigen speziellen Umständen, die ich als sehr glücklich empfinde und von denen ich weiß, daß nur die wenigsten Studenten in ihren Genuß kommen dürften.

Die Medizinische Fakultät der Universität Tübingen bietet Studienanfängern die Möglichkeit, gleich zu Beginn des Studiums Kontakt zu Dozenten zu erhalten. Durch Los wurde ich damals Herrn Professor Arnold zugeteilt. Dieser Umstand hat mein gesamtes Studium geprägt. Als erfahrener Hochschullehrer hat er meinem Studium aus der Anonymität des Massenstudiums herausverholfen, unter der so viele meiner Kommilitonen leiden, und mir zu einer kritischen Sicht der Medizin und ihrer sozialen Dimension verholfen, die sonst kaum im Rahmen des Medizinstudiums vermittelt wird. Insbesondere die Beschäftigung mit gesundheitspolitischen und gesundheits-ökonomischen Fragestellungen hat mich allmählich sehen lassen, daß die Medizin weitaus weniger Wissenschaft ist, als dies der Ablauf des Studiums und die meisten Dozenten suggerieren, und daß das medizinische Leistungsgeschehen in erster Linie eine Funktion rechtlicher, ökonomischer, sozialer und politischer Rahmenbedingungen darstellt.

Stichwortartig noch einige weitere Punkte, die für mein Studium von Bedeutung waren: die Aufnahme in die Studienstiftung des Deutschen Volkes, zwei epidemiologisch-gesundheitsökonomische Forschungsaufträge der Pharmaindustrie, eine Famulatur und ein Forschungsaufenthalt in den USA.

Bei der Darstellung der Probleme des heutigen Medizinstudiums sollte folgendes stets bedacht werden:
- Es handelt sich bei meinen Schilderungen um primär subjektive Eindrücke, die mir aber von vielen meiner Kommilitonen auch anderer Universitäten bestätigt wurden.

– Meine Erfahrungen mit dem amerikanischen Ausbildungssystem werden in die Betrachtung mit einfließen.
– Die Probleme des Medizinstudiums decken sich teilweise mit den Problemen anderer Studiengänge (man denke an das Massenstudium, die Praxisferne oder die Tatsache, daß das Studium keine voll einsatz- und handlungsfähigen Berufsanfänger produziert).
– Die zu erwähnenden Mißstände sind nicht isoliert voneinander zu sehen, sondern bedingen sich zum Teil gegenseitig. So bedingt das bestehende Prüfungssystem beispielsweise zu einem nicht unerheblichen Teil die mangelnde Qualität vieler Lehrveranstaltungen oder die geringe Motivation vieler Dozenten.

Zulassung zum Studium und Studienbeginn

Will man es nun Medizinerschwemme nennen oder nicht, fest steht, die Zahl der Zulassungen ist gemessen an den universitären Ausbildungskapazitäten zu hoch. Gruppengrößen von 15–20 Studenten, wie sie in Tübingen für den klinischen Studienabschnitt die Regel sind, stellen eine Zumutung für Patienten, Lehrer und Studenten dar. Vergleichbare Gruppen an amerikanischen Medical Schools sind um über die Hälfte kleiner. Eine angemessene Studentenzahl pro Semester müßte für Tübingen bei etwa 50–60 % der derzeitigen Zahl liegen. Entscheidend für die Kapazitätsbestimmungen sollten dabei weniger irgendwelche noch verfügbaren Praktikumsplätze in vorklinischen Kursen sein, sondern das Verhältnis von Lehrpersonen und Krankenbetten zu Studenten. Bei allen Versuchen, den „Studentenberg" in den Griff zu bekommen, sollte jedoch der Grundsatz Beachtung finden, den wie auch immer gearteten „Flaschenhals" möglichst weit an den Beginn des Studiums zu setzen. Bei den zahlreichen Ausbildungsordnungsnovellierungen der letzten Jahre – alleine drei Novellen, seit ich mein Studium begonnen habe – mußte man jedoch den Eindruck gewinnen, daß die Hürden und Engpässe mehr in Richtung auf das Studienende eingebaut wurden; genannt seien hier nur die Benotung der Prüfungen oder die Einführung des „Arzt im Praktikum" (AiP) ohne Stellengarantie. Solche Maßnahmen sind schon aus volkswirtschaftlichen Gründen – das Medizinstudium zählt zu den teuersten Studiengängen überhaupt – zu kritisieren, von den menschlich-sozialen Konsequenzen ganz zu schweigen.

Bei der Verabschiedung der neuen Approbationsordnung im Jahr 1970 lag die Zahl der Studienanfänger pro Jahr noch bei ca. 6000, was auch im internationalen Vergleich eine vernünftige Größenordnung darstellte. Heute ist diese Zahl, mitbedingt durch die Entscheidungen der Verwaltungsgerichte, auf über 12000 angestiegen. Damit sind der Neubedarf an Medizinern und die kritische Grenze für eine praxisorientierte und patientennahe Ausbildung bei weitem überschritten.

Nur sollte man der Überfüllung der Fakultäten nicht die ausschließliche Schuld an den bestehenden Mißständen zuschreiben. Es ist nicht nur die „Masse" der Studenten als solche, sondern die Art, wie man versucht, mit ihr fertig zu werden. Unterrichtsformen, in denen die Studenten als „Masse" begriffen und angesprochen werden, sind mit Sicherheit ungeeignet. Doch entscheidender noch als die Unterrichtsform sind die Qualifikation, das Geschick und die Motivation der Lehrenden. Ich habe faszinierende Vorlesungen vor über 400 Studenten, aber auch tödlich langweiligen und vollkommen ineffizienten sogenannten „Kleingruppenunterricht" erlebt, was die Auffassung belegt, eine Lehrveranstaltung sei so gut wie ihr Dozent. Leider überwiegen die schlechten Dozenten bei weitem. Hochschullehrer genießen ja auch keinerlei pädagogisch-didaktische Ausbildung. Auf eine gute (auch gut besuchte) Vorlesung kommen im Schnitt 3–4 weniger gute. Herausragende Vorlesungen, die bei den Studenten im Range von kultischen Veranstaltungen oder gar „Gottesdiensten" stehen, gibt es im gesamten Studium vielleicht 3 oder 4; Beispiele für Tübingen: die Anatomiehauptvorlesung, die internistische Differentialdiagnose, die Einführungsvorlesung zum internistischen Untersuchungskurs, die Vorlesung zur medizinischen Strahlenkunde. Gemeinsam haben sie die Tatsache, daß es sich bei fast allen um Einmannvorlesungen handelt, in denen ein besonders erfahrener und qualifizierter Lehrer über das gesamte Stoffgebiet berichtet, im Gegensatz zu den Veranstaltungen mit ständigem Wechsel der Lehrpersonen, die eher unsystematisch, diskontinuierlich, im günstigsten Fall von den Spezialisten des jeweiligen Fachgebietes vorgetragen werden, was wiederum mitunter zu krassen Fehlgewichtungen des Stoffangebotes führt.

Die Tatsache, daß beim bisherigen Zulassungsverfahren zum Medizinstudium die Abiturnote eine große Rolle spielte, hat dazu geführt, daß es unter meinen Kommilitonen von ehrgeizigen „Einserkandidaten" mit zum Teil ausgeprägten Profilneurosen nur so wimmelt, was zu erheblichen Verkrampfungen führt und der Atmosphäre unter den Studenten nicht besonders zuträglich ist. Ob sich diese Situation durch die obligatorische Teilnahme am Medizinzulassungstest ändern wird, bleibt abzuwarten. Andererseits ist es bedauerlich, daß dieses „human potential" im Medizinstudium verbraucht wird und damit anderen, nicht weniger wichtigen Fachgebieten verlorengeht. Es ist höchste Zeit, mit falsch idealisierenden Vorstellungen vom Medizinstudium und dem Berufsbild des Arztes – Stichwort: „Schwarzwaldklinik" und „Dr. Brinkmann" – aufzuräumen und potentiellen Interessenten an einem Medizinstudium eine Einführungsveranstaltung beispielsweise im Rahmen des Studium generale anzubieten, die sie mit den aktuellen Problemen der Medizinerausbildung, Berufsaussichten und den ökonomischen und strukturellen Problemen unseres Gesundheitswesens vertraut macht. Den geborenen Arzt, dem der liebe Gott alle wünschenswerten hippokratischen Eigenschaften mit auf den Weg gegeben hat, gibt es m. E. nicht, insofern kann es auch keine sichere Auswahlmethode für Mediziner geben, zumal ja die beruflichen Betätigungsfelder für Mediziner ausgesprochen vielfältig sind.

Gleich zu Beginn des Studiums mangelt es an orientierenden Einführungsveranstaltungen und geeigneter Literatur, die dem Anfänger Hilfestellung geben im Hinblick auf die Zeitplanung, den Studienablauf, die Fächergewichtung, die Bücherauswahl sowie die Prüfungsvorbereitung. Bislang war man da weitgehend auf sich alleine gestellt und darauf angewiesen, erst einmal einige Fehler zu machen – z. B. Fehlkäufe bei Büchern in der Größenordnung von mehreren hundert Mark. Aus diesem Grunde bin ich gebeten worden, im Rahmen der Anatomiehauptvorlesung „Einführungsstunden für die Erstsemestrigen" zu halten, die diese Bereiche abdecken sollten. Die Reaktionen meiner Kommilitonen waren bislang so positiv, daß ich hoffe, daß diese Tradition zum Nutzen der Studenten fortgesetzt wird.

Trennung von Klinik und Vorklinik

Häufig wird die starre Trennung von Klinik und Vorklinik am deutschen Medizinstudium kritisiert. Wenn man das Studium der Medizin ohnehin nur als eine Ausbildung zu einem weiterbildungsfähigen „Basisarzt" versteht, der erst noch einer praktisch-spezialisierenden „Lehrzeit" bedarf, das gesamte 6jährige Studium also letztlich eine Basisausbildung darstellt, ist es eigentlich nicht einzusehen, weshalb in dieser vorbereitenden Phase nochmals eine vorvorbereitende Phase – die Vorklinik – separiert werden muß. Einer integrierten Stoffdarbietung, die die jeweils erforderlichen naturwissenschaftlichen Grundlagen dann legt, wenn die medizinische Thematik dies erfordert, sollte aus didaktischen Gründen und unter Berücksichtigung der Begrenztheit des menschlichen Gedächtnisses der Vorzug gegeben werden. Nach dem Gesagten wäre es also beispielsweise sinnvoller, die optischen Grundlagen des Sehens im Zusammenhang mit der Fehlsichtigkeit des Auges zu besprechen. Ein weiteres Beispiel: Der von der Konzeption her gelungene Kurs der Medizinischen Psychologie, in dem wichtige Grundlagen für den Umgang mit Patienten gelegt werden, würde besser nicht gleich zu Beginn des Studiums, sondern zu Zeiten stattfinden, wo der Student tatsächlich Kontakt mit Patienten hat.

Kurse und Praktika

Mit der Einführung der zur Zeit in ihrer 5. Änderung noch immer gültigen Approbationsordnung aus dem Jahre 1970 wollte man das Studium praxisnäher gestalten und das Prüfungswesen bundesweit vereinheitlichen. Erreichen wollte man die größere Praxisbezogenheit durch eine Kürzung der theoretischen vorklinischen Ausbildungszeit, durch Einführung des im angloamerikanischen Raum üblichen „Kleingruppenunterrichts", das sog. "bedside teaching" und schließlich durch ein praktisches Jahr (PJ) am Ende des Studiums.

Ich habe die Ausbildungsordnung vor 1970 nicht miterlebt, kann also die Praxisbezogenheit von damals und heute nicht miteinander vergleichen. Ich habe aber den Vergleich mit dem amerikanischen Vorbild. Lassen Sie mich ein Beispiel anführen.

Im vergangenen Herbst habe ich in den USA famuliert und bin in diesem Zusammenhang auch an die Medical School von Iowa City gekommen. Dr. Wetrich, ein Gynäkologe, bei dem ich famulierte, unterrichtete jeden Mittwoch Studenten der Medical School in Kolposkopie (Lupenuntersuchung der Scheiden- und Portiohaut mit 10- bis 15facher Vergrößerung, gynäkologische Standarduntersuchung). 9 Uhr morgens: "colposcopy class" steht auf dem Stundenplan für die 5 Studenten dieser Kleingruppe, Verhältnis m.: w. = 2:3. Es folgt eine vorzügliche Seminarstunde über "pap smears" (Abstriche) und Kolposkopie. Ich bemerke gar nicht, wie die Zeit vergeht. Im Lehrer-Studenten-Dialog, unterstützt durch Arbeitspapiere, Dias, Overheadfolien und einen kurzen Film, wird das gesamte Gebiet – und das ist für mich besonders beeindruckend – auf kollegial-partnerschaftlicher Basis erarbeitet. Der Lehrer-Schüler-Interaktion steht nicht das aus Deutschland gewohnte Autoritäts- und Prestigegefälle störend im Wege. Die Autorität des Lehrers ergibt sich aus seiner fachlichen und pädagogischen Kompetenz, aus seiner Erfahrung als Kliniker und der Bereitschaft, ja mehr noch dem Willen, seine Erfahrungen an die Studenten weiterzugeben. Diese Form der „Lehrling-Meister-Beziehung", wie ich sie immer aufs neue in den Staaten erlebte, war für mich eine der wichtigsten Erfahrungen während meiner USA-Famulatur. Unsere Ausbildung in der Bundesrepublik wäre um so viel reicher und effizienter, wenn wir diese Strukturen übernehmen könnten. Wir brauchen erfahrene Kliniker, die in der Lage sind, ihre reiche Erfahrung und ihr immenses Wissen an die nachrückenden Studentengenerationen weiterzugeben, denn die Medizin ist ja weitgehend eine auf Empirie gründende Wissenschaft. Ein großer Teil der deutschen Hochschullehrer schwebt zu hoch, ist desinteressiert oder einfach nicht in der Lage, diesen Anforderungen zu genügen.

Die Studenten aus der eben geschilderten "colposcopy class" sind im 3. Jahr ihrer 4jährigen Medical-school-Ausbildung. Sie verbringen beispielsweise 6 Wochen in der Frauenklinik, wir in Tübingen nur 5 Tage. Die durchschnittliche Gruppengröße beträgt ca. 5 Studenten, in Tübingen mittlerweile 15–20. Die amerikanischen Studenten haben die Möglichkeit, selbständig gynäkologisch zu untersuchen, wir in Tübingen hingegen haben nur die „einmalige" Gelegenheit, bei einer gynäkologischen Untersuchung durch den Ober- oder Chefarzt anwesend zu sein. Die Studenten haben in ihrem 3. Studienjahr allerdings nur wenig Freizeit, 18-h-Tage sind keine Seltenheit. In den USA müssen keine Dissertationen zum Erwerb des "doctor medicinae" (MD) angefertigt werden. Die Studenten haben somit mehr Zeit für ihr Studium. Während meines gesamten klinischen Studiums in Tübingen habe ich nicht eine Geburt miterlebt, in den USA dafür gleich 7, darunter 2 Kaiserschnittentbindungen.

Zusammenfassend sehe ich folgende Ursachen, warum das bei uns durch die Approbationsordnung von 1970 angestrebte Ziel der größeren Praxisbezogenheit nicht erreicht wurde:

- Die Überfüllung der Fakultäten mußte – auch zum Schutze der Patienten – zu zahlreichen Kompromissen bei der Kursdurchführung führen; so finden nicht wenige Kurse als „reine Trockenkurse" statt, z. B. das „Praktikum der Kinderheilkunde", der „Kursus der ersten Hilfe und Notfallmedizin", die „klinisch-internistische Visite", die „chirurgische und medizinische Poliklinik", das "Praktikum der Neurologie" und das „Praktikum der psychosomatischen Medizin und Psychotherapie". Die Aufzählung ließe sich beliebig erweitern. Und wenn es dann doch zum Unterricht am Krankenbett kommt, ist die Gruppengröße pro Dozent oft erschreckend. Ich erinnere mich an eine Situation im Wochenpraktikum an der Hautklinik. Wir, 17 Studenten und eine Assistentin, standen in einem ca. 12 m^2 großen Dreibettzimmer um das Bett einer Patientin mit Sklerodermie herum. Eine Zumutung für alle Beteiligten!
- Die vorgesehenen Stundenzahlen für die klinischen Praktika – insbesondere die Wochenpraktika – sind, wie bereits in dem obigen Vergleich mit den Verhältnissen in den USA angedeutet, bei weitem zu gering.
- Die mit dem Unterricht betrauten Lehrpersonen wechseln ständig, sind teilweise wenig motiviert, Mammutstudentengruppen zu unterrichten, es fehlt ihnen das Feedback durch eigenes Prüfen, oder sie haben schlichtweg einen „verschobenen Nullpunkt" und blicken aus schwindelnder Höhe auf die Studenten herab. Ihnen fehlt häufig der notwendige Idealismus, die Passion oder die notwendige Zeit zur Ausbildung des medizinischen Nachwuchses. Die meisten Veranstaltungen sind eben nur so gut wie der Dozent. Das unterstreicht die herausragende Bedeutung der akademischen Lehrer für die Qualität der Medizinerausbildung.

- Die Scheinvergabe ist selten an adäquate Leistungsnachweise gebunden. Nach dem alten Leitsatz „inscribiert ist promoviert" kommt praktisch jeder zu seinem Schein. Es kommt mitunter aber auch vor, daß sich die in der Regel laxe Handhabung in ihr Gegenteil verkehrt.
- Das Multiple-choice-Prüfungswesen führt dazu, daß bei den Studenten das Interesse, die Kraft und die Notwendigkeit zu einem an übergeordneten Zusammenhängen orientierten Lern- und Arbeitsstil abnehmen.

Vorlesungen

Die Vorlesungen sind zu zahlreich. Sie werden häufig trocken, hölzern und ohne jeglichen Pepp gehalten. Die Dozenten haben oft keinerlei didaktisches oder rhetorisches Geschick oder wirken arrogant und abkanzelnd. Der gute, erfahrene Lehrer, an dessen Lippen man hängt, ist zur Ausnahme geworden. Die Vorlesungen sind zu lang und es sind zu viele hintereinander. Durch ständigen Dozentenwechsel leidet die Kontinuität der Ausbildung. Es wäre meines Erachtens sinnvoll, die große Zahl der Vorlesungen auf einige wenige, aber hochkarätige Veranstaltungen zu begrenzen. Anwesenheitskontrollen sind entbehrlich. Gute Vorlesungen werden auch gut besucht.

Prüfungswesen

Das mit der Approbationsordnung von 1970 neu eingeführte bundeseinheitliche Multiple-choice-Verfahren hat seitdem die Ausbildungswirklichkeit des deutschen Medizinstudiums grundlegend geprägt. Über keinen anderen Aspekt der heutigen Medizinerausbildung herrscht bei Studenten und Lehrern eine solch einmütige Verärgerung, ja sogar Zorn. Zorn auf ein Prüfungssystem, das Fachwissen ohne Berücksichtigung übergreifender Zusammenhänge abfragt und damit stupides Auswendiglernen fraktionierten und bruchstückhaften Bücherwissens erforderlich macht. In meinem bisherigen Studium habe ich ca. 20000 Multiple-choice-Fragen beantwortet (in Prüfungen und zur Vorbereitung). Die meisten Studenten lernen fast nur noch aus auf Multiple-choice-Fragen abgestellten sog. Antwortkatalogen und Basistexten, die gegenstandskatalogorientiertes Detailwissen katalogisieren, didaktisch häufig miserabel aufbereitet sind und den Lernstoff kaum noch zu einem Gesamtbild integrieren. Das klassische Lehrbuch ist tot oder fristet zumindest ein staubiges, unangerührtes Dasein im Bücherregal.

Kritikwürdig scheint mir weiterhin, daß unsere Staatsexamina und das Physikum zu Mammutprüfungen mit einer Überfülle von zum Teil schwachsinnigen Fragen verkommen sind. Solche gigantischen Prüfungen sind nur noch durch den maximalen Einsatz des Kurzzeitgedächtnisses zu bewältigen. Ein nicht unerheblicher Teil des unter Mühen eingetrichterten Wissens ist häufig wenige Wochen nach der Prüfung wieder vergessen. Eine stärkere Fraktionierung der Prüfungen wäre im Interesse eines dauerhafteren Wissenserwerbs sehr wünschenswert.

Zu den Fragen selber: Es ist nicht nur die Form (Multiple choice), die störend ist, sondern auch die Art der Fragestellung und die Gewichtung der Themenkreise. Es gibt beispielsweise eine nicht geringe Anzahl von Fragen, die auch von Fachleuten nicht eindeutig zu beantworten sind. Häufig liegt die Ursache hierfür in sprachlichen Ungenauigkeiten, sachlichen Fehlern oder der Erhebung der Meinung einzelner Autoren zu wissenschaftlichen Fakten.

Am geschilderten Prüfungssystem sollten grundlegende Reformen am dringendsten ansetzen.

Erfahrungsbericht „Praktisches Jahr" (PJ)

K. Mauth

Das empirische Material des nachfolgenden Vortrages ist einer Erhebung über Probleme bei der Ausbildung von Medizinstudenten im praktischen Jahr (PJ) entnommen, die der Verfasser 1979–80 an einem Akademischen Lehrkrankenhaus durchgeführt hat (unveröffentlicht). Es handelt sich dabei um eine Einzelfallstudie, die nicht den Anspruch erheben kann, landes- bzw. bundesweit repräsentativ zu sein. Erhebliche Abweichungen von den dargestellten Ausbildungsverhältnissen sind denkbar. Die strukturellen Ähnlichkeiten der Rahmenbedingungen, unter denen die Ausbildung an den einzelnen Lehrkrankenhäusern verläuft, machen jedoch auch Ähnlichkeiten der konkreten Ausbildungssituationen wahrscheinlich.

Anhand der Untersuchung läßt sich jedenfalls demonstrieren, welche Ausbildungsmöglichkeiten unter den gegenwärtigen Bedingungen gegeben und welche Ausbildungsmängel möglich sind. Diese real existierenden Möglichkeiten und Mängel zu benennen sowie deren Ursachen in den allgemeinen Rahmenbedingungen – etwa der ärztlichen Approbationsordnung (ÄAppO), der Kapazitätsverordnung oder der Sozialisation von Medizinstudenten – als den sie beeinflussenden soziologischen Tatbeständen (zum Begriff „soziologischer Tatbestand" vgl. Durkheim 1984) aufzuzeigen, ist Ziel der Untersuchung.

Vor dem Hintergrund dieser Fragestellung wird die Anonymisierung des Materials zwingend erforderlich. Die Nennung des Ortes oder der beteiligten Personen würde nämlich eine Lesart nahelegen, welche die Problematik auf ein bestimmtes Krankenhaus bzw. einzelne Mitarbeiter zurückführt. Diese singularische oder psychologisierende Sichtweise ist jedoch für die soziologische Analyse von untergeordneter Bedeutung, da sie kaum den Blick auf wirkungsvolle Interventionsmöglichkeiten eröffnen kann.

Kritik am Medizinstudium nach der Approbationsordnung

Ehe ich auf das praktische Jahr (PJ) zu sprechen komme, lassen Sie mich bitte kurz mein Thema innerhalb der Diskussion um das Medizinstudium lokalisieren. Die im folgenden referierte Studie über das PJ hat sich inspirieren lassen von der allgemeinen Kritik an der ärztlichen ÄAppO. So schreibt Spann 1978, „daß wir keine Gelegenheit vorbeigehen lassen dürfen, uns auch nach Erlaß der unseligen Approbationsordnung zu ihrer Entstehung und insbesondere zu ihrer Vermeidbarkeit zu äußern". Diese Aussage ist typisch für eine Vielzahl kritischer Kommentare, wie wir sie in der medizinischen Fachpresse, etwa dem *Deutschen Ärzteblatt* und der *Münchner Medizi-*

nischen Wochenschrift, finden können. Vielen Veröffentlichungen zum Medizinstudium seit 1972 ist nämlich eine pauschale Verurteilung der ÄAppO, wie sie auch von Spann formuliert wird, eigen. Diese Studienordnung gilt ihren Autoren wenn nicht als einzige, dann doch als wesentliche Ursache der unzulänglichen Ausbildung im Medizinstudium.

Die einzelnen Beiträge weisen dabei eine erhebliche inhaltliche Heterogenität auf und begnügen sich meist mit einer punktuellen Darstellung ihrer empirischen Argumentationsbasis. Die Validität ihrer Aussagen und Schlußfolgerungen ist daher für den Leser kaum zu beurteilen. Empirisch fundierte Beiträge dagegen, wie etwa von Schagen, Marsen oder Baust, und umfangreichere problemorientierte Erörterungen, wie beispielsweise von Arnold u. a., sind die Ausnahme.

Die kritischen Beiträge der erstgenannten Art, die zumindest quantitativ die Auseinandersetzung mit dem Medizinstudium nach der ÄAppO bestimmen, weisen aus soziologischer Sicht zwei analytische Mängel auf, als deren Folge sie die Möglichkeiten, durch eine Studienordnung die Ausbildungsrealität zu gestalten, überschätzen. Zum einen lassen sie die gesellschaftspolitische Gebundenheit der ÄAppO – und übrigens auch jeder denkbar anderen Studienordnung – unberücksichtigt. Zum anderen vernachlässigen sie die Probleme und Widerstände, die bei der Umsetzung der ÄAppO in die konkrete Ausbildungspraxis auftreten. Indem sich ihre Kritik auf die Verordnungsebene konzentriert, verliert sie die faktisch bedeutendere Durchführungsebene aus den Augen. Soziologisch ausgedrückt bedeutet dies, daß zwischen einer Verordnung wie der ÄAppO und der Verhaltensgeltung dieser Verordnung nicht differenziert wird. Dabei leuchtet uns sicher allen ein, daß auch die beste gesetzliche Vorgabe nichts nützt, wenn sie nicht befolgt wird bzw. nicht befolgt werden kann. So hat sich denn auch die Problematik der Verhaltensgeltung der ÄAppO bei meiner Untersuchung als ausgesprochen bedeutsam erwiesen.

Untersuchung zur Studiensituation im praktischen Jahr

Ziel der Untersuchung war primär die detaillierte Darstellung der Studiensituation von Studenten im PJ, besonders im Hinblick auf die Vermittlung praktischer Fähigkeiten. Gerade deren Mangel wird ja bei angehenden Ärzten häufig moniert. So schreibt etwa Bock 1979 im *Deutschen Ärzteblatt,* „daß der mit der Ausbildungsordnung (AO) beabsichtigte Zweck, die Ausbildung zum Arzt zu verbessern und sie insbesondere praxisnäher zu machen, nicht erreicht wurde".

Lassen Sie mich noch einige Worte zum Begriff „Praxis" sagen, ehe ich mich der Untersuchung selbst zuwende. Dieser Begriff ist inhaltlich keineswegs selbstverständlich, auch wenn seine häufige Verwendung dies nahelegen sollte. Wenn wir von der gängigen Unterteilung des Medizinstudiums in die drei Bereiche 1. kognitiv, 2. psychomotorisch und 3. affektiv ausgehen, so erweist sich die Vermittlung kognitiver Fähigkeiten als weitgehend deckungsgleich mit theoretischer Ausbildung.

Die praktische Ausbildung umfaßt die beiden verbleibenden Bereiche von Psychomotorik und Affekt. Meines Erachtens büßen wir nichts an begrifflicher Strenge ein und tragen gleichzeitig zur allgemeinen Verständlichkeit bei, wenn wir das psychologische Vokabular beiseite lassen, indem wir diese beiden Bereiche als den praktischhandwerklichen und den menschlich-emotionalen bezeichnen. Aufgrund des erheblichen Umfanges beider Bereiche mußte ich die Untersuchung konzentrieren auf Probleme bei der Vermittlung praktisch-handwerklicher Fertigkeiten und „organisatorischer Entscheidungskompetenz". Mit letzterer ist z.B. die Koordination der Stationsarbeit gemeint, die dem zukünftigen Arzt, sofern er klinisch tätig wird, als Aufgabe zufällt. Verzichtet wurde auf die Darstellung der persönlichen Interaktion zwischen Arzt und Patient im Gespräch während der Visite, der Aufnahmeuntersuchung usw.

Für die Ausbildung der Studenten erwiesen sich vier Gruppen von Mitarbeitern als relevant, die ich in der Reihenfolge der krankenhausüblichen Hierarchie nennen und kurz besprechen möchte: Chefärzte, Stationsärzte, Pflegepersonal, die Studenten selbst.

Chefärzte

Ihr Kontakt mit den Studenten ist rein zeitlich betrachtet gering – in dem untersuchten Lehrkrankenhaus betrug er etwa 4 Stunden wöchentlich. Dennoch sind die Chefärzte für die Ausbildung der Studenten von eminenter Bedeutung. Weniger bei der inhaltlichen Vermittlung bestimmter Fertigkeiten als vielmehr dadurch, daß sie die Rahmenbedingungen bestimmen, innerhalb derer die inhaltliche Ausbildung an der jeweiligen Abteilung stattfinden kann. Dies geschieht zum einen formell über direkte Anordnung, zum anderen informell durch ihr Verhalten den Studenten gegenüber.

Die Bedeutung chefärztlicher Anordnungen für die Ausbildung ist evident. So war den Studenten der Abteilung für Pädiatrie das Schreiben von Arztbriefen vom Chefarzt untersagt; und daß die in der ÄAppO (1970) vorgeschriebene Ausbildung der Studenten im Labor auf der Abteilung für innere Medizin nicht stattfand, ist gleichfalls Folge einer Anordnung des Chefarztes, genauer gesagt, Folge einer unterlassenen Anordnung. (Das letzte Beispiel zeigt, wie selbst explizite Inhalte der Studienordnung in praxi ignoriert werden können und weist damit deutlich auf die Problematik der Verhaltensgeltung hin.)

Die informellen Einflüsse des Chefarztes auf die Ausbildung sind weniger direkt faßbar. Sie resultieren aus dem Standard, den er durch sein Verhalten gegenüber den Studenten für andere Mitarbeiter setzt. Diesem Standard können sich Ärzte und Pflegepersonal anschließen, müssen dies jedoch, wie im Falle expliziter Anordnungen, nicht tun. Ich möchte dies an zwei Beispielen verdeutlichen.

Bei der Visite: der Chefarzt (A) der chirurgischen Abteilung kontrolliert die Wundheilung nach Fingeramputation wegen eines Panaritiums.
A. (blickt den Studenten S. an): „Was ist ein Panaritium?"
S.: „Eine Entzündung am Finger."
A.: „Was ist ein Panaritium?"
S.: (wiederholt seine erste Antwort): „Eine Entzündung am Finger."
A.: (laut): „Das stimmt nicht."
S.: (erstaunt): „Alle eitrigen Entzündungen des Fingers werden als Panaritium bezeichnet."
A.: (laut): „Nein!"
S.: (verwirrt): „Doch!"
A.: „Wenn sie mir das im Staatsexamen antworten, sind sie durchgefallen."

S.: (erschrocken): „Aber so steht es doch überall."
A.: (brüllt): „Sie müssen mir nicht die Chirurgie erklären! Wo steht das so?"
S.: „Zum Beispiel im Pschyrembel."
A.: „Der Pschyrembel interessiert mich nicht. Das ist ein Handbuch, kein Lehrbuch. Sie müssen
   nach Lehrbüchern lernen!"

An diesem Beispiel interessiert in unserem Zusammenhang nicht die Definition des Panaritiums, sondern die Art, in der ein Student vor anderen Mitarbeitern und Patienten zurechtgewiesen wurde. Auch wenn die angedrohten Konsequenzen hinsichtlich des Staatsexamens nicht eintraten und der Chefarzt sich am folgenden Tag beim Studenten entschuldigte, bewirkte dieser Vorfall einen Vertrauensverlust der Patienten dem Studenten gegenüber und erschwerte gleichzeitig dessen Zusammenarbeit mit anderen Mitarbeitern.

Chefarztvisite auf der Abteilung für Innere Medizin. Der Stationsarzt Dr. H. hat mit dem Studenten vereinbart, daß dieser einige Patienten vorstellen soll. Am Bett eines Patienten reicht er dem Studenten die Krankenakte. Als der Student zum Chefarzt gewandt mit der Vorstellung des Falles beginnt, blickt ihn dieser erstaunt an, ohne ihn jedoch zu unterbrechen. Stattdessen wendet er sich zum Stationsarzt Dr. H. und stellt diesem einige den Patienten betreffende Fragen bezüglich der Laborwerte und Röntgenuntersuchungen. Der Student redet währenddessen unbeachtet weiter. Da der Stationsarzt nicht alle Befunde auswendig im Kopf hat, nimmt er die Krankenakte schließlich wieder an sich und fährt mit der Vorstellung des Patienten fort.

Eine Anordnung bezüglich der Funktion der Studenten bei der Chefarztvisite konnte in diesem Fall nicht vorgelegen haben, andernfalls hätte der Stationsarzt keinen Versuch unternommen, den Studenten an der Patientenvorstellung zu beteiligen. Der Chefarzt machte jedoch durch sein Verhalten, indem er den Studenten ignorierte, deutlich, daß er eine in diesem Sinne aktive Teilnahme des Studenten nicht wünschte. Damit wurde dem Studenten – wiederum auch für andere Mitarbeiter sowie Patienten deutlich erkennbar – die Kompetenz für gewisse ärztliche Tätigkeiten abgesprochen.

Stationsärzte

Art und zeitliche Intensität des Kontaktes zwischen Stationsärzten und Studenten bedingen, daß erstere die konkrete inhaltliche Ausbildung der Studenten bestimmen. Sie sind dabei, wie wir gesehen haben, limitiert durch die Anordnungen des jeweiligen Chefarztes sowie durch Ausmaß und Art der anfallenden Stationsarbeit. Daneben wird die Ausbildung der Studenten jedoch auch beeinflußt von den medizinischen Fähigkeiten eines Stationsarztes sowie von dessen Haltung zur Studentenausbildung generell und dem persönlichen Kontakt zum einzelnen Studenten speziell. Lassen Sie mich dies anhand einiger Beispiele verdeutlichen:

Derselbe Dr. H., der im vorangegangenen Beispiel versuchte, den Studenten in die Chefarztvisite zu integrieren, dabei jedoch am Verhalten des Chefarztes scheiterte, war gerne bereit, bei seinen täglichen Stationsvisiten dem Studenten die Vorstellung einiger Patienten zu überlassen. Er übernahm dabei die Funktion des Mentors, der nur eingriff, wenn die Leistung des Studenten unzureichend war oder der Patient sich ausdrücklich an ihn als den verantwortlichen Stationsarzt wandte. Ebenso beantwortete er fachliche Fragen der Studenten oder überließ ihnen das Schreiben von Arztbriefen, die er später korrigierte.
Vollkommen konträr dazu verhielt sich Dr. S., ein anderer Stationsarzt der Abteilung für Innere Medizin. Seine Stationsvisiten verliefen nach folgendem Muster: Er betrat die Krankenzimmer in

Begleitung der Schwester, der Student folgte ihnen, „lief gewissermaßen hinterher". Am Krankenbett postierten sich Dr. S. und die Schwester nebeneinander auf der einen Seite des Krankenbettes,
der Student stand entweder hinter den beiden oder auf der gegenüberliegenden Seite. In beiden
Fällen war er vom Blickkontakt mit dem Patienten weitgehend ausgeschlossen und kaum dazu in der
Lage, am ärztlichen Gespräch teilzunehmen. Seine Fragen wurden von Dr. S. in der Regel „über-
hört", indem dieser sein Gespräch mit dem Patienten oder der Schwester fortsetzte bzw. zum
nächsten Patienten weiterging, (wobei er dem Verhaltensstandard seines Chefarztes folgte). Bestenfalls antwortete Dr. S. mit der Bemerkung: „Später, nach der Visite." Sehr plastisch schilderte dieses
Verhalten auch der Student B. mit folgenden Sätzen: „Der Dr. S. läßt mich einfach leerlaufen.
Während der Visiten gibt er keine Antwort auf meine Fragen oder brummt vor sich hin. Erklären tut
er mir gar nichts. Jetzt war es schon einigemal soweit, daß der beinahe geschrien hätte, weil ich immer
weiter gefragt habe."

Die Gründe für das unterschiedliche Ausbildungsverhalten der beiden Stationsärzte Dr. H. und Dr. S. können hier aus Zeitgründen nur angedeutet werden. Sie
stehen im Zusammenhang mit ihrer Berufserfahrung insgesamt sowie der Dauer ihrer
Beschäftigung an dem untersuchten Lehrkrankenhaus. Dabei war Dr. H. in der
Facharztausbildung zum Internisten bereits weit fortgeschritten und seit einigen
Jahren im Haus beschäftigt, während Dr. S. erst über eine kurze Berufserfahrung
verfügte und sich noch in der Probezeit befand.

Pflegepersonal

Die Interaktionen zwischen Schwestern bzw. Pflegern einerseits und den Studenten
andererseits waren geprägt vom Fehlen eines Modus funktionaler Zusammenarbeit.
Das Pflegepersonal hat weder Ausbildungsfunktionen inne, noch ist seine Beziehung
zu den Studenten durch gegenseitige Weisungsbefugnis strukturiert. Dies hat zur
Folge, daß die Studenten im Arbeitsalltag für Schwestern und Pfleger nicht nur
funktionslos, sondern darüber hinaus auch störend sind. Die Ausbildung des Studenten nämlich ist nicht nur für den Arzt zeitaufwendig, sie beansprucht unvermeidlich
auch die Pflegekräfte. So z. B., wenn sich die Dauer der Stationsvisite durch Fragen
des Studenten verlängert und die begleitende Schwester dadurch von anderen Arbeiten abgehalten wird.
Für diese Beanspruchung erhält das Pflegepersonal keinerlei Kompensation. Der
Student – und dies im Sinne der Ausbildung zu Recht – kann weder für Pflegearbeiten
eingesetzt werden, noch steht er dem Pflegepersonal in ärztlicher Funktion zur
Verfügung. Dies hatte zur Folge, daß sich Pflegepersonal und Studenten immer
wieder bemühten, eine Ebene funktionaler Zusammenarbeit zu finden, auf der die
Studenten sich als brauchbare Mitarbeiter hätten erweisen können. Das folgende
Beispiel soll dies verdeutlichen.

Stationsarzt, Schwester und Student bei der Visite: Eine weitere Schwester betritt das Krankenzim-
mer und bittet den Arzt dringend, mit ihr zu kommen.
Schwester (zum Studenten gewandt): „Sagen Sie, können Sie nicht weitermachen?"
Student: „Leider nicht, Sie wissen doch, daß ich alleine keine Visite machen darf."
Schwester (einige Minuten später): „Es ist doch wirklich blöd, daß wir beide hier nur 'rumstehen.
Ich hab' noch soviel Arbeit. Aber weggehen kann man auch nicht, der Doktor kann ja jeden Moment
zurückkommen."
Nachdem der Student noch einmal bedauert hat, die Visite nicht selbständig fortführen zu können,
warten beide untätig, bis der Arzt zurückkommt.

Ähnlich wie in diesem Beispiel verliefen andere Versuche, eine funktionale Arbeitsbeziehung herzustellen, in der Regel frustrierend. Die Folge waren ständige Konflikte zwischen Pflegepersonal und Studenten im Arbeitsalltag, die dann auf privater Ebene, beim Kaffeetrinken oder einer Stationsfeier, wieder beigelegt werden mußten.

Studenten

Sie beginnen das PJ vor dem Hintergrund der wenigen, sehr allgemein gehaltenen Äußerungen der ÄAppO (1970) zu diesem Ausbildungsabschnitt. Im wesentlichen geht aus ihnen hervor, daß „der Studierende die während des vorhergehenden Studiums erworbenen ärztlichen Kenntnisse vertiefen und erweitern (soll)" sowie neuerdings, daß „er entsprechend seinem Ausbildungsstand unter Anleitung, Aufsicht und Verantwortung des ausbildenden Arztes ihm zugewiesene ärztliche Verrichtungen durchführen (soll)" (gemäß der 5. Verordnung zur Änderung der ÄAppO 1986).

Die konkrete Gestaltung dieser Ausbildungsinhalte liegt bei den einzelnen Abteilungen der jeweiligen Lehrkrankenhäuser und kann, wie wir gesehen haben, äußerst unterschiedlich gehandhabt werden. Dabei treten Mängel besonders bei der Vermittlung komplexer ärztlicher Tätigkeiten auf: dem Durchführen von Aufnahmeuntersuchungen, von Visiten und dem Schreiben von Arztbriefen. Besser strukturiert ist die Vermittlung technischer Einzelleistungen, wie der Durchführung von Blutentnahmen und Injektionen oder der Assistenz bei Operationen. Solche Einzelleistungen sind jedoch in der Ausbildung zum Arzt von eher marginaler Bedeutung und füllen keinesfalls einen Arbeitstag. Die Studenten erleben das PJ daher häufig als sinnlos, wie die folgende Äußerung eines Studenten der gynäkologischen Abteilung verdeutlicht: „Der Chef ist wirklich verkalkt. Auf dieser Abteilung wird das Nichtstun verwaltet. Den ganzen Nachmittag sitzt man im Stationszimmer und trinkt Kaffee, aber wehe, du bist abends um 18.30 Uhr bei der Röntgenbesprechung nicht anwesend."

Der Student selbst hat kaum Möglichkeiten, auf solche Ausbildungsdefizite Einfluß zu nehmen. Im täglichen Arbeitsablauf ist er ohne Entscheidungskompetenz und meist überflüssig oder störend. Darüber hinaus existiert im Krankenhaus keine Instanz, an die er sich zur Verwirklichung seiner Ausbildungsansprüche selbstverständlich wenden könnte.

Die Lage des einzelnen wird dabei noch erschwert durch die Tatsache, daß die PJ-Studenten eines Krankenhauses keine Gruppe bilden. Sie befinden sich zwar äußerlich betrachtet in derselben Situation, ihr Handeln bei der Bewältigung dieser Situation ist jedoch nicht notwendig aufeinander bezogen; d. h. jeder Student kann versuchen, seine Probleme individuell und ohne Einbeziehung der anderen zu lösen. Dies fördert nicht nur die Isolation des einzelnen im Krankenhausbetrieb, sondern darüber hinaus auch ein Konkurrenzverhalten unter den Studenten, wie dies in der folgenden Unterhaltung deutlich zum Ausdruck kommt.

Student K.: „Man kann wirklich nichts offen sagen, sondern muß immer aufpassen wegen des Staatsexamens." (Die Chefärzte der einzelnen Abteilungen fungieren als Prüfer bei der mündlichen Prüfung im 3. Teil des medizinischen Staatsexamens; Anm. d. Verf.)

Student L.: „Na ja, unsere ganze Gruppe wird der Chef schon nicht durchfallen lassen, schon wegen des schlechten Bildes, das er damit macht. Wenn jemand durchfällt, dann wohl die C., die hat er am meisten auf dem Kieker."
Student K. schaut L. erstaunt an.
Student L.: „Na ja, das ist zwar Hyänenmentalität, aber man muß auch für sich selbst sorgen."

Die Konsequenzen meiner Untersuchung lassen sich folgendermaßen zusammenfassen: Die Ausbildung im PJ bedarf einer präziseren Bestimmung der Ausbildungsinhalte sowie der Strukturierung des Ausbildungsablaufes durch klare Festlegung von Verpflichtungen und Kompetenzen der einzelnen Mitarbeiter, inklusive der Studenten. Dabei ist die funktionale Integration der Studenten in den normalen Arbeitsalltag unerläßlich. Wo diese Vorgaben nicht erfüllt sind, ist davon auszugehen, daß die Ausbildung der Studenten im PJ ineffizient bleibt.

Literatur

Approbationsordung für Ärzte (1970) BGBl, Teil I, Nr 98, S 1458
Approbationsordnung für Ärzte (s. Verordnung zur Änderung) (1986) BGBl, Teil I, Nr. 67, S 2457
Arnold M et al. (1982) Die Ausbildung zum Arzt in der Bundesrepublik Deutschland. Bleicher, Gerlingen
Baust H-J (1984) Klinisch-praktische Ausbildung der Medizinstudenten: Aufgabe für die erfahrensten Ärzte. Dtsch Ärztebl 8: 499–502
Bock KD (1979) Die universitäre Ausbildung zum Arzt – mehr Praxisnähe oder mehr Theorie? Dtsch Ärztebl 17: 1182–1186
Durkheim E (1984) Die Regeln der soziologischen Methode. Suhrkamp, Frankfurt am Main
Göbel E (1981) Ärzte aus der Retorte? Pahl-Rugenstein, Köln
Marsen G et al. (1976) Ausbildung im Praktischen Jahr, Hinweise zur Vorbereitung. FU Berlin
Schagen U (1983) Novellierung der Approbationsordnung kann die Ausbildungswirklichkeit nicht verbessern. Berliner Ärztekammer 5. 314–320
Spann W (1978) Begrüßungsworte. In: Heberer G, Feifel G (Hrsg) Klinischer Unterricht und Weiterbildung in der Chirurgie. Springer, Berlin Heidelberg New York

Erfahrungsbericht „ärztliche Praxis"

R. Matejka

Gedanken am Ende des Studiums und erste berufliche Erfahrungen

Was denkt ein junger Mensch, der gerade einen 6jährigen Abschnitt seines Lebens hinter sich gebracht hat und am Anfang der Berufsausbildung steht? Die bange Frage wird sicherlich sein: Habe ich denn auch genügend praktische Erfahrung gesammelt, um den Aufgaben des Arztberufes gewachsen zu sein? Hier könnte man schon einhaken und fragen, was denn eigentlich „Praxis" ist.

Praxis in der Medizin ist sicherlich mehr als Punktionen durchführen und Infusionen anlegen zu können. „Praxis" ist sicherlich vor allem, Situationen schnell zu erfassen und richtig zu handeln.

Über Jahre hinweg hört der Medizinstudent von verschiedenen Seiten, wie schlecht die Ausbildung der Mediziner heute sei. In aller Regel wird er daraus schon innerhalb des Studiums Konsequenzen gezogen haben. Er hat beispielsweise zusätzliche Kurse besucht, hat Nachtwachen absolviert, hat versucht, sich soviel Praxis wie möglich anzueignen, um für den „Ernstfall", d. h. wenn er zum erstenmal alleinverantwortlich vor dem Patienten steht, gerüstet zu sein.

In der Regel wird der erste Schritt ins Berufsleben an einer Klinik stattfinden. Innerhalb kürzester Zeit wird dem jungen Arzt dabei bewußt, mit wieviel Unwichtigem das Medizinstudium überfrachtet war. Er wird aber auch feststellen, daß viele im Studium versäumte Dinge relativ rasch nachzuholen sind. Ferner wird er vielleicht erkennen, daß das heutige Studium in mancher Hinsicht gar nicht so schlecht ist, wie ihm immer wieder nachgesagt wird. Dies gilt beispielsweise für die Kenntnis (apparativer) Untersuchungsmethoden oder die Interpretation von Laborwerten.

Nach einiger Zeit wird der junge Arzt sich recht gut in den Medizinbetrieb eingefügt haben und die erlernten und angewendeten medizinisch-naturwissenschaftlichen Dogmen als solides Gerüst anerkennen und verteidigen. Erste ernste Zweifel, ob wirklich alles so ist, wie es sein müßte, kommen bei folgendem Fall: Ein Patient, der vor wenigen Tagen einen Herzinfarkt erlitten hat, verläßt das Krankenhaus auf eigene Verantwortung, möglichst direkt von der Intensivstation. Ärzte und Personal schlagen die Hände über dem Kopf zusammen und versuchen dem Patienten klar zu machen, daß er mit seinem Leben spielt. Doch alle Warnungen fruchten nichts. Einige Monate später trifft man diesen Patienten auf der Straße, und er erzählt, welch guter Gesundheit er sich erfreue. Ein anderer Patient mit der gleichen Erkrankung läßt klaglos die übliche medizinische Behandlung über sich ergehen. Zunächst geht es ihm sehr gut. Seine Anfrage nach vorzeitiger Entlassung wird von den Ärzten abgelehnt mit der Begründung: „Ein Herzinfarkt muß 6 Wochen stationär behandelt werden." Kurz vor der geplanten Entlassung bekommt der Patient eine schwere Lungenentzündung, in deren Verlauf er stirbt. Sicherlich ist dies kein Einzelfall, sondern so oder so ähnlich tagtägliche Realität.

Klinik und Praxis des niedergelassenen Arztes – zwei Welten

Nur 1% der Patienten werden in Universitätskliniken behandelt, 9% insgesamt an Kliniken und 91% in Allgemeinarztpraxen. Dennoch bestimmt die Hochschulmedizin die Richtung der Ausbildung und der Lerninhalte. An der Hochschule befaßt man sich ausschließlich mit den Dingen, die es auch im Lehrbuch gibt. Der Praktiker hingegen muß sich laufend mit Dingen befassen, die es nicht gibt, jedenfalls nicht laut Lehrbuch.

Durch Einführung eines Kurses der Allgemeinmedizin hat man versucht, diese Unterschiede ein wenig auszugleichen. Doch der Kursus der Allgemeinmedizin scheint – im übertragenen Sinne – nicht im Hauptfahrwasser zu liegen, sondern in einem Altwasserarm.

Folgendes Beispiel möge exemplarisch den Unterschied zwischen Klinik und Praxis verdeutlichen. Ein normalerweise an der Klinik tätiger Arzt macht Vertretung in einer Landarztpraxis. Ein Patient leidet an der offensichtlich neuen deutschen Volkskrankheit: der Schlappheit.

Der Klinikarzt versucht nun dem Patienten klar zu machen, welche Krankheiten dahinter stecken könnten, und empfiehlt diverse aufwendige Untersuchungen: Labor, Ultraschall, Röntgen, Konsil beim Facharzt: „Es könnte ja ein Tumor dahinterstecken." Nun gibt es 2 Möglichkeiten: Der Patient läßt die Untersuchungen über sich ergehen, zumeist wird dabei kein verwertbares Ergebnis herauskommen. Der Arzt sagt dann: „Herr X., Ihnen fehlt nichts, Sie sind völlig gesund." In einem Bericht an den Kollegen ist dann vielleicht von psychischer Überlagerung die Rede. Daß der Patient diese Untersuchungen über sich ergehen läßt, ist keineswegs selbstverständlich, womöglich reagiert er nämlich so: „Herr Doktor, machen Sie kein Palaver, sondern geben Sie mir eine ‚anständige' Spritze, ich will nämlich heute abend noch aufs Schützenfest."

Der Klinikarzt will eine Diagnose erzwingen, der Praktiker handelt symptombezogen. Er muß, viel mehr als der Kliniker, den Mut zur Lücke haben.

Es ist fernerhin ein gewaltiger Unterschied, ob ich als Arzt ein Heer von Helferinnen neben mir habe sowie Röntgen- und Laborbefunde schnell erhalten kann, oder ob ich zu einem Patienten gerufen werde, der bei schlechter Beleuchtung in einem ungünstig zugänglichen Bett liegt und den ich nun untersuchen, eine Diagnose stellen und die richtige Therapie einleiten soll – ganz auf mich allein gestellt.

Übrigens: auch die Soziologie geht völlig unzureichend auf den enormen Unterschied zwischen Klinik und Praxis ein. Es wäre doch höchst interessant, die gesellschaftliche Rolle des Landarztes als „De-facto-VIP" in der dörflichen Gemeinschaft mit der Rolle eines Arztes an einer Großklinik zu vergleichen, der womöglich, ebenso wie der Patient, nur eine Nummer ist.

Was ist Medizin?

Wenn wir uns über eine Reform der Medizinerausbildung unterhalten, müssen wir sehr grundsätzlich werden und uns überlegen, was Medizin eigentlich ist.

Ist Medizin eine (reine) Naturwissenschaft? Der Forscher im Labor wird dies womöglich bejahen, der Kliniker eventuell, der Praktiker wohl kaum. Der Forscher ahnt nichts von der charismatischen Eigentümlichkeit des Arztberufes. Der Praktiker sieht täglich den Widerspruch zwischen den Ergebnissen eines Doppelblindversuches und der Realerfahrung der Therapie.

Wenn Medizin keine Naturwissenschaft ist, was ist sie dann? Eine „angereicherte" Naturwissenschaft? Eine völlig selbständige Wissenschaft, die sich lediglich der Naturwissenschaften bedient, die zwischen allen anderen Wissenschaften steht bzw. von allen anderen etwas beinhaltet? Das klingt schon recht gut.

Bei einem Patienten manifestiert sich eine bestimmte, nicht übertragbare Hauterkrankung stets auf dem rechten Fußrücken und in bestimmten zeitlichen Intervallen, bei einem anderen stets symmetrisch auf der Innenseite der Oberschenkel, bei einem dritten generalisiert. Warum?

Englische Mathematiker haben versucht, Modelle zu entwickeln, mit deren Hilfe sich näherungsweise errechnen läßt, wieviele der im menschlichen Körper vorkommenden Substanzen eigentlich bekannt sind. Das Ergebnis: es sind 0,002‰. Hat daher nicht Karl Jaspers recht, wenn er sagt, Medizin sei konkrete Philosophie?

Im Rückblick auf das Studium erschiene es mir sehr wertvoll, wenn sich der junge Medizinstudent mit philosophischen Themen befassen würde. Ich sage dies als jemand, der weder vom Elternhaus noch von der Schule her humanistisch geprägt ist. Es kommt dabei weniger darauf an, konkretes philosophisches Faktenwissen einzupauken. Man hat Bildung als dasjenige definiert, was übrigbleibt, wenn man vom Gelernten das Vergessene abzieht. Beschäftigung mit der Philosophie wäre mit Sicherheit ein wertvoller Beitrag zur Allgemeinbildung. Zweifellos auch ein Beitrag, die vielzitierte Sprachlosigkeit zwischen Arzt und Patienten abzubauen. Ein erfolgreicher Arzt muß und soll auch ein Facharzt für Kommunikation sein. Nun ist es natürlich nicht einfach, zwischen einem Praktikum der Biochemie und einer Philosophievorlesung eine Brücke zu bilden. Es wäre daher Aufgabe, eine Philosophie zu entwickeln, die speziell auf den Arztberuf zugeschnitten ist, eine Philosophie des Arzttums.

Man wird sagen, schon früher habe es ein Philosophikum gegeben, dies sei doch nichts Neues. Aber hat sich nicht der Zeitgeist und mit ihm die Medizin erheblich gewandelt? Die erneute Aufnahme der Philosophie in den Ausbildungsplan wäre daher doch etwas Neues, wäre Fortschritt, nicht Rückschritt.

Studium generale

Ein Studium der Medizin sollte immer ein Studium generale sein. Dies stellt Anforderungen an die Ausbilder, fordert aber auch die Eigeninitiative der Studenten. Aufnahme nichtnaturwissenschaftlicher Themen wäre ein Muß, ein wesentlicher Schritt, aber nicht der einzige. Der Studierende selbst sollte sich die Zeit nehmen, auch Vorlesungen anderer Fakultäten anzuhören. Noch ein weiterer Aspekt, ein viel praktischerer, sollte zum Tragen kommen: der ein- oder mehrmalige Studienortwechsel! Es geht dabei darum, sich auf eine neue Umgebung im weitesten Sinn einstellen zu müssen: auf neue Kommilitonen, auf ein anderes kulturelles und damit atmosphärisches Umfeld. Das Trainieren der Auseinandersetzung mit einer neuen Situation halte ich im Hinblick auf das spätere Leben für eine äußerst wertvolle Erfahrung. Keiner möge sagen, ein Studienortwechsel innerhalb Deutschlands brächte keine wesentliche Änderung. Schon aus landsmannschaftlichen Gründen ist es doch wohl nicht das gleiche, ob man nun in Kiel, München oder Homburg/Saar studiert. Studienortwechsel allein ist also schon eine (automatische) Form des Studium generale, und zwar eine äußerst effektive.

Bürokratische Hürden, die einem Studienortwechsel bisweilen im Wege stehen, sollten abgebaut werden. Die Studenten sollten ihre Angst überwinden. Angst wovor? Vor der Anonymität, vor der Einsamkeit, der man entronnen zu sein glaubt, wenn man sich an einem Studienort erst einmal eingelebt hat.

Ich meine jedoch, jeder Student sollte sich verdeutlichen, daß das Studium eine wichtigere Aufgabe hat als die, möglichst schnell eine Clique zu finden, mit der man die nächsten 6 Jahre verbringt. Das Medizinstudium muß, wie jedes andere Studium auch, allgemeinbildenden Charakter haben. Was man in dieser Hinsicht in Studienjahren versäumt, läßt sich später, wenn man beruflich angebunden ist, kaum mehr wettmachen.

Ganzheitsmedizin

Die Kritik an der heutigen Medizin bezieht sich zum großen Teil auf die mangelnde „ganzheitliche" Betrachtungweise. Wir sind uns sicherlich darin einig, daß sich Verbesserungsvorschläge um diesen Punkt drehen müssen: Ganzheitsmedizin als die Verknüpfung des Leiblichen mit dem Seelischen. Wenn Medizin wirklich erfolgreich sein will, muß ihr eine ganzheitliche Betrachtungsweise zugrunde liegen. Heutzutage ist eine rein kausal-lineare naturwissenschaftliche Betrachtungsweise üblich geworden. Für einen Dozenten ist es natürlich einfacher, sich hinter nüchternen Daten von Doppelblindstudien zu verstecken, als subjektive und nicht bis ins letzte belegbare Meinungen zum Ausdruck zu bringen. Es gehört ungeheurer Mut dazu, vor 250 Studenten im Hörsaal über das „Nichtfaßbare" zu referieren.

Es wäre wertvoll, wenn mehr Dozenten diesen Mut aufbringen würden. Als Beispiel aus meinem Studium möchte ich die fiktiven Gespräche Prof. Nagels in Göttingen mit unheilbar Kranken als vorbildlich erwähnen.

In naturwissenschaftlichen Studien wird das Individuum durch ein Probandenkollektiv ersetzt. Es entsteht ein statistischer Mittelmensch, den es überhaupt nicht gibt. Die Einmaligkeit eines jeden Individuums wird durch die Statistik ausgemerzt. So entsteht dann der Widerspruch zwischen Doppelblindstudien und den realen Therapieerfahrungen. Wie ein Kollege in einem Leserbrief einer Medizinerzeitung kürzlich richtig feststellte, würden lediglich Diagnosen behandelt. Die Individualität ließe sich aus der Diagnose nicht erkennen, aber Ganzheiten seien Wirklichkeiten. Die naturwissenschaftliche Analyse zerlegt die Ganzheit und läuft somit Gefahr, auch die Wirklichkeit zu zerstören.

Die Einmaligkeit eines jeden Menschen zu berücksichtigen, heißt, seine Konstitution zu erfassen. Die Konstitution ergibt sich aus der Summe aller Erbanlagen. Goethe definierte die Konstitution als die „geprägte Form, die lebend sich entwickkelt".

Viele Mediziner haben sich intensiv mit der Konstitutionsfrage beschäftigt. Stellvertretend seien Aschner, Fritsche, Saller, Hauswirth, Kretschmer genannt. Für viele heutige Mediziner ist der Begriff „Konstitution" ein Reizwort. Eine „reine" Konstitution gebe es fast nicht, vielmehr seien Mischtypen die Regel. Sicherlich erfordert die Festlegung der Konstitution, das Aufsuchen eines „roten Fadens" ärztlicherseits einen enormen intellektuellen Aufwand, verglichen mit dem Abruf „objektiver" Daten wie Laborwerten und dergleichen. Gerade der Versuch der Individualisierung eines Krankheitsbildes und einer dementsprechenden Individualisierung der Therapie wären überhaupt erst ärztliche Kunst. Es ist doch wohl nicht das gleiche, ob man nun eine „schlanke Blonde" oder eine „mollige Brünette" zu behandeln hat.

Ganzheitsmedizin, wie ich sie darzustellen versuchte, sollte daher Bestandteil aller medizinischen Fächer sein. Stattdessen hat man in den Lehrplan – wohl wissend um die rein naturwissenschaftliche Lastigkeit der klinischen Fächer – das Fach Psychosomatik aufgenommen. Wie der Name sagt, soll dabei das seelische und organische Element im Hinblick auf die Krankheitsentstehung miteinander verknüpft werden. Wenn Kritik an der sogenannten Organmedizin möglich ist, muß sie auch an der „real existierenden" Psychosomatik geübt werden dürfen.

Zumindest bis Virchow war ja die Medizin immer auch Psychosomatik. Erst das zunehmende kausal-analytische Denken hat die Trennung zwischen Leib und Seele vorgenommen. Zur Klarstellung: Hier sollen nicht die großen Fortschritte geleugnet werden, die dieses kausal-analytische Denken ermöglich hat. Wer aber alles darauf zurückführen möchte, handelt weltfremd und praxisfern.

Heutige Psychosomatiker erwecken bisweilen den Eindruck, sie seien die ersten und einzigen, die sich mit dem Leib-Seele-Problem befaßt bzw. es begriffen hätten. Ist aber die gegenwärtige Psychosomatik nicht häufig einseitig?

Wird nicht allzuoft der 2. Teil des Wortes, das Soma, negiert, nach dem Motto: „Es gibt keine organischen Krankheiten", und geglaubt, man könne alles wegdiskutieren?

Die Erfahrungen, die Patienten von mir bei völlig verschiedenen Psychosomatikern gemacht haben, waren alles andere als ermunternd: Der Behandlungsvorschlag war fast stets der gleiche, nämlich überhaupt keiner.

Von Uexküll sagt, das Wissen um psychosoziale Zusammenhänge für die Krankheitsentstehung könne nicht durch guten Willen bzw. Freundlichkeit ersetzt bzw. wettgemacht werden. Ich würde sagen, das Wissen um philosophische und metaphysische Aspekte bei der Behandlung eines Kranken ist nicht durch das Wissen um psychosoziale Zusammenhänge ersetzbar.

Niemand wird bestreiten, daß eine familiäre oder auch ökonomische Konfliktsituation wesentlich zur Entstehung und zum Erhalt einer Krankheit beitragen kann. V. Bertalanffy warf jedoch denjenigen, die den Menschen als reines Reizreaktionsprodukt seiner Umwelt sehen, vor, sie würden ihn auf Tierniveau zurückwerfen, also gerade das negieren, was den Menschen vom Tier unterscheidet, nämlich das Bewußtsein. Diese Quasigleichsetzung würde „Entrattung der Ratten" und Entmenschlichung des Menschen bedeuten. Otto Buchinger nannte das Leugnen metaphysischer Aspekte eine Rückentwicklung der Menschheit, eine Form des Neoneandertalertums. Ich halte dies für einen Satz, über den wir alle lange und gründlich nachdenken sollten, auch wenn er in seiner Direktheit auf manche schockierend wirken mag.

Fächer in der Einzelkritik – Organisatorisches

Um praxisnah ausbilden zu können, muß der rein theoretische Abschnitt des Studiums möglichst kurz gehalten werden. Anatomie und Physiologie sind sicherlich die Kardinalfächer der vorklinischen Ausbildung. Die Biochemie erscheint mir erheblich zu stark gewichtet und sollte auf Nachvollziehbares gestutzt werden. Physik hat mir nie soviel Spaß gemacht wie im Rahmen des Studiums. Dennoch hielte ich es für völlig ausreichend, wenn im Verlauf des Studiums die jeweils relevanten Dinge vermittelt würden, etwa Fragen der Atomphysik im Rahmen der Radiologie bzw. Nuklearmedizin.

Ein Wort zur Soziologie: Wenn sie ihre Aufgabe darin sieht, die vorhandenen Zustände zu analysieren und Lösungsvorschläge zu erarbeiten, halte ich sie für ein höchst interessantes und wertvolles Fach. Wenn sie ihre Aufgabe jedoch darin sieht, die bestehenden Zustände einer bereits vorher feststehenden Analyse anzupassen, stellt sie sich selbst in Frage.

Es erscheint mir möglich und wünschenswert, das, was heute in den ersten 6 Semestern vermittelt wird, auf 4 Semester zusammenzukürzen, und zwar ohne Substanzverlust. Es stünde somit wesentlich mehr Zeit für den klinisch-praktischen Teil der Ausbildung zur Verfügung. Man könnte ein 2. praktisches Jahr (PJ) einführen, ohne die Gesamtstudiendauer verlängern zu müssen.

„Königsdisziplin" der klinischen Ausbildung ist die innere Medizin und sollte es auch bleiben, freilich in einer veränderten Form. „Von der Diagnose zum Symptom" ist die heile Welt des Lehrbuchs – „vom Symptom zur Diagnose" ist die Wirklichkeit.

Stärkung von Fächern auf der einen muß Kürzung oder Abschaffung von Fächern auf der anderen Seite nach sich ziehen. Mit dem Begriff „ökologisches Stoffgebiet" habe ich mich immer reichlich schwer getan. Was Hygiene ist, erscheint mir klar, was dagegen Sozialhygiene ist, weiß ich bis heute nicht genau.

Ein anderes Fach, das ganz besonders vielen Studenten ans Herz gewachsen ist, ist die Biomathematik oder Statistik. Ich fände es sehr gut, wenn notwendige statistische Kenntnisse, etwa im Rahmen eines Kurses „Anleitung zum wissenschaftlichen Arbeiten", vermittelt würden. Stattdessen hängt das Fach Biomathematik völlig in der Luft. In einem Biomathematikskript findet man Sätze wie den folgenden sehr häufig: „Eine Variation von n verschiedenen Elementen zur k-ten Klasse (k $\leq$ n) ohne Wiederholung ist ein k-tupel von Elementen, das aus den gegebenen n Elementen ausgewählt wurde und in dem jedes Element höchstens einmal auftritt." Man täte sicherlich gut daran, den Studenten von solchen didaktischen Unverschämtheiten zu verschonen.

Nichts oder fast nichts erfährt der Student über Dinge wie Physiotherapie, über den Unterschied zwischen einer klassischen und einer Bindegewebsmassage und über Stangerbad, Lymphdrainage, Kneipp-Güsse. Mit diesen Dingen hat jedoch ein Arzt, vor allem, wenn er niedergelassen ist, ständig zu tun. Immer wieder werden Patienten um die Verordnung derartiger Behandlungsmaßnahmen bitten, weil sie vielleicht früher schon einmal gute Erfahrungen damit gemacht haben.

Sehr peinlich sollte auch folgendes aufstoßen: Bekannte oder Angehörige zeigen von einem Arzt oder Heilpraktiker verordnete Medikamente mit der Bitte um eine Stellungnahme. Auf der Packung ist dann von „Convallaria maialis, herba Absinthii oder Matricariae flos" die Rede. Wenn er sich nicht selbst damit beschäftigt hat, wird der junge Arzt keinen Schimmer davon haben, welche Pflanzen sich hinter den lateinischen Namen verbergen, geschweige denn, welche Wirkungen sie haben. Eine Bankrotterklärung für den pharmakologischen Unterricht! Spricht heutzutage jemand von Dichlordiphenyltrichlormethylmethan, wird zustimmend genickt, spricht dagegen jemand von Kamille, wird höhnisch gegrinst.

Diese Aspekte möchte ich noch grundsätzlicher formulieren: Naturheilkundliches Denken insgesamt bzw. das Einüben naturheilkundlicher Denkweisen muß Bestandteil des Medizinstudiums werden. Naturheilkundliches Denken, also das Denken in Funktionszusammenhängen und Regelkreisen, ist der Urgrund aller Medizin. Um so bedauerlicher, daß es heute weitgehend aus dem Lehrplan verbannt ist oder allenfalls in den Katakomben der Medizindidaktik vor sich hindümpelt.

Ein Wort zu den Multiple-choice-Prüfungen: sie sind ein Musterbeispiel dafür, wie Nichtiges aufgebauscht und Wichtiges verdrängt werden kann. Später wird auch kein Patient in die Praxis kommen und fragen: „Herr Doktor, welche der 5 folgenden Diagnosen ist bei mir die wahrscheinlichste?" Man redet soviel über Ausländerdiskriminierung. In Anbetracht der vielen völlig verworren und unverständlich formulierten Fragen bei Multiple-choice-Prüfungen würde mich interessieren, wie Ausländer diese Fragen verstehen und beantworten sollen, wenn sie schon für Deutsche oftmals unklar sind.

Ein weiteres Thema, von dem ich nicht betroffen war, möchte ich noch kurz anschneiden: den „Arzt im Praktikum". Durch Einführung des „Arzt im Praktikum" verlängert sich die Zeit bis zur Vollapprobation auf 8 Jahre. Dadurch wird einer Entwicklung Vorschub geleistet, die der frühere Präsident der Westdeutschen Rektorenkonferenz, Berchem, folgendermaßen zugespitzt skizzierte: Ein Dilemma der Ausbildung hierzulande bestehe darin, daß viele Berufsanfänger schon an der Schwelle zum Greisenalter stünden.

Für die Soziologie müßte es doch sehr reizvoll sein, daß Verhältnis zwischen dem „Arzt im Praktikum" und dem Patienten zu beleuchten. Was ist ein „Arzt im Praktikum"? Er ist noch kein Arzt und kein Student mehr und tut dennoch Dinge, die ein Arzt tut, aber nicht vollverantwortlich? Ein „Arzt im Praktikum" – erklären Sie das mal einem Patienten! Die Idee vom „Arzt im Praktikum" ist in meinen Augen ein klassisches Eigentor.

Zusammenfassung

Ziel einer Studienreform sollte sein, den Blick für das wirklich Wichtige zu vermitteln und sich nicht in Nebensächlichkeiten zu verzetteln. Gerade in der Medizin hat ein ganz primitiver Satz offenbar immerwährende Gültigkeit: Häufige Dinge sind häufig und seltene Dinge selten. Wer häufig häufige Diagnosen stellt, stellt selten Fehldiagnosen.

Die Hochschulmedizin ist nicht die alleinige Medizin, im Gegenteil, sie ist die Minderheitenmedizin, was die Art der vorkommenden Krankheitsbilder anbelangt. Die Medizin im Kreiskrankenhaus und in der Praxis des niedergelassenen Arztes – das ist die Mehrheitenmedizin. Daher sollte letzterer auch breiterer Raum gewidmet werden. Ich nannte Fächer, die ins Studienprogramm aufgenommen, und andere, die gekürzt werden sollten. Eine Verlängerung der Studiendauer lehne ich ab.

Soll sich Grundsätzliches ändern, muß über allem eine veränderte Denkweise stehen, die den Schritt zur wirklichen Ganzheitsmedizin ermöglicht. Dazu gehört, sich immer wieder klarzumachen, daß Medizin viel mehr ist als reine naturwissenschaftliche Analyse, daß Medizin viel mit nicht faßbaren Dingen zu tun hat und daß dabei Dinge eine Rolle spielen, die im wahrsten Sinne des Wortes zwischen Himmel und Erde liegen.

Rückbesinnung auf Nichtbeweisbares heißt keineswegs Rückfall, muß nicht bedeuten, nunmehr unwissenschaftlich zu werden, sondern hieße überhaupt erst den Versuch einer Vollendung der „Wissenschaft" Medizin zu wagen. In Anlehnung an die Architektur würde die Kombination alter Stilelemente mit den modernen Möglichkeiten etwas erzeugen, was man als „postmoderne Medizin" bezeichnen könnte.

Man kann Lehrpläne ändern wie man will, das Medizinstudium steht und fällt letztendlich mit der Qualität der Dozenten. Es ist reichlich unwichtig, ob ein Hörsaal mit modernster Videotechnik ausgerüstet ist. Um ein Wort von Prof. Arnold aufzugreifen, „könnte ein guter Lehrer zweifellos auch in einer Feldscheune exzellenten und effektiven Unterricht betreiben".

Erfahrungsbericht „Gutachterkommission"

W. Vogt

Daß ich hier stehe, hat seinen Grund in meiner nun 10jährigen Arbeit als Vorsitzender der Gutachterkommission für Fragen ärztlicher Haftpflicht im Bereich der Bezirksärztekammer Tübingen und darin, daß ich nach dem mir gestellten Thema aus diesem Bereich berichten soll, was der Patient von seinem Arzt erwartet. Dazu muß ich kurz etwas zur Aufgabe der Kommission sagen. Sie hat nach ihrem Statut den Auftrag, auf Antrag eines Patienten oder eines Arztes ein Gutachten darüber zu erstatten, ob der Patient infolge eines schuldhaften, vorwerfbaren Behandlungsfehlers eines Arztes einen Gesundheitsschaden erlitten hat.

Die Fälle, die die Patienten vor die Kommission bringen, sind somit naturgemäß, jedenfalls aus der Sicht des Patienten, Negativfälle. Die Behandlung hat nicht den gewünschten Erfolg gehabt, sie hat einen schlechten Ausgang genommen, war unnötigerweise schmerzhaft oder mit Komplikationen verbunden. Insofern spiegeln die Vorwürfe der antragstellenden Patienten kaum mehr als die selbstverständliche Erwartung wider, der Arzt werde ihm helfen. Aber diese Erwartung ist sehr hoch angesetzt; sie entspricht den Vorstellungen, die wir von unserem Dasein in der Welt des ausgehenden 20. Jahrhunderts haben, in der beinahe alles möglich ist. In dieser Vorstellung ist Krankheit ein reparaturfähiger Schaden, und auf Gesundheit hat man einen Anspruch. Unterstützt wird dies dadurch, daß wirksame Arznei- und Heilmittel und ärztliche Dienste in hohem Maße, manchmal scheinbar fast unbegrenzt, zur Verfügung stehen und die Medien über Fortschritte im Bereich der Medizin allüberall berichten. Man verpflanzt Nieren und Herzen, und da muß auch die Operation eines Knochenbruchs gelingen, wenn der Operateur keinen Fehler macht. Daß postoperativ eine Infektion auftritt, darf, so entnehmen wir den meisten Anträgen in diesem Bereich, heutzutage einfach nicht mehr passieren; und wenn es doch passiert, dann nur deshalb, weil Arzt oder Schwester nicht sorgfältig genug gearbeitet haben. Die Möglichkeit, daß es im Verlauf einer Krankheit und ihrer Behandlung Entwicklungen gibt, die sich der Beeinflussung durch den Arzt schlichtweg entziehen, daß es also in diesem Sinne schicksalhafte Abläufe gibt, wird vielfach nicht akzeptiert, zumindest verdrängt, und als ein Sichhinausreden der Ärzte angesehen. Der menschliche Körper bekommt den Charakter eines Automotors: man braucht nur die vier Kerzen auszuwechseln und er läuft wieder rund.

Der Patient hegt aber Erwartungen noch in einem ganz anderen Bereich, nämlich dort, wo es darum geht, wie der Arzt dem Patienten begegnet, wie er als der Handelnde mit dem Patienten umgeht. Auch in dieser Hinsicht führen die Patienten vor der Kommission immer wieder Klage, und nicht ganz selten kann der Eindruck entstehen, sie hätten den Nichterfolg der Behandlung hingenommen, wenn nur der

Arzt nicht so barsch, so unfreundlich und abweisend gewesen wäre. Nun unterliegen solche Klagen naturgemäß nicht der Beurteilung durch die Kommission, weshalb ich auch nicht sagen kann, ob sie zutreffend waren. Aber sie erlauben doch, Schlüsse darauf zu ziehen, was der Patient von seinem Arzt über den Behandlungserfolg hinaus erwarten zu können glaubt.

Da wird eine 20jährige am Ohr operiert, auf dem sie seit vielen Jahren ganz schlecht hört und dessen Trommelfell ein Loch hat. Es wird ihr gesagt, es sei ein neues Trommelfell implantiert worden. Im Verlauf von 3–4 Jahren wird sie noch 2mal am selben Ohr operiert, weil die Voroperationen nicht geholfen haben, und 1 Jahr nach der 3. Operation stellt sie sich wieder einmal zur Kontrolle vor. Das Audiogramm ist miserabel, und der untersuchende Arzt schickt sie zum Operateur. Der schaut kurz ins Ohr und meint, das sehe ja ganz gut aus und das werde schon noch werden. Die Patientin lastet ihm den Nichterfolg der Operationen nicht an, aber sie meint, das habe der Operateur nach den beiden vorangegangenen Operationen auch immer gesagt, und jetzt erwarte sie einfach eine andere als diese lapidare Erklärung, das werde schon noch werden. Zum Fragen sei sie gar nicht gekommen, da sei sie schon wieder draußen gewesen.

Eine Radiusfraktur ist in Fehlstellung verheilt. Als er den Operateur darauf angesprochen habe, so berichtet der Patient, habe der ihn geradezu abfahren lassen – das sei so, damit könne man leben, und im übrigen, bei dem Bruch sei das Ergebnis geradezu hervorragend. Weitere Fragen zu stellen traute sich der Patient nicht, dazu hatte er, so schreibt er, nicht den Schneid.

Ein Antragsteller berichtet, nach einer Operation habe man ihm den Intubationsschlauch brüsk herausgerissen und das habe ihm sehr weh getan. Er habe dann immer noch wieder Schmerzen gehabt, das auch den Ärzten gegenüber beklagt, die hätten aber gesagt, das werde schon noch werden. Es sei aber nicht geworden. Und später habe man eben festgestellt, daß eine Verletzung der Luftröhre entstanden sei.

Da beklagt sich ein Antragsteller über die Ärzte, die ihn im Rahmen eines Rentenverfahrens untersucht haben. Sie hätten sich über seine Einwände gegen Röntgenuntersuchungen (der Strahlenbelastung wegen habe er sich dagegen gewehrt) einfach hinweggesetzt und auf ihnen bestanden; und das, als Tschernobyl gerade passiert war, seine Auswirkungen diskutiert wurden und alle Welt verunsichert war.

Eine Geburt, die sich hinzieht und schließlich zum Stehen kommt, wird durch Sectio beendet. Das Kind, das erste der Mutter, stirbt kurz nach der Entbindung. Der Arzt, der vor der Sectio tätig war, sucht die Patientin auf und schildert ihr einen vergleichbaren Fall, in der besten Absicht, sie zu trösten. Aber die Patientin wollte über ihren Fall sprechen und sieht das Bemühen des Arztes nur als ein Ablenkungsmanöver an.

Bei der Visite nimmt der Arzt, nachdem er den Patienten untersucht hat, bei dem sich postoperativ eine Infektion entwickelt hatte, die Stationsschwester beiseite und flüstert etwas mit ihr. Der Patient wird unruhig und mißtrauisch; er will nicht, daß der Arzt mit der Schwester flüstert, er will hören, was da bei ihm los ist, er will wissen, was mit ihm geschieht.

Der Patient macht dem Arzt zum Vorwurf, einen Fehler schlichtweg geleugnet zu haben, obwohl sich dieser bei einer Folgeoperation eindeutig erwiesen habe.

Das ist der letzte der Fälle gewesen, über die ich konkret, aber eben nur beispielhaft berichten wollte. Ich denke, sie geben einigermaßen wieder, was wir in den schriftlichen Anträgen, freilich keineswegs regelmäßig, mit Varianten zu lesen und bei der mündlichen Erörterung der Anträge mit Patient und Arzt vielfach zu hören bekommen. Auch wenn man das Vorbringen nicht immer für wahr halten mag und nicht übersehen darf, daß es grundsätzlich mit dem Vorwurf eines Behandlungsfehlers im Zusammenhang steht, so läßt es doch Schlüsse auf die Erwartungshaltung der Patienten zu. Dabei sei natürlich nicht außer acht gelassen, daß es weder *den* Patienten noch *den* Arzt gibt. Mit diesen Einschränkungen bietet sich mir folgendes Bild:

Der Patient will an der Behandlung wirklich beteiligt sein, nicht als bloßes Objekt einer Diagnose und Therapie, das sich ohne jeden Vorbehalt dem ärztlichen Handeln unterwirft, sondern als jemand, der wissen will, was in ihm vorgeht und was mit ihm geschehen soll. Dabei übersehe ich nicht, daß es auch den in diesem Sinne Unbeteiligten und den gibt, der die Diagnose schon mitbringt und es besser zu wissen meint als der Arzt. Und dann muß auch offen bleiben, ob der Patient wirklich alles bis zum letzten hören will, ob er also auch den Befund erfahren will, der seine Unheilbarkeit, vielleicht sein alsbaldiges Ende bedeutet.

Die Einstellung des Patienten zu seinem Arzt ist die des vielzitierten und vielgerühmten mündigen Bürgers in der Rolle des informierten Patienten. Nun sind diese Begriffe Schlagworte, ungenau und schillernd. Wirklich frei kann der Patient in aller Regel schon deshalb nicht sein, weil er gerade nicht die nötigen Informationen hat und selbst betroffen ist. Und weil er das weiß oder doch zumindest fühlt, bringt er seinem Arzt, mindestens zunächst, ein gerütteltes Maß an Vertrauen entgegen. Dieses kann aber sehr rasch in Mißtrauen umschlagen, wenn er glaubt, der Arzt verschweige ihm etwas und versuche etwas zu vertuschen. Deshalb will er nicht dulden, daß der Arzt mit der Schwester oder mit dem Assistenzarzt flüstert, und er empfindet einen nicht zu beseitigenden Argwohn, wenn so etwas passiert. Wenn schließlich die Heilung nicht glatt verläuft, vielleicht Folgeoperationen notwendig sind, dann bietet sich der Verdacht geradezu an, die Infektion gehe auf das Konto des Arztes. Und er sieht es als einen Schlag gegen sein Vertrauen an, wenn der Arzt zu einem für den Patienten nicht befriedigenden Behandlungsergebnis keine Stellung bezieht. Dabei erwartet er auch, daß der Arzt es einräumt, wenn ihm ein Fehler unterlaufen ist. Er will, und das ist wohl das, was er überhaupt erwartet, ernstgenommen werden, mag sich auch herausstellen, daß ihm nichts fehlt. Er will, daß der Arzt auf seine Einwände eingeht, wenn er – Tschernobyl im Genick – Angst vor der Röntgenuntersuchung hat. Er will, daß der Arzt etwas tut, wenn er nach der Operation Schmerzen verspürt, und daß er ihm sagt, was los ist, und daß er ihm das auch in deutscher, verständlicher Sprache vermittelt. Er erwartet, daß der Arzt ihm zuhört, mag es auch für die Anamnese, Diagnose und Behandlung der geklagten Beschwerden höchst unwichtig sein.

Ich weiß nicht, was die Mutter, von der ich berichtet habe, von dem Gespräch mit dem Arzt erwartete. Aber die Frage in ihrem Antrag, was denn der Fall, den ihr der Arzt vortrug, mit ihr und ihrer Situation zu tun habe, deutet darauf hin, daß sie über sich reden wollte, über ihr und ihres toten Kindes Geschick. Daß sie damals bereits nach einem hierfür verantwortlichen Arzt suchte, nehme ich nicht an. Erfahrungsgemäß beginnt diese Suche meist erst dann, wenn der Fall in der Familie und mit Freunden besprochen worden ist. Wahrscheinlich suchte die Mutter in ihrer Bestürzung in dem Arzt vor allem einen Tröster, vielleicht sogar einen weltlichen Seelsorger. Der Arzt ist wohl häufig in einer Lage, wo er in diese Rolle gedrängt wird.

Zur Diskussion um die Reform der Medizinerausbildung in den vergangenen Jahren

J.-D. Hoppe

Es tut mir leid, daß ich mich nach vorangegangenen lebendigen Vorträgen nun mehr als Technokrat darstellen muß. Doch das Thema, das mir gestellt worden ist, scheint leider nur dazu geeignet, das Technokratische darzustellen, das in dieser ganzen Diskussion eine sehr große, eine übermächtige Rolle spielt. Vielleicht hat das aber auch den Effekt, daß wir nach dieser Klausurtagung nicht allzu euphorisch werden in dem Glauben, zu viel verändern zu können. Es ist die 4. oder 5. Tagung einer Akademie dieser Art, an der ich zu diesem Thema teilnehme. Ob 1977 in Tutzing – dort gab es die erste dieser Tagungen –, ob in Hofgeismar oder Loccum, überall meinte man, wenn man im Vollgefühl der aufgesaugten Meinungen und Ideen wieder nach Hause fuhr, jetzt käme der Durchbruch. Passiert ist dann sehr, sehr wenig oder fast nichts, so daß das, was heute hier beklagt worden ist, durchaus darin seine Begründung findet.

Woran liegt das? Die Reform der Medizinerausbildung ist ein Thema, an dem von allen interessierten Seiten „gezogen" wird, und wenn diese Kräfte ungefähr gleich stark sind, bewegt sich der Punkt nicht. Und das ist bei unserem Thema der Fall. Am deutlichsten war dies in der Arbeit der Kleinen Kommission zu spüren. Da ich wohl der einzige bin, der in der Kleinen Kommission tätig gewesen und hier jetzt zugegen ist, werde ich ein wenig aus der Arbeit der Kleinen Kommission berichten. Zuvor möchte ich aber doch noch ein paar Grundlagen des existierenden – nicht des denkbaren – Arztrechtes wiederholen, um sicherzustellen, daß keine Unklarheiten bestehen.

Heute sagte einer der Referenten, daß das Studium der Medizin an der Hochschule auf eine weitere Bildung vorbereite. Das ist nach dem geltenden Recht nicht der Fall. Das Studium der Medizin an der Hochschule einschließlich des praktischen Jahres und die dann erteilte Approbation haben zur Folge, daß der Besitzer dieser Approbation in vollem Umfang zur Ausübung der Heilkunde am Menschen berechtigt ist. Er ist also Arzt mit allen Rechten und Pflichten, an sich in einem Umfang, wie der Arzt, der später eine Gebietsbezeichnung führt, es gar nicht sein darf, weil dieser sich nämlich auf sein Gebiet beschränken muß. Die einzige Stufe zur umfassenden Ausübung der Heilkunde am Menschen hat man also erreicht, wenn man die Approbation in Händen hält. Das ist geltendes Arztrecht. Ob daran etwas geändert wird, werden wir sehen; das ist ja eine wichtige Frage auf dieser Tagung.

Nach geltendem Recht ist das, was wir unter einer Weiterbildung verstehen, die im Anschluß an die Ausbildung absolviert werden kann, eine auf Freiwilligkeit beruhende Zeit der Sammlung spezifischer Berufserfahrungen, wenn sie auch in der Vergangenheit von sehr vielen genutzt worden ist. Weiterbildung oder Spezialisierung ist im deutschen Recht keine fest umrissene, abgeschlossene oder zeitlich definierbare Angelegenheit. Die Berechtigung zur Führung einer Gebietsbezeichnung, die aus einer Weiterbildung folgt, bedeutet, daß man zeitliche und inhaltliche Mindestvoraussetzungen erfüllt haben muß, um eine solche Anerkennung zu bekommen. Ich nenne als Beispiel hierfür die von mir selbst absolvierte Weiterbildung zum Arzt für Allgemeinmedizin, die ich in dieser Form gar nicht geplant hatte. Ich habe aber nun diese Anerkennung. Das hat allein den Grund, daß ich bei einer Überprüfung von Zeugnissen festgestellt habe, daß ich die zeitlichen und inhaltlichen Voraussetzungen für die Anerkennung zur Gebietsbezeichnung Allgemeinmedizin mehr oder weniger zufällig durch die verschiedenen Stationen, die ich durchlaufen habe, erfüllt habe. Ich habe also ohne Absicht eine solche Weiterbildung absolviert. Das ist das Typische der Weiterbildung, so wie sie in der Bundesrepublik angelegt ist, wenn auch viele vielleicht heute eine Weiterbildung konkret planen und sogar Verträge abschließen, die das Wort Weiterbildung enthalten. Von der Struktur und der Rechtsbasis her ist dies aber nicht typisch. Es ist vielmehr durchaus möglich, daß man alle möglichen Tätigkeiten als Arzt nach der Approbation oder Anerkennung der Berufserlaubnis nach § 10 der Bundesärzteordnung ausführt und sich später einmal, wenn man sich das Puzzle ansieht, daraus ergibt, daß man durchaus verschiedene Weiterbildungsgänge durchlaufen hat und dann auch mehrere Gebietsbezeichnungen beantragen bzw. sich zur entsprechenden Prüfung melden kann.

Warum ist dies nach deutschem Recht so? Alles, was mit der Zulassung zur Berufsausübung zu tun hat, ist Bundesrecht; alles, was mit der Überwachung der Berufsausübung zu tun hat, ist dagegen Landesrecht. Weiterbildung ist keine Bildung im Sinne von Ausbildung, sondern lediglich das Produkt, das bei der Berufsausübung abfällt. Daher unterliegt sie dem Länderrecht und auch der Aufsicht der Länder. Diese Struktur ist durch unsere Verfassung vorgegeben.

Wie ist es nun zur heute geltenden Approbationsordnung gekommen? Lassen Sie mich mit einer Anhörung des Bundestagsausschusses für Jugend, Familie und Gesundheit beginnen, die am 06.03.1978 im „Langen Eugen" in Bonn unter Vorsitz des damaligen SPD-Bundestagsabgeordneten Rudolf Hauck stattfand. Bei dieser Anhörung wurde über die Durchführung des praktischen Jahres diskutiert. Es sollte überprüft werden, ob die Anlage dieses praktischen Jahres richtig ist, ob es richtig ist, daß zwischen dem PJ-Studenten und dem Krankenhausträger kein Vertrag besteht, sondern nur zwischen der Universität und dem mit der Lehre beauftragten Arzt, und der Student nur Beziehungen zur Universität hat, ob es richtig ist, daß er kein Geld bekommt, ob es richtig ist, daß es der Entscheidung dieser Ärzte überlassen ist, ob der PJ-Student mit Arbeiten betraut wird oder nicht, weiterhin Fragen des Versicherungsschutzes etc. Im Verlauf der Anhörung verschob sich der Themenschwerpunkt jedoch immer stärker auf die Kritik an der Arztausbildung überhaupt und an der Effektivität der Arztausbildung, und das Thema „Praktisches Jahr" rückte immer mehr in den Hintergrund. Schließlich stellte der Vorsitzende, der Abgeordnete Hauck, an die Versammlung die Frage, ob es denn etwa so sei, daß die nach den geltenden Bestimmungen zur Ausbildung der Ärzte erteilte Approbation überhaupt *nicht zu Recht* erteilt werde, weil die jungen Ärztinnen und Ärzte gar nicht gut genug vorbereitet seien, um diese Approbation zu erhalten. Diese Frage wurde von allen Beteiligten mit *ja* beantwortet, von den Studenten bis zu den Professoren. Sie können das Protokoll (wie ich es getan habe) heute noch nachlesen. Vertreten waren dabei mehr als 30 Organisationen. Die Bundestagsabgeordneten waren völlig überrascht, denn das bedeutete natürlich, daß der Gesetzgeber auf den Plan gerufen war. Er erteilte ja Menschen eine Genehmigung zur Ausübung der Heilkunde am Menschen, die nach dieser übereinstimmenden Einschätzung der Experten dazu nicht befähigt waren, und übernahm eine Verantwortung, die er nicht tragen konnte. Das war eine kleine Bombe. Die Folge war, daß in der nächsten „Konzertierten Aktion im Gesundheitswesen", wo noch beide für das Gesundheitswesen zuständigen Minister zugegen waren – Bundesarbeitsminister Herbert Ehrenberg und Gesundheitsministerin Antje Huber –, dieses Thema auch diskutiert wurde.

Als Ergebnis entschloß man sich, die „Kleine Kommission zu Fragen der ärztlichen Ausbildung", welche die Approbationsordnung von 1970 geboren hatte, erneut zusammentreten zu lassen, um zu überprüfen, zu welchen Ergebnissen die Approbationsordnung geführt hat, und gleichzeitig zu überprüfen, wie es um die allgemeinmedizinische Versorgung der Bevölkerung steht. Parallel dazu wurde als Übergangsmaßnahme der Zugang zur kassenärztlichen Tätigkeit so von Vorbereitungsmaßnahmen abhängig gemacht, daß eine Gefährdung, von der offensichtlich nach dieser Anhörung ausgegangen werden mußte, wenigstens für niedergelassene Kassenärzte ausgeschlossen war.

Die Kommission hat in den Jahren 1979 und 1980 zahlreiche Plenums- und Teilsitzungen durchgeführt – ich habe ihr als Vertreter der Bundesärztekammer angehört –, und herausgekommen ist ein Riesenstapel Papier. Die Themen, die behandelt wurden, waren einmal eine Ausbildungszieldefinition, die zum erstenmal in die Approbationsordnung eingefügt werden sollte. In der alten Bestallungsordnung hieß es ja noch: „Ziel der Ausbildung ist der praktische Arzt." In der Approbationsordnung stand gar nichts. Lediglich in der Begründung stand, daß es Sinn der Ausbildung sei, die Prüfung zu bestehen. Hier sollte für die Ausbildung wieder ein inhaltliches Ziel vorgegeben werden – übrigens auch mit dem Zweck, die Verwaltungsrichter in den Stand zu versetzen, bei der Beurteilung der Klagen von Studierwilligen zu überprüfen, ob denn gemessen an dem, was in der Zieldefinition steht, nach eventuellem erfolgreichem Hineinklagen der Studenten in die Universität noch ein sinnvolles Ergebnis möglich sei. Ich bin skeptisch, ob dieser Effekt je erreicht worden ist.

Das 2. Thema war die Diskussion über geeignete Unterrichtsformen. Besonders von den Professoren wurde die Frage aufgeworfen, ob die Hauptvorlesung nicht doch wieder einen höheren Stellenwert bekommen sollte.

Das 3. Thema waren die Prüfungen. Die Kritik, die wir heute gehört haben, ist auch schon vor 12 Jahren fast wortgleich artikuliert worden, und die Bitte um die Wiedereinführung der mündlich-praktischen Prüfung ist genauso alt. Weiter ging es um die Gestaltung des praktischen Unterrichtes, hier besonders des praktisches Jahres. Im Mittelpunkt stand dabei die Klage darüber, daß der Verlust der Medizinalassistentenzeit, wie sie in der Bestallungsordnung vorgeschrieben war, durch die Einführung des praktischen Jahres nicht kompensiert worden sei. Die Medizinalassistentenzeit sei, so hieß es, eine an sich unverzichtbare Übergangszeit gewesen zwischen dem Abschluß des Studiums und der Erteilung der Approbation, mit der man Arzt mit allen Rechten und Pflichten wurde. Dies ist nach meiner Einschätzung bei allen Diskussionen überhaupt die schwierigste Phase: der Übergang vom Studenten der Medizin zum Arzt; von einem Tag auf den anderen darf er plötzlich etwas, was er vorher nicht durfte, mit erheblichen Folgen im Zweifelsfall; und wenn er nicht mit einer enormen Selbstkritik ausgestattet ist, dann ist die Gefahr des Unfugs sehr groß.

Der oben erwähnte Papierstapel wurde dem Gesundheitsministerium zur Verfügung gestellt. Nach dem Staatssekretärswechsel von Hans Georg Wolters zu Georges Fülgraff, der bis dahin Präsident des Bundesgesundheitsamtes war, hat das Ministerium aus dem Kommissionspapier ein Positionspapier des Ministeriums erarbeitet. Dieses Positionspapier, ein Vorstadium eines Gesetzentwurfs, enthielt die Punkte, die das Ministerium aus den gesamten Empfehlungen der Kommission herausgefiltert hatte.

An dieser Stelle muß ich noch einmal auf die beiden Alternativen, Ausbildungslösung oder Pflichtweiterbildung, also die Frage des Mangels an praktischer Tätigkeit kommen.

Seit 1978/79 wurde von verschiedenen Gruppierungen vehement gefordert, daß alle Ärzte, ohne daß man dabei an die oben genannten Rechtsgrundlagen dachte, das, was wir heute Weiterbildung nennen, absolvieren *müssen,* bevor sie eine endgültige Berufserlaubnis bekommen. Das war die politische Alternative zu der Vorstellung, die Medizinalassistentenzeit oder aber die alte Pflichtassistentenzeit, die zwischen 1939 und 1953 gegolten hatte, mit einem der heutigen Zeit angepaßten Rechtsstatus wieder einzuführen. Diese politische Auseinandersetzung entwickelte sich immer mehr zugunsten der sog. Ausbildungslösung, also dem, was später AiP („Arzt im Praktikum") wurde, je mehr die Teilnehmer der „Konzertierten Aktion" begriffen, daß mit der Verpflichtung eines jeden Arztes zu einer weiteren Bildung, die wir heute als Weiterbildung bezeichnen, eine andere Zuordnung der Weiterbildung stattfinden würde, daß Weiterbildung dann nämlich Ausbildungsrecht würde und damit Bundesrecht bzw. Approbationsrecht. Das hätte dann auch bedeutet – und würde es auch künftig bedeuten, falls es so käme –, daß die Approbationsordnung keine einheitliche Approbationsordnung für Ärzte mehr wäre. Es gäbe dann vielmehr gemäß der heutigen Weiterbildungsordnung eine Approbationsordnung für Gynäkologen, für Allgemeinärzte usw. Das ging zu diesem Zeitpunkt den politisch Verantwortlichen zu weit. Eine solche Lösung wurde aber auch von denen bekämpft, die gegen eine Verpflichtung zur Weiterbildung waren. Die Zahl derjenigen, die mit sicher sehr guten inhaltlichen Gründen meinten, man solle so etwas doch machen, war vergleichsweise klein; sie wurden überstimmt.

Die Abstimmung ist zugunsten der Ausbildungslösung nach dem bisherigen Recht und gegen die „Pflichtweiterbildungs"lösung ausgegangen – übrigens eine völlig falsche Bezeichnung; es müßte wegen der angedeuteten Folgen „Pflichtausbildungs"-lösung heißen. Letztlich sollte de facto die Medizinalassistentenzeit wieder eingeführt werden, aber mit einem neuen Rechtsstatus, nach dem der Absolvent des Medizinstudiums nach dem praktischen Jahr bereits Arzt ist. Und daran gibt es gar keinen Zweifel – der Arzt im Praktikum ist Arzt mit allen Rechten und Pflichten. Ich empfehle Ihnen dazu die Berufsfeldbeschreibung des nordrhein-westfälischen Ministeriums für Arbeit, Gesundheit und Soziales in Düsseldorf, in der klar festgelegt ist, daß es sich hier um einen Arzt handelt, dessen – wenn man es ganz verkürzt sagen will – Pflichten und Rechte sich daraus ergeben, wieviel er sich zutraut und wieviel andere ihm überlassen. Er ist also nichts anderes als der Berufsanfänger, den wir heute auch haben. Wenn Sie höchstrichterliche Urteile aus Karlsruhe darüber lesen, was man Berufsanfängern überantworten darf, sind eigentlich diese Beschreibungen identisch, insbesondere wenn es sich um sehr gefährliche oder gefahrenträchtige Tätigkeiten handelt wie z. B. die Anästhesie. Das bedeutet, daß wir durch die Einführung des AiP, der ja erst ab Oktober 1988 tatsächlich auftreten wird, rein rechtlich bis heute eine Beibehaltung des Wertes der Approbation im überkommenen Sinne haben. Ärzte, die nach der Absolvierung dieser Phase als AiP alle Rechte und Pflichten eines Arztes haben, dürfen also die Heilkunde am Menschen umfassend ausüben. Das ist der Ist-Zustand, und so ist bisher die Diskussion verlaufen, trotz aller natürlich sowohl aus der Bevölkerung als auch aus Ärztekreisen selber kommenden Bedenken, ob denn diese Entwicklung dem heutigen Stand der Medizin noch entspricht. Aber das ist Thema der hier jetzt ablaufenden Veranstaltung. Darauf darf ich dann noch einmal aus der Sicht der Bundesärztekammer eingehen.

Ein wichtiger Punkt noch zum Schluß. Die politischen Vorgaben für die Arbeit der Kleinen Kommission waren so eng gefaßt, daß viel mehr bei dieser Arbeit eigentlich nicht herauskommen konnte.

1. Vorgabe: Es durfte nichts unternommen werden, was an den Zulassungszahlen etwas änderte. Vorschläge, etwa Zulassungsbeschränkungen oder eine drastische Rückführung der Zulassungszahlen vorzunehmen, um die Situation an den Hochschulen zu verändern, waren nicht zugelassen. Das ist damals eine politische Entscheidung der Bundesregierung gewesen.

2. Vorgabe: Es durfte nichts unternommen werden, was ggf. die Ausweitung der vorhandenen Kapazitäten bedeutet hätte. Also waren alle Ideen wie etwa die Einbeziehung außeruniversitärer Krankenhäuser in die Ausbildung, auch wenn dort noch so hochkarätige Hochschullehrer tätig waren, nicht zugelassen.

3. (politische) Vorgabe: Es durfte keine grundlegende Reform der Ausbildung sein. Es durfte nur eine Reparatur der Approbationsordnung sein, und zwar der Mängel, die sich bei der Erprobungsphase – wenn man so sagen will – seit der Einführung 1970 gezeigt hatten. Auch diese Erprobungsphase der Approbationsordnung galt übrigens als noch nicht abgeschlossen; man meinte vielmehr, die Ordnung selber sei gut, lediglich ihr Vollzug sei nicht gut. Ich glaube, daß diese Auffassung sowohl beim Gesetzgeber als auch in den Regierungen, zumindest in der Bundesregierung, aber auch in vielen Landesregierungen und auch in den Administrationen, heute noch vorherrscht. Diese Auffassung besagt: Wenn die Verhältnisse an den Universitäten besser wären, wenn also die Zahlenverhältnisse, die Massenverhältnisse günstiger wären, könnte man mit der heutigen Approbationsordnung, so wie sie sich jetzt nach der 5. Novelle ergeben hat, eine gute Medizinerausbildung betreiben.

Nun gibt es ja auch die Auffassung – und diese ist hier auch schon geäußert worden –, auf die Approbationsordnung komme es überhaupt nicht an, es komme vielmehr darauf an, wie sich Ausbilder und Auszubildende – wenn ich so sagen darf – miteinander verhalten und schicken. Wie ich im Juni dieses Jahres auf einer Reise in Boston gehört habe, versucht man dort mittlerweile modellhaft eine Ausbildung ohne irgendwelche Curricula. Ein Student wird dort einem Arzt zugeordnet und geht mit diesem Arzt, so wie das in der Zeit des Hippokrates oder später auch im Mittelalter der Fall gewesen ist, bis er einigermaßen fit ist und ihn sein Lehrer für einen geeigneten und herangewachsenen Schüler hält, der jetzt auf eigene Beine gestellt werden kann. Und dann geht er zum nächsten Lehrer, bis er alles gelernt hat, was notwendig ist.

Theoretischer Unterricht und Laborkurse und was es alles sonst im Medizinstudium gibt, entfallen. Das wird in Boston z. Z. mit etwa 40 Studenten erprobt. Falls das Erfolg haben sollte, würde bis zu einer eventuellen Übertragung auf die Bundesrepublik Deutschland mit absoluter Sicherheit das Jahr 2000 weit überschritten werden. Denn wenn Sie überlegen, daß die Einführung des AiP, also nur eine Reparatur, keine grundlegende Reform, von der Feststellung des Mangels im Jahre 1978 bis 1988 dauert, dann würde eine solche Novität mit Sicherheit von 1988 bis weit in das 20. Jahrhundert dauern. Und deswegen war es vielleicht ganz nützlich, noch einmal ins Gedächtnis zurückzurufen, was in den letzten 10 Jahren vorgegangen ist.

Der Paradigmenwechsel in der Medizin und die ärztliche Ausbildung*

H. G. PAULI

Es kann hier nicht darum gehen, den Paradigmenbegriff auszuleuchten. Es sei lediglich einleitend präzisiert, daß unter Paradigmenwechsel eine Situation zu verstehen ist, in der grundsätzlich veränderte Voraussetzungen für die Medizin vorliegen. Extrapolationen bisheriger Entwicklungen verlieren dann ihren Sinn, und es muß in vieler Hinsicht ein Neubeginn angestrebt werden. An den Anfang sei die Hypothese gestellt, daß dies in der heutigen Situation der Fall ist und daß die ärztliche Ausbildung davon ganz speziell betroffen sein müßte, da ihr Annahmen für eine denkbare Zukunft zugrundeliegen.

Im Jahre 1947 – vor 40 Jahren – hat Viktor von Weizsäcker hier in Bad Boll zum Thema „Grundfragen medizinischer Anthropologie" folgendes gesagt:

„Mir kommt vor, als träten wir in eine neue Landschaft, die nicht eine historische Konsequenz der vorhergehenden ist, also sich nicht als geschichtlicher Fortschritt zu beweisen, sich daher auch nicht vor Rückschrittssorgen zu fürchten braucht." Weiter heißt es: „Wenn ich im folgenden besonders vom Mißerfolge der neuen Medizin spreche, so hoffentlich darum, weil wir uns vor ihm nicht zu fürchten brauchen. Die neue Landschaft wird ihre Wirkung in jedem Falle tun" (von Weizsäcker 1950).

Mir scheint, von Weizsäcker hat damit die Situation des Paradigmenwechsels in der Medizin im angedeuteten Sinn und die damit verbundene Faszination beschrieben, 15 Jahre bevor Thomas Kuhn (1962/1977) den Begriff Paradigmenwechsel geschaffen hat. Viktor von Weizsäcker war also optimistisch bezüglich der damaligen Zukunftsperspektiven. Andererseits war er pessimistisch bezüglich der damaligen Vorgeschichte. Im gleichen Bad-Boll-Vortrag sagt er später:

Der Versuch, die Medizin in eine anthropologische umzuwandeln [damit hat er den Paradigmenwechsel damals umschrieben], ist heute als bisher in vielen wesentlichen Punkten mißlungen zu erkennen.

40 Jahre später läßt sich am gleichen Ort feststellen, daß von Weizsäcker damals praktisch alle Aspekte dieses Paradigmenwechsels, mit dem wir uns auch heute zu befassen haben, beschrieben oder vorausgeahnt hat. Die Umsetzung der damaligen Erkenntnisse und ihrer seitherigen Bestätigungen kann erneut als „in den wesentlichen Punkten mißlungen" bezeichnet werden.

Die folgenden Äußerungen gleichen in vielem denen von Viktor von Weizsäcker: Es würde aber von ahistorischer Halsstarrigkeit zeugen, wenn dies mit der gleichen

---

* Mit ärztlicher Ausbildung ist in diesem Artikel die Gesamtheit des universitären Basisstudiums, der anschließenden Weiterbildung und der lebenslangen Fortbildung des Arztes gemeint.

Zuversicht verbunden würde, die damals von Weizsäcker ausgeströmt hat. Im Vordergrund steht vielmehr das Bewußtsein der Krise, der im Vergleich zu damals zusätzlichen Krise, in welche die Medizin geraten ist, durch weitere 40 Jahre Nichtbeachtung des evidenten Wandels ihrer paradigmatischen Voraussetzungen. Die wesentlichen Aspekte betreffen dabei das Panorama von Gesundheit und Krankheit, die Rollen „Patient" und „Arzt", die Wissenschaft, das Versorgungssystem. Als Bilanz aus einer fehlenden oder zumindest ungenügenden Re-Aktion des Ausbildungssystems auf den Wandel in diesen 4 Bereichen ergeben sich Defizite ärztlicher Handlungskompetenzen sowie – falls wir uns von der Resignation nicht überwältigen lassen – Anhaltspunkte für eine Zukunftsorientierung der ärztlichen Ausbildung.

Das Panorama von Gesundheit und Krankheit

Bis ins vergangene Jahrhundert hinein litten die Menschen in unseren Gegenden, ebenso wie ihre Vorfahren während Jahrtausenden, vor allem an einem Mangel an Lebensgütern. Im Vordergrund standen Hunger und andere Folgen einer mangelhaften Ernährung sowie durch ein Näherrücken der wachsenden Bevölkerung geförderte ansteckende Krankheiten. Mangelernährung und Infektionskrankheiten bildeten dabei einen sich gegenseitig verstärkenden Teufelskreis (McKeown 1982).

Der für die Menschheit erst- und einmalige spektakuläre Wandel dieser Situation in industrialisierten Ländern läßt sich wohl am ehesten ermessen, wenn wir unsere heutige Situation mit derjenigen in bevölkerungsreichen Entwicklungsländern vergleichen. Die Menschen dort sind in ihrer Gesundheit durch vergleichbare Umstände bedroht wie unsere Vorfahren sowie zusätzlich durch Risiken, die aus der „ersten Welt" dorthin exportiert worden sind (Trowell u. Burkitt 1981).

Für uns sind ansteckende Krankheiten auf der Liste der Gesundheitsbedrohungen weit nach unten gerückt (das gilt selbst unter Berücksichtigung „neuer" Infektionskrankheiten wie Aids). Im Vordergrund stehen die gesundheits- und lebensbedrohenden Risiken unserer heutigen Lebensweise (Über- und Fehlernährung, Verschmutzung von Wasser, Luft und Boden, Verkehr und Bewegungsmangel, Streß und Aggression, Krieg und Süchte). Sie manifestieren sich in Phänomenen der „Abnutzung" (vor allem der Herz-Kreislauf- und Bewegungsorgane), der psychischen Fehlfunktion sowie der Neubildungen (Krebse u.a.), die im Laufe einer Lebensspanne von verdoppelter Dauer auftreten. Zusammenfassend läßt sich feststellen, daß wir uns den für die Geschichte der Menschheit einmaligen drastischen Veränderungen unserer physischen, psychischen und sozialen Lebensumstände in gesundheitlicher Hinsicht nicht angepaßt haben (McKeown 1982).

Rollen: „Patient" und „Arzt"

Der Arzt weiß alles, der Patient (der „Leidende") weiß nichts. Der Arzt handelt, der Patient (der „Erduldende") läßt sich be-handeln; so ungefähr stellte man sich den Vorgang der ärztlichen „Heilung" vor. Dies galt im vergangenen Jahrhundert, als Ärzte – abgesehen von einigen chirurgischen Eingriffen – im wesentlichen nur *beistehen*, nur *lindern* konnten. Dies galt auch in der 1. Hälfte dieses Jahrhunderts, als rund 100 Jahre stürmischer Entwicklung der Naturwissenschaften die ersten eigentlichen „Heilmittel" (u. a. das Insulin, die Antibiotika) hervorgebracht hatten.

Der Begriff „Patient" paßt aber nicht mehr so recht in unsere Zeit. Die ebenfalls gelegentlich verwendeten, ärztlichen Idealen zuwiderlaufenden Begriffe „Klient" oder „Konsument" deuten eine Rollenveränderung an. Leidende, Duldende, auf ärztliche Barmherzigkeit Angewiesene sind zu Kunden geworden, die Anspruch auf eine von ihnen bzw. der Gesellschaft teuer bezahlte ärztliche „Leistung" erheben. Man kann es auch so sehen: Passive Empfänger ärztlicher Verordnungen, hierarchisch Untergeordnete, „Objekte" sind zu Partnern in einem Beratungsprozeß geworden, zu dem sie eigene Kenntnisse, Erfahrungen und Absichten beitragen. Sie erwarten nicht Verordnung, sondern Information und Kommunikation. Dies gilt für die überwältigende Mehrzahl von Kontakten zwischen Ärzten und Kranken, bei denen diese nicht hilflos, im Extremfall bewußtlos auf die uneingeschränkte ärztliche Initiative und Autorität angewiesen sind. Daran ändert auch eine nostalgische Einstellung einzelner Kranker und Ärzte nichts, die in dieser letzteren Situation *die* Medizin schlechthin sehen möchten.

Wissenschaft

Unter den Gesundheitsberufen ist der ärztliche derjenige, der am meisten Anspruch und Verpflichtung hat, wissenschaftliche Erkenntnisse als Instrument seines Handelns einzusetzen. Ärzte haben diese Wissenschaft entsprechend einer radikal veränderten Situation (s. oben „Rollen ..." und „Das Panorama ...") zu planen, zu betreiben und zu nutzen. Abgesehen von diesen spezifisch medizinischen Aspekten sind sie von der allgemeinen Wende und Krise der heutigen Wissenschaft betroffen.

Die Naturwissenschaften sind und bleiben Basis einer modernen westlichen Medizin. Sie haben dieser Medizin zu einem noch nie dagewesenen Ausmaß an Machbarkeit verholfen. Dennoch ist ihre Rolle problematisch geworden. Im vergangenen Jahrhundert gab es Naturwissenschaftler – und auch erfolgreiche Ärzte waren dies; heute gibt es Festkörperphysiker, Molekularbiologen, Geochemiker, Ethologen u. a. m. Auch unter den Medizinern gibt es – und braucht es – in gleicher Weise spezialisierte Fachleute. Darum geht es hier nicht, sondern vielmehr um die Frage, was für Naturwissenschaftler Ärzte mit hauptsächlicher Verantwortung gegenüber Individuen und Gesellschaft denn sein sollen. Es müßte eine speziell für ärztliches Handeln relevante Naturwissenschaft vermittelt werden. Die gewaltige Zunahme der Kenntnisse in den naturwissenschaftlichen Fachbereichen läßt sich nicht länger durch eine entsprechend beschleunigte Vermittlung wissenschaftlicher Fakten „auffangen". Das daraus resultierende enzyklopädische Wissen, wie es heute in ärztlichen Prüfungen (vor allem der propädeutischen Phase) abverlangt wird, muß zum großen Teil für den ärztlichen Beruf als geradezu kontraproduktiv bezeichnet werden: Das übermäßige Memorieren von Fakten behindert den Erwerb der Fähigkeit wissenschaftlichen Denkens. Aber nicht diese zwar bedrängenden quantitativen Überlegungen stehen hier im Vordergrund, sondern ein Versagen auf einer qualitativen Ebene. Es geht um die Tatsache, daß eine neue Biologie ebenso wie eine neue Physik bislang keinen nennenswerten Eingang in die ärztliche Ausbildung gefunden haben.

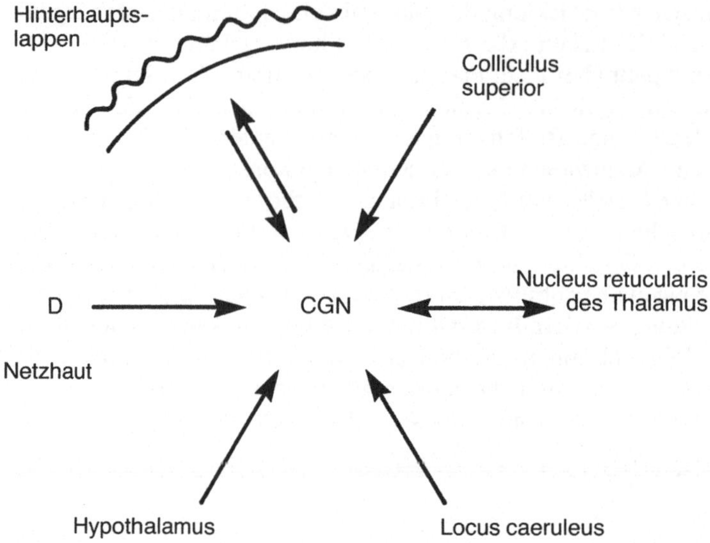

Abb. 1. Schematische Darstellung der für die visuelle Wahrnehmung bedeutsamen neuralen Hirn-
bahnen (*CGN* Corpus geniculatum laterale). (Aus Maturana u. Varela 1987)

Ein kleines Element aus einer solchen neuen Biologie soll hier zur Konkretisierung
dienen. Daraus wird hervorgehen, daß diese Biologie nicht neu ist aufgrund von
neuentdeckten Phänomenen, sondern neu aufgrund von neuen Sichtweisen. Das
Element ist dem Werk der Biologen Humberto Maturana und Francisco Varela
(1987) entnommen. Es geht um die Umstände der visuellen Wahrnehmung.

Das Diagramm der Abb. 1 stellt nichts dar, was den traditionellen Physiologen und
Morphologen nicht längst bekannt ist: ein sensorisches Organ – die Netzhaut –, das
seine optischen Impulse an eine Schaltstelle im Gehirn im seitlichen Kniehöcker
(Corpus geniculatum laterale) und von dort an die Bewußtseinsebene im Hinterhauptslappen weiterleitet. Soviel hat der Autor vor über 40 Jahren fürs Anatomikum
erbüffelt. Auch die Tatsache, daß diese Schaltstelle mit allerlei anderen obskuren
Strukturen im Gehirn in Verbindung steht, mußte damals zur Kenntnis genommen
werden und wurde auch gleich wieder vergessen; es war für den späteren Beruf völlig
bedeutungslos: Diese Strukturen dienten – und dienen noch heute – ausschließlich
der Verschärfung der Examenszensuren. Denn die Interpretation der visuellen
Wahrnehmung war – und ist – repräsentationistisch: Die fotographische Filmebene
Netzhaut sendet das empfangene Bild in den Sehbereich im Hinterhauptslappen,
wo die visuelle Umwelt wirklichkeitsgetreu/objektiv abgebildet wird. Wird dieses
Gebilde mittels einer anderen, zweiten Sichtweise betrachtet, so läßt sich feststellen,
daß nur ein geringer Anteil der Impulse, die zu dieser Schaltstelle und von dort zum
Hinterhauptslappen gelangen, aus der sensorischen Ebene der Netzhaut
stammt; die übrigen, vom Perzeptionsbereich unabhängigen Strukturen sind für den
größten Teil der Impulse verantwortlich, und die Bewußtseinsebene ist nicht nur
Empfänger, sondern auch Ursprung von neuraler Aktivität. Sehen ist damit als

ein im wesentlichen interner Prozeß zu interpretieren, der unter anderem durch visuelle Reize beeinflußt wird. Maturana und Varela sprechen dabei von einer Perturbation. Das Ganze ist somit weit entfernt vom mechanistischen und linearen Modell der Fotografie und deren elektronischer Weiterleitung. Die Subjektivität und Individualität des Sehvorgangs ist damit deutlich geworden. So haben ihn Perzeptionspsychologen schon lange dargestellt. Sie wurden von der Mehrheit der linear denkenden und sich als „exakt" bezeichnenden Biologen kaum zur Kenntnis genommen.

Diese alternative Sicht der visuellen Wahrnehmung steht für analoge Sichten auf eine potentiell unbegrenzte Anzahl biologischer Phänomene. Diese alternative Sicht ist gleichzeitig ein Zugang – von vielen möglichen – zu einem Denkstil, der sich weit über den Bereich einer neuen Biologie hinaus auswirkt. Es geht um grundlegende Eigenschaften unbelebter und belebter Systeme wie den Phänomenen der dissipativen Strukturen, der Selbstorganisation bzw. Autopoiese und der Evolution, um systemische erkenntnis- bzw. wissenschaftstheoretische Ansätze, insbesondere den Subjekt-Objekt-Begriff betreffend, um den Leib-Seele-Dualismus, um Lerntheorien und schließlich um die Jahrtausende alte philosophische Kontroverse um Wirklichkeit und Wahrheit.

Im Zusammenhang mit der ärztlichen Ausbildung erscheinen derartige Ansätze als besonders bedeutungsvoll, da sich daraus vermehrt Bezugspunkte zwischen den Naturwissenschaften einerseits und den Verhaltens-, Sozial- und Geisteswissenschaften andererseits ergeben. Neben den klinischen Erfahrungen im psychosomatischen, soziosomatischen und psychoanalytischen Kontext schaffen somit primär biologische Konzepte und Modelle zunehmend Verbindungen zwischen Seele und Leib, den bisher weitgehend dichotomisierten Bereichen des ärztlichen Handelns (Jantsch 1979; Pauli 1983; Uexküll u. Pauli 1986; Maturana u. Varela 1987). Aus einer derartig interdisziplinären bzw. systemischen Sicht des menschlichen Organismus und seiner Umgebung haben sich bereits neue Möglichkeiten wissenschaftlichen Denkens und ärztlichen Lernens ergeben. Dazu gehört beispielsweise das salutogenetische Modell von Aaron Antonovsky (1979, 1987), das dieser dem traditionellen pathogenetischen Modell entgegensetzt. Zur Erläuterung mögen exemplarisch zwei Alternativen einer wissenschaftlichen Fragestellung dienen: Angesichts der hohen Korrelation zwischen dem Rauchen und dem Auftreten von Lungenkrebs hat sich eine pathogenetisch orientierte Forschung hauptsächlich mit der Frage nach den Faktoren befaßt, die beim starken Raucher zum Auftreten eines Lungenkrebses führen. Die entsprechende salutogenetische Fragestellung ginge den Gesundheitsressourcen nach, die dafür verantwortlich sind, daß bei einer Mehrzahl von schweren Rauchern *kein* Lungenkrebs auftritt.

Die Entwicklung einer mit spezifischen Schäden, Risiken und Krankheiten befaßten Forschung und Lehre (1. Alternative im obigen Beispiel) bleibt weiterhin unbestritten. Sie müßte jedoch vermehrt ergänzt werden durch Fragestellungen, die sich mit dem dynamischen System Gesundheit und Gesunderhaltung (2. Alternative) befassen.

Diese gedrängte Durchsicht neuerer wissenschaftstheoretischer Entwicklungen läßt sich in einer These (1) und einer Hypothese (2) zusammenfassen:

1. Die anerkannten ärztlichen Grundlagenwissenschaften dienten und dienen fast ausschließlich der Entwicklung einer kurativen Medizin.

2. Eine mehr erhaltende bzw. präventive Medizin ist in ihrer Effizienz und Effektivität so zweifelhaft geblieben, weil die Grundlagen dazu noch nicht etabliert bzw. noch nicht wahrgenommen worden sind. Sie liegen vermutlich im Bereich neuerer biopsychosozialer systemischer Konzepte.

Ärztliches Versorgungssystem

Die Unterschiede zwischen einer stationären (in Krankenhäusern) und einer ambulanten (durch praktizierende Ärzte) Versorgung haben sich während einer Epoche der Technologieentwicklung und Fachspezialisierung akzentuiert. Die medizinischen Prinzipien auf der Basis eines fachspezifischen monokausal-pathogenetischen Konzeptes lassen sich im stationären Bereich noch eher anwenden als im ambulanten. Kranke sind beispielsweise dort vorwiegend „liegend und hilflos", hier meistens „aufrecht und autonom" (Pauli 1981), hier auf spezifische, kurzfristige und krankheitsorientierte Maßnahmen angewiesen, dort auf eine mehr allgemeine als fachliche sowie gesundheitsorientierte Unterstützung und Beratung. Die im vorangehenden Abschnitt skizzierten systemischen Wissenschafts- und Denkansätze bedürfen demnach vor allem im zweiten, ambulanten Bereich einer Umsetzung; oder anders ausgedrückt: deren Umsetzung ist mindestens im kontinentaleuropäischen Raum durch die mangelnde Institutionalisierung von Lehre und Forschung im ambulanten Bereich behindert (Pauli 1986). Die ärztliche Versorgung findet zum allergrößten Anteil in diesem Bereich statt, Lehre und Forschung aber vor allem im stationären Bereich.

Bilanz: Defizite ärztlicher Handlungskompetenz

Erhebungen bei Patienten ergeben, daß naturwissenschaftlich-technische Kompetenz bei Ärzten zwar erwünscht und auch gefunden, ihre Fähigkeit zu kommunizieren und zu informieren aber vielfach vermißt wird (Cartwright 1967; Cartwright u. Anderson 1979). Ansprüche an eine psychosoziale Forschung im ärztlichen Bereich bleiben wiederum vor allem in Kontinentaleuropa weitgehend unerfüllt, während die natur- und fachwissenschaftliche sowie die technologische Entwicklung gewaltig weiterschreitet. Stellt das Postulat eines Ausgleichs in dieser Beziehung eine Überforderung des ärztlichen Berufsstandes dar? Vielleicht, denn Ärzte wie Angehörige anderer Berufsgruppen handeln auf der Basis ihres Werdegangs. Universitäre Ausbildung, Weiterbildung nach dem Diplom und Fortbildung auf privater Initiative stellen den strukturell und institutionell verhärteten Anteil dieses Werdegangs dar. Dieser Werdegang spielt zweifellos eine zentrale Rolle beim Zustandekommen der oben geschilderten Mißverhältnisse zwischen den hauptsächlichen wissenschaftlichen Instrumenten ärztlichen Handelns. Die Überlastung der universitären Studienprogramme mit naturwissenschaftlichem Faktenwissen wirkt in zweifacher Weise sozialisierend und damit im Sinne einer Erhaltung der heutigen Zustände; sie bestimmt sowohl die Inhalte wie die Art – das Was und das Wie – wissenschaftlicher ärztlicher Kompetenz. Studierende können sich nur mittels beträchtlicher persönlicher Initiative einen genügenden Zugang sowohl zu den Sozial- und Verhaltenswissenschaften als auch zu interdisziplinären und systemischen Sichtweisen verschaffen. Dem steht bereits in quantitativer Hinsicht die Belastung durch den geforderten Fächerkanon entgegen. Diese Behinderung wird noch verstärkt durch die kompetitive Stimmung, die mancherorts vor dem Hintergrund tatsächlicher und vermeintlicher Bedrohung durch Prüfungsmißerfolg und angesichts einer erschwerten beruflichen Laufbahn entsteht. Dieser Zwang hat zur Folge, daß die Wissenschaft so *gesehen* und schließlich auch so *gedacht* wird, wie dies die bestehenden Institutionen vorschreiben. In der endgültigen beruflichen Position sind schließlich die während Jahrzehnten in den Institutionen gewonnenen Seh- und Denkweisen ausschließlich für diejenigen hilfreich, die von ebendiesen Institutionen profitieren und diese konsequenterweise zu erhalten trachten. Die praktizierenden Direktverantwortlichen für die Gesundheitsversorgung außerhalb der Institutionen andererseits sind nach soviel formellem Bildungs- und Ausbildungsaufwand ihren eigenen autodidaktischen Initiativen überlassen (Wick 1984). Diese Initiativen vermögen in den meisten Fällen die bis zu diesem Zeitpunkt stattgefundene Sozialisation kaum noch zu kompensieren.

Aus diesen Überlegungen ergeben sich einige Folgerungen für eine

Zukunftsorientierung der ärztlichen Ausbildung

– Die sich dauernd beschleunigende Veränderung im Gesundheits- und Krankheitspanorama sowie im physischen und sozialen Umfeld, die ebenso beschleunigte Entwicklung und Vermehrung ärztlicher wissenschaftlicher Erkenntnisse machen ein lebenslanges Lernen des Arztes vom Studienbeginn bis zum Ende seiner beruflichen Tätigkeit unabdingbar. Eine neue Generation von Ärzten wird dabei auf eine heute fehlende Integration und Koordination von Aus-, Weiter- und Fortbildung angewiesen sein (Abb. 2, aus Pauli 1987).
– Die Lehre muß zu einem viel größeren Anteil als heute aus dem stationären in den ambulanten Bereich verlegt werden.

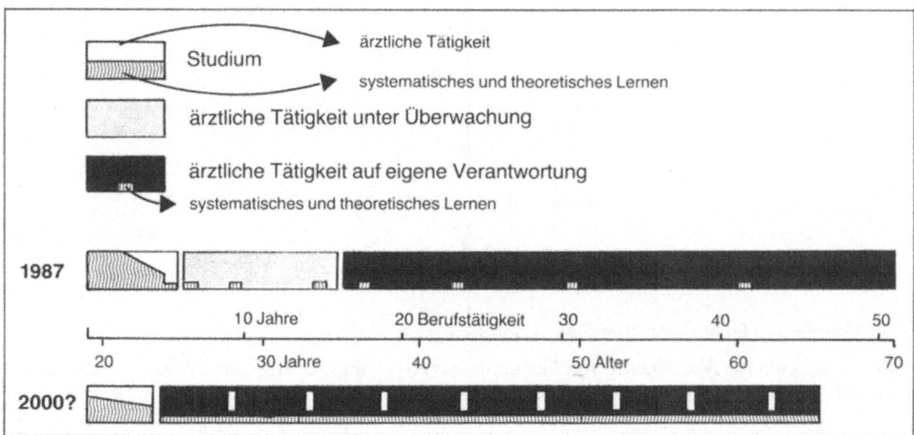

Abb. 2. Heutige und denkbare zukünftige Zeitabfolge in der lebenslangen ärztlichen Ausbildung. (Aus Pauli 1987)

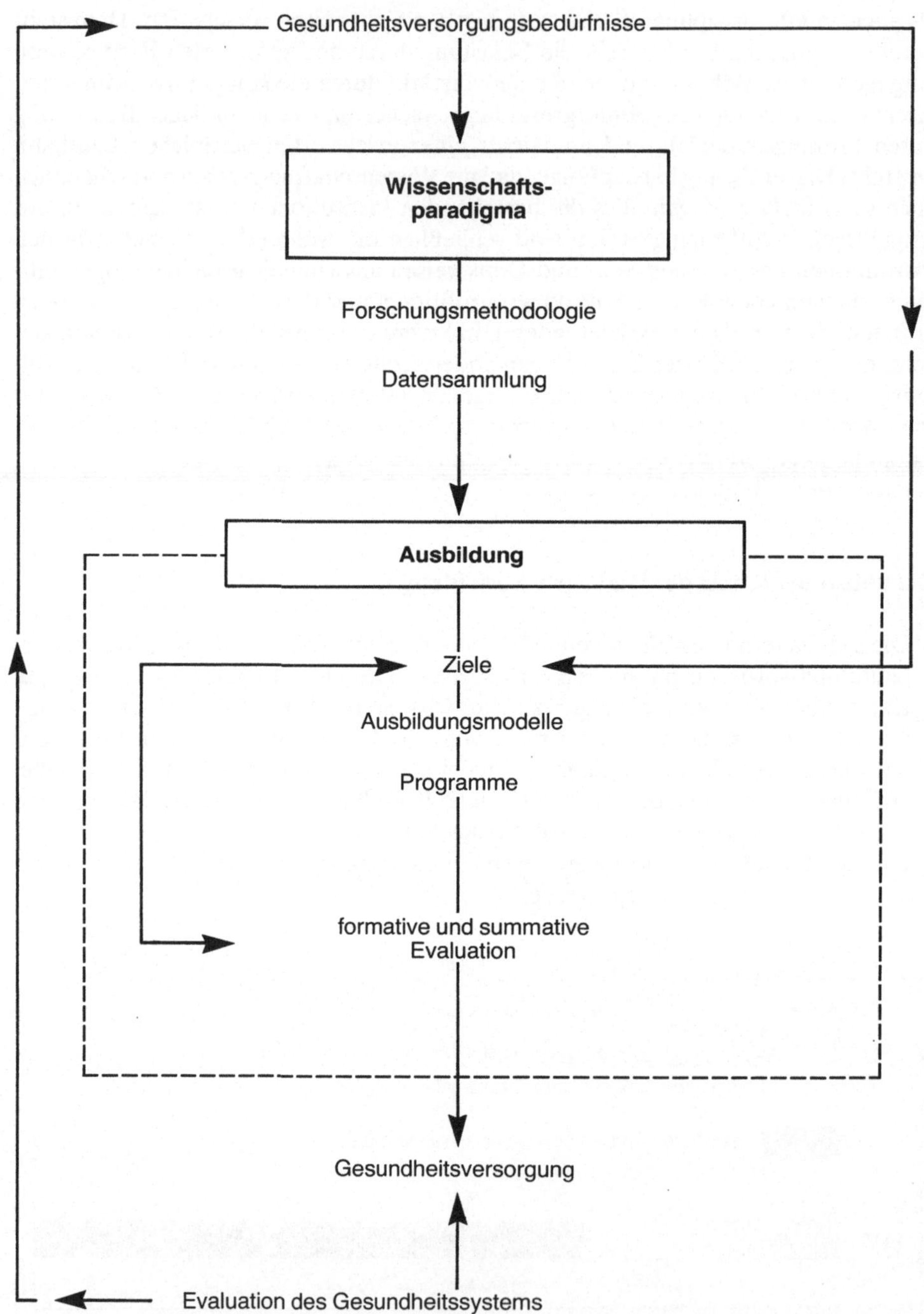

Abb. 3. Schema der Vernetzung von Gesundheitsversorgungsbedürfnissen, Wissenschaftsparadigmen und Ausbildungsplanung. (Nach Lazarus 1985)

- Eine exzessive Vermittlung von Faktenwissen muß sukzessive von einer Vermittlung von Fähigkeiten der Beschaffung und des Umgangs mit Wissen und einer zunehmenden interdisziplinären Verknüpfung von Fachwissen abgelöst werden. Es wird vermehrt darum gehen, ärztliche Probleme lösen zu lernen, und weniger darum, Problemlösungen zu lernen. Die fachliche, sprachliche und konzeptionelle Trennung von Körper, Seele und Gemeinschaft muß auch auf der wissenschaftlichen Ebene und damit in der Lehre überbrückt werden.
- Konsequenterweise hat sich die Evaluation ärztlicher Handlungskompetenz – mit anderen Worten die Qualitätskontrolle der ärztlichen Versorgung – auf die damit angedeuteten Handlungskompetenzen in Wissenschaft und Praxis zu beziehen und muß über die heute dominierende einfache Wissenskontrolle hinausgehen.
- Die Inhalte der ärztlichen Lehre haben sich auf die gesundheitsrelevanten Aspekte des individuellen Verhaltens und der Gesellschaft, auf das Gesundheitswesen mit seinen ökonomischen und ethischen Aspekten zu erstrecken. Die bisherige Erfahrung hat gezeigt, daß sich solche Inhalte nicht mittels Frontalunterricht vermitteln lassen. Die heutigen Ansätze zu einem Lernen durch aktive Beteiligung der Studierenden in beruflichen oder berufsähnlichen Situationen ab Studienbeginn sind auszubauen.
- Eine systemische Sicht von Gesundheit und ihren Störungen muß in der ärztlichen Ausbildung dazu dienen, die u. a. auf der Ideologie monokausaler Einwirkung beruhende Dominanz des Arztes (Freidson 1975) abzubauen. Damit käme der ärztliche Berufsstand den Erwartungen von außen besser entgegen, sowohl von seiten seiner Beratungspartner (Patienten) als auch von seiten der Angehörigen anderer Gesundheitsberufe, auf deren Mitarbeit er angewiesen ist.

Diese Ausführungen haben nicht weitergeführt als dahin, wo üblicherweise die curriculare Knochenarbeit beginnt. In rund 25 Jahren Erfahrung mit solcher Knochenarbeit ist der Autor, in Übereinstimmung mit dem Schema der Abb. 3 von Joe Lazarus (1985) zur Auffassung gelangt, daß die spektakulären Mißerfolge vergangener Ausbildungsreformen im ärztlichen Bereich vor allem auf eine Nichtberücksichtigung paradigmatischer Voraussetzungen zurückzuführen sind. Wenn sich hier neue Ansätze abzeichnen, dürfen wir vielleicht einen Teil der Zukunftshoffnung wiederaufnehmen, die Viktor von Weizsäcker vor 40 Jahren hier in Bad Boll stehengelassen hat.

Literatur

Antonovsky A (1979) Health, stress, and coping. Jossey-Bass, San Francisco CA
Antonovsky A (1987) Unraveling the mystery of health. How people manage stress and stay well. Jossey-Bass, San Francisco CA
Cartwright A (1967) Patients and their doctors. A study of general practice. Routledge & Kegan Paul, London
Cartwright A, Anderson R (1979) Patients and their doctors 1977. Report on some changes in general practice between 1964 and 1977 for the Royal Commission on the National Health Service. J R Coll Gen Practit [Occas Pap] 8
Freidson E (1975) Dominanz der Experten. Zur sozialen Struktur medizinischer Versorgung. Urban & Schwarzenberg, München
Jantsch E (1979) Die Selbstorganisation des Universums. Hauser, München

Kuhn T (1977) Die Entstehung des Neuen. Studien zur Struktur der Wissenschaftsgeschichte, hrsg. von Lorenz Krüger. Suhrkamp, Frankfurt am Main

Lazarus J (1985) Problems in attempts to humanize medicine. South Afr Med J 67: 297–300

Maturana H, Varela F (1987) Der Baum der Erkenntnis. Scherz, Bern

McKeown T (1982) Die Bedeutung der Medizin. Traum, Trugbild oder Nemesis? Suhrkamp, Frankfurt am Main

Pauli HG (1981) Ausbildung für eine Primärmedizin: Realitäten und Modelle. Psychosozial 4/3: 46–65

Pauli HG (1983) Begriffe von Gesundheit und Krankheit als Grundlagen der ärztlichen Versorgung und Ausbildung sowie der medizinischen Wissenschaft und Forschung. Med Mensch Ges 8: 223–233

Pauli HG (1986) Konzepte für eine Forschungsstrategie in der Allgemeinmedizin. MMW 128/24: 438–440

Pauli HG (1987) Evaluation in der Weiterbildung: Erfahrungen, Ziele und Möglichkeiten. Schweiz Ärztez 68/25: 1139–1142

Trowell HC, Burkitt DP (eds) (1981) Western diseases: Their emergence and prevention. Arnold, London

Uexküll T von, Pauli HG (1986) The mind-body problem in medicine. Advances, Advancement of Health 3/4: 158–174

Weizsäcker V von (1950) Diesseits und jenseits der Medizin. Köhler, Stuttgart

Wick A (1984) Kritische Situationen in der Allgemeinpraxis. In: Pauli HG (Hrsg) Beiträge zu einem Seminar über Allgemeinmedizin in Lehre und Forschung, 22.–24.9.1983. Institut für Ausbildungs- und Examensforschung und Fakultäre Instanz für Allgemeinmedizin, Bern

Das „Maastrichter Unterrichtssystem"

J. DRUKKER

Ende der 60er Jahre hat die Reform der ärztlichen Ausbildung, v. a. in den USA und Kanada, zur Gestaltung einer neuen Art von Curriculum geführt. Die Analyse des traditionellen Curriculums, seit dem „Flexner Report" mehrfach mit vergleichbaren Ergebnissen unternommen, hat gezeigt, daß der Unterricht an mehreren Übeln leidet. Kurz zusammengefaßt sind dies u. a.

1. eine große Distanz zwischen Theorie und Praxis, die mit den Veränderungen im Morbiditätsspektrum und im Gesundheitswesen noch immer wächst;
2. ein Unvermögen, auf neue Entwicklungen adäquat einzugehen;
3. das Schwergewicht wurde auf die spezialistische, vielfach somatische Medizin gelegt, während die „normalen" Krankheiten, wie sie in der Praxis täglich vorkommen, vernachlässigt wurden;
4. Entfremdung der Studenten untereinander, in Beziehung zu den Dozenten und zur Gesellschaft.

Mit anderen Worten: Das traditionelle Curriculum schafft höchstens scheinbare Sicherheiten, die mit der Praxis nicht korrelieren, berufstheoretisch fehlerbehaftet sind und deswegen nur teilweise relevant sein können. Mehr und mehr entstand aufgrund dieser wachsenden Unsicherheiten Unzufriedenheit am bestehenden System. Der Ruf nach tiefergreifenden Maßnahmen wurde lauter. In diesem Klima entstand in der McMasters' University Medical School, Hamilton, Kanada ein ganz neuartiges Ausbildungsschema, oft als "non-traditionell" bezeichnet (Barrows u. Tamblyn 1980; Barrows 1984). Natürlich hat dieses Curriculum viele Wurzeln mit anderen, in dieser Nomenklatur traditionellen Curricula gemeinsam.

Nur wenige Jahre danach – bemerkenswert in Anbetracht der Aussage Heinrich Heines, daß in den Niederlanden alle wichtigen Dinge 50 Jahre später eintreten als im Rest der Welt – ist aufgrund einer Entscheidung der Regierung in Den Haag eine neue medizinische Fakultät in Maastricht gestiftet worden. Sie war die 2. in der Welt, die nach dem McMasterschen Beispiel strukturiert worden ist.

In Maastricht sind derzeit 4 Fakultäten. Es gibt eine Wirtschaftsfakultät (Ökonomie) und schon länger eine juristische Fakultät. Die Fakultät für Gesundheitswissenschaften mit 7 Disziplinen ist eine interessante Entwicklung. Diese sind Krankenpflege, Prävention und Gesundheitserziehung, Verwaltung von Einrichtungen des Gesundheitswesens, geistige Gesundheitskunde, biologische Gesundheitskunde mit Umwelt- und Ernährungsaspekten, Toxikologie und Bewegungswissenschaft. Die Fakultät bildet keine Ärzte aus, sondern Doktoranden, die keine persönliche Verantwortlichkeit gegenüber Patienten haben, jedoch ein wesentliches Komplement zur ärztlichen Kompetenz zu bieten haben. Inzwischen gibt es mehrere medizinische Fakultäten in aller Welt, z. B. Beer Sheva, Newcastle (Australien), Rio de Janeiro, Suez, die ähnlich arbeiten. Die Mehrheit ist in einem internationalen "Network" vereinigt.

Die Prinzipien, nach denen wir arbeiten, sind in den Merkmalen des „prädoktoralen" Curriculums festgehalten (Tafel 1), welches 4 Jahre dauert und dem eine 2jährige Periode folgt, in der Studenten hauptsächlich noch praktische Erfahrung ausbauen, nicht nur im akademischen Krankenhaus, sondern auch in kleineren Spitälern, in der Allgemeinpraxis und in regionalen Instituten für ambulante Psychiatrie.

Prinzipien

Das Programm gründet sich auf:
- Integration von Theorie und Praxis, somatischen und psychosozialen Aspekten, präklinischen und klinischen Disziplinen,
- problemorientiertes Lernen,
- lehrerunabhängiges selbständiges Studieren,
- kleine Gruppen,
- ein Curriculum, das in Blöcke aufgeteilt ist und sich an Problemen orientiert (nicht an Systemen),
- Gebrauch von blockspezifischen Leitfäden,
- Entwicklung von Fertigkeiten ("skills"),
- Entwicklung von Einstellungen,
- formative Evaluierung.

Als wichtiger integrativer Aspekt gilt ein früher Kontakt mit der Praxis des Gesundheitswesens.

Frühe Kontakte mit der Praxis des Gesundheitswesens

- fördern die Motivation,
- unterstützen den theoretischen Rahmen der medizinischen Ausbildung,
- zeigen das Endziel der medizinischen Ausbildung,
- machen mit verschiedenen nichtärztlichen Disziplinen bekannt.

Im Laufe der „prädoktoralen" Jahre übernimmt der Student immer mehr Verantwortlichkeit bis zum 5. Jahr seiner Ausbildung. Während der Famulatur dürfen Studenten relativ selbständig handeln.

Frühe Kontakte mit der Praxis des Gesundheitswesens werden angestrebt, weil die Studenten sich in dieser Weise eine Vorstellung machen sollen, was die Theorie bedeutet. Das induziert eine intensive Motivierung. Es zeigt von Anfang an das Endziel der medizinischen Ausbildung, und es macht bekannt mit verschiedenen nichtärztlichen Berufen: mit den Hebammen, Physiotherapeuten, Diätberatern, Ergotherapeuten und Gesundheitswissenschaftlern. Das heißt, daß die Studenten schon im 1. Jahr für einige Wochen eine Allgemeinpraxis beobachten, daß sie in einer Hospitationsphase in einem Krankenhaus sind, ohne natürlich irgendeine Verantwortung zu tragen, daß sie auch in anderen Einrichtungen auf dem Gebiet des Gesundheitssektors observieren können, bei betriebsärztlichen Diensten, Krankenversicherungen, Ambulanzen usw.

Der Lehrstoff in den ersten 4 Jahren wird problemorientiert angeboten:

Problemorientierung

– Integration von Disziplinen,
– Integration von Theorie und Praxis,
– Anregung der Studentenmotivation,
– Verbesserung der medizinischen Praxisbeziehung.

Oftmals wird ein Problem als Fallbericht aus der Praxis angeboten, auch können – aber das kommt weniger vor – rein theoretische Fragen als Aufgabe gegeben werden. Diese können biometrischer, klinischer, psychologischer oder sozialer Art sein. Obwohl es verführerisch sein kann für die Studenten, das Problem zu lösen, ist es nicht das, was eigentlich erwartet wird. Die Fakultät hat die Absicht, Studenten anzuregen, anhand eines Problems in einer bestimmten Zeit, einer speziell dafür entworfenen Strategie folgend, Lernziele zu identifizieren und zu erreichen. Es ist selbstverständlich, daß am Anfang die Ziele weniger umfassend, einfacher gestellt werden als am Studienende. Es wird ausdrücklich nicht gesagt, daß am Anfang nur vorklinische und später klinische Ziele gestellt werden, auch klinische Ziele können eine niedrige Komplexität haben. Im Laufe des Curriculums nimmt der klinische Anteil jedoch keilförmig zu.

Die Probleme werden thematisch zusammengefaßt in sogenannten Blöcken (die in Maastricht 6 Wochen dauern), was zu einer themengerechten Parzellierung des „prädoktoralen" Curriculums führt:

Blöcke

– fördern konzentriertes Lernen,
– fördern konzentriertes Lehren,
– bieten gute Möglichkeiten zur Wiederholung,
– ermöglichen gute Sicht auf das Programm,
– geben Möglichkeit zur baukastenartigen Auswechslung.

Vier Blöcke sind Wahlperioden, die anderen (20) gehören zum Kerncurriculum. Diese Blöcke sind wohl zu unterscheiden von solchen in „traditionellen" Curricula, wo sie meistens systemweise (z.B. neurologisch-psychologisch-anatomische Zusammenhänge im Verdauungstrakt) organisiert sind. Für die Blöcke gibt es spezifische Leitfäden („Blockbücher"). Eine Gruppe von Planern gibt jedem Block den Inhalt. Diese Planer sind erfahrene Dozenten, haben allgemein unterrichtswissenschaftlichen und speziell curriculären Sachverstand sowie entsprechende Fertigkeiten. Das problemorientierte Lehren muß wie alles Lehren gelernt werden.

Im 1. Jahr sind die Blocktitel wie auch die Themen allgemeiner Natur, z.B. Degeneration, Psychosomatik, Neoplasma. Im 2. Jahr ist alles konzentriert auf das normale Funktionieren des Menschen, der menschliche Lebenslauf ist der Leitfaden, und Blockthemen sind z.B. Embryo und Fetus (da sind Genetik, Embryologie, Ethik, Gynäkologie in einem Block zusammengefaßt, und die Studenten studieren Probleme mit Aspekten dieser 4 Disziplinen) oder der Adoleszenz. Im 3. und 4. Jahr stehen Syndrome im Zentrum, z.B. Beschwerden des Thorax, Blutverlust, Kopfschmerzen etc. Es wird versucht, den Inhalt der Blöcke, die Themen der Kasus also, gemäß Inzidenz- und Morbiditätskriterien einzurichten. Das bewirkt, daß „Entscheidungsbäume" schon früh als Element der protokollaren Medizin eingeführt werden.

Diese Blöcke haben sui generis einen multidisziplinären Inhalt. Von den Studenten wird erwartet, daß sie zu einer Integration dieser Disziplinen kommen, und von den Dozenten, daß sie den Studenten dabei behilflich sind. Es ist klar, daß die beschriebene Problemorientierung erhebliche Folgen nach sich zieht. Kursorische Vorlesungsreihen und praktische Kurse sind nicht denkbar, was mit sich bringt, daß die Fakultät das Lernen der Studenten in einer anderen Weise begleiten muß. Die Probleme werden angeschnitten in kleinen Gruppen von Studenten (zirka 8 Personen), die wenigstens 2mal pro Woche zusammenkommen und von einem Tutor begleitet sind. Der Tutor ist kein multidisziplinärer Experte. Er hat 2 Aufgaben: Die eine ist, den Prozeß in der Gruppe zu überwachen und zu begleiten; er hat natürlich seinen sachbezogenen Leitfaden dafür. Die andere Aufgabe besteht darin, spezifische Defizite der Gruppe zu identifizieren und dann die Dozenten zu rekrutieren, um den Studenten weiterzuhelfen.

Studieren in kleinen Gruppen

– übt Gemeinschaftsarbeit,
– beinhaltet Lehren und Lernen mit seinesgleichen,
– stimuliert spezifische Kontakte mit Dozenten,
– reduziert soziale Isolation.

Problemorientierung und studentenzentriertes Lernen anhand von selbständig gefundenen Lernzielen implizieren also ein 3. Merkmal, das dozentenunabhängige Studieren; der Nachdruck liegt also auf Selbständigkeit.

Selbständiges Lernen

– ist studentenzentriert,
– fördert Eigenverantwortlichkeit des Studenten,
– bereitet auf lebenslanges Lernen vor,
– fördert Methoden mehr als Inhalte.

Man geht von der Annahme aus, daß diese aktive Weise von Kenntnisvermehrung auf eine Motivation zu lebenslänglichem Lernen gut vorbereitet.

Ein Curriculum, das weniger auf kursorischem, frontalem Lehren beruht, erfordert mehr und spezifischere Lehrmittel. Man sollte den Studenten die Möglichkeit bieten, sich selbst ihre Lernumgebung zu schaffen. Eine wichtige Aufgabe für den Dozenten ist also der Entwurf neuer oder der Situation angepaßter Mittel: vom Videotape und der Dia-Reihe über computerunterstützte Lernprogramme, Texte, Syllabi bis zu Produkten der modernen Abbildungstechniken (u. a. CT, MRI) und zu Präparaten. Gerade für die anatomische Abteilung ist der Aufbau einer solchen strukturierten Sammlung eine spezielle Aufgabe. Alle Lehrmittel sind in einem Zentrum untergebracht ("learning resources center", auf niederländisch "studielandschap", wörtlich zu übersetzen mit „Studierlandschaft"). Aufbau, Einrichtung und Instandhaltung der Sammlung verlangen viel Originalität, Energie und Ausdauer der Dozenten.

Im bisher Dargestellten lag der Schwerpunkt hauptsächlich auf den kognitiven Aspekten des Curriculums. Als ebenso wichtig aber werden Fertigkeiten, nicht nur handwerkliche, sondern auch psychosoziale angesehen. Fertigkeiten werden im Laufe der „prädoktoralen" Jahre im sogenannten "skills lab" geübt. Für alle Fertigkeiten, die man beim Berufsanfang als „Basisarzt" beherrschen soll, sind Maßstäbe als Standards entworfen worden. Jede Fertigkeit ist in ihren Elementen beschrieben. Eine solche Liste wird als Checkliste gebraucht, der man folgt, wenn man eine Fertigkeit erlernt. Später fungiert sie als Maßstab bei der Auswertung. Im ganzen Curriculum gibt es Momente, wo der Student gefördert wird, sich anhand des angebotenen Studienmaterials auf systematische Weise auf seine Handlungen zu besinnen. Ein Curriculum wie das Maastrichter verlangt ausdrücklich vom Studenten, sich jederzeit seiner Einstellung bewußt zu sein.

Ausdrücklich wird in den Wahlperioden und als roter Faden ins Kerncurriculum eingesponnen der wissenschaftlichen Ausbildung Aufmerksamkeit gewidmet. Ein Curriculum, das auf sich verändernden Morbiditätsspektren und problemorientiert aufgebaut ist, kann nicht nur auf einem Modell beruhen, das sich auf Medien stützt. Kurzgefaßt läuft das Paradigma des Medienmodells darauf hinaus, daß eine Störung in der Form-Funktion-Einheit identifiziert und dann restauriert oder repariert wird, wenn nicht das Ganze ersetzt werden soll. Im Maastrichter Curriculum wird daneben ein besonderes Augenmerk auf die Tatsache gerichtet, daß eine Krankheit zu einer Behinderung führen kann und daß die Behinderung im sozialen Kontext ein Handikap mit sich bringen kann. Die "International Classification of Impairment, Disability, Handicap" (ICIDH, WHO) gilt als Paradigma des Rehabilitationsmodells. Man kann sagen, daß die frühe Einführung dieses Konzepts im Medizinerunterricht dem relativ wachsenden Bedürfnis einer vergreisenden Gesellschaft entspricht, vom "cure" zum "care" zu kommen.

Es ist klar, daß es in einem problemorientierten Curriculum keine traditionellen fachorientierten Prüfungen geben kann. Deswegen mußte das Problem der Überprüfbarkeit ganz neu bedacht werden. Nachdruck wird gelegt auf die formative Auswertung. Studenten werden in einer kurzen Rückkopplungsschleife über ihre Fortschritte informiert. Das heißt, daß sie pro Block und pro Fertigkeitsübung geprüft werden. Das wichtigste Ziel der Prüfung ist, dem Studenten klar zu machen, ob er die Lernziele erreicht hat; wenn nicht, wird die Gelegenheit gegeben, den mangelhaften Teil zu wiederholen. Diese Fortschrittsmessung hat eine summative Absicht; dazu dient eine Prüfung, die 4mal pro Jahr stattfindet. Sie besteht aus etwa 300 Fragen, die alle für den praktizierenden Arzt relevant sind. Die Fragen werden von allen Abteilungen der Fakultät geliefert. Sie werden beurteilt und ausgewählt von einem zentralen Komitee. Dieser Test wird von allen Studenten aller Jahrgänge gemacht. Natürlich wird erwartet, daß Studenten gegen Studienende einen höheren Wissensstand aufweisen als in den ersten Jahren. Diese Fortschrittsprüfung zeigt, daß beim einzelnen und in der Gruppe das Niveau der Kenntnisse steigt. Man kann auch "subtests" (systemweise, z.B. Verdauungstrakt; disziplingemäß, z.B. Anatomie, innere Medizin) zusammensetzen. Die Resultate der Fortschrittsprüfung geben auch eine gute Gelegenheit, das kognitive Niveau der Maastrichter Studenten mit anderen zu vergleichen. Es hat sich gezeigt (Imbos et al. 1984; Schmidt et al. 1987), daß in dieser Hinsicht die Studenten eines problemorientierten Curriculums keinen niedrigeren Stand haben als „traditionell" ausgebildete. Wo gerade die Diskussion immer wieder geführt werden muß, ob mit einem problemorientierten Curriculum gleiche Resultate bezüglich des Kenntnisniveaus erreicht werden, ist dies ein beachtenswertes Ergebnis.

Im vorangegangenen Text sind implizit die Vorteile des Maastrichter Systems gegenüber einem prototypischen, traditionellen System skizziert worden. Es gibt aber auch gewisse Nachteile, die einerseits inhaltlicher Art sind, andererseits mehr die Organisation betreffen. Die Dozentenrolle unterscheidet sich vom klassischen Muster. Das bringt mit sich, daß nicht jeder Dozent, auch wenn er motiviert und qualifiziert ist, im Stande ist, entlang des Entwurfs eines problemorientierten Curriculums mit Frucht und Freude zu arbeiten. Eine Fakultät sollte sich also nur für ein vollständig problemorientiertes Curriculum entscheiden, wenn die gesamte Dozentenschaft dazu motiviert ist oder wenn man, eine neue Fakultät stiftend, nur motivierte Dozenten anziehen kann.

Dozenten, die keine Vorlesungsreihe aufbauen, sich aber außerhalb von Seminaren und Kursen gegenüber kleinen Gruppen von Studenten exponieren, bieten ihnen weniger Gelegenheit zur Identifikation. Für beide Parteien kann sich dies als ein Beschwernis herausstellen. Auch motivierte Dozenten können Schwierigkeiten haben, wenn sie nicht von einem Vorlesungsplan gezwungen werden, sich in genereller Weise mit ihrer Disziplin zu beschäftigen. Es ist ein eingebautes Paradoxon, daß ein Curriculum, das sich auf die Ausbildung von Allgemeinmedizinern mit mehr holistischen Grundzügen ausrichtet, den Dozenten darin beeinträchtigt, sich aus einem generellen Gesichtswinkel weiter zu entwickeln. Jeder Dozent bzw. jede Fakultät, der oder die überwiegend ein problemorientiertes Curriculum anwenden will, muß sich der Alternative der Arbeitsfreudigkeit besser motivierter Studenten versus Verlust an Fachvertiefungsantrieb bewußt sein. Der Effekt wird noch verstärkt durch die nichtdisziplinäre Parzellierung des Curriculums. Die interdisziplinäre Problemorientierung führt zu einer intradisziplinären Desintegration.

Dazu kommt, daß Studenten sowie Dozenten auf die Scheinsicherheit des traditionellen Curriculums, wie sie am Anfang dieser Ausführungen angedeutet worden ist, offenbar Wert legen. Nach der mutigen Aufklärung einer eingreifenden Curriculumsrevision droht immer die Restauration der weniger riskanten alten Werte. Es ist übersichtlicher, wenn die Disziplinen in systematischer Weise zur Sprache gebracht werden, als wenn die relevanten Einsichten problemorientiert gewonnen werden. Daß die nach solchen Disziplinen geordnete Kenntnis weniger praxisgerecht ist, also nur schwer zur Anwendung gebracht werden kann, wird von vielen kurzsichtigerweise nicht als negativ angesehen. Diese inhaltlichen Bestrebungen führen dazu, daß die Fakultät ständig zu überwachen hat, daß kein Rückschritt eintritt. Dies erfordert eine ständige und intensive Bemühung um das Curriculum. Es kann nicht den

Fachgruppen überlassen werden, ein problemorientiertes Curriculum mit multidisziplinären Blöcken aufrechtzuerhalten. Es erfordert ein starkes zentrales Komitee, das mit weitgehenden Zuständigkeiten alle curricularen Angelegenheiten regeln darf. Nur dann ist zu gewährleisten, daß die Planer der Blöcke im Curriculum nicht eigenmächtig Launen nachgehen oder Themen einführen, die in anderen Blöcken schon abgehandelt sind. Wichtig ist auch noch, zentral überwachen zu können, daß Studenten studienphasengerechte Lernziele formulieren, und damit vermieden wird, daß sie sich zu früh zu komplizierte Ziele setzen, die dann auf einem zu niedrigen Niveau abgehandelt werden.

Es ist als ausgeschlossen zu betrachten, daß ein dynamisches, problemorientiertes Curriculum ohne erhebliche Anforderungen an Unterrichtswissenschaftler einzurichten, auszuführen und auszuwerten ist. An Hardware und Software sind hohe Anforderungen zu stellen. Auch die Gebäude einer Fakultät und eines akademischen Krankenhauses müssen die curriculumspezifischen Merkmale widerspiegeln: weniger große Räume (Hörsäle), statt dessen mehr Kleinräume, audiovisuell ausgestattete Arbeitsplätze usw. Es wird oft gesagt, daß ein problemorientiertes Curriculum weniger kostspielig sei als ein traditionelles Curriculum („weniger Hörsäle, weniger Dozenten"). Baukosten, Einrichtungskosten und Personalkosten liegen jedoch ungefähr auf gleicher Höhe.

Die Imponderabilien weisen aber einige Unterschiede auf. Die Handlungskompetenz von Studenten eines problemorientierten Curriculums (wenigstens des Maastrichter) beim Berufsanfang scheint höher zu sein als die von traditionellen Studenten, ohne daß dafür mit nachweisbaren Verlusten an Erkenntnissen, Einfühlungsvermögen und Fertigkeiten bezahlt wird. Eher gilt das Gegenteil: Ein problemorientiertes Curriculum, das wirklich an den Problemen des Gesundheitswesens ausgerichtet ist, scheint in vieler Hinsicht eine rentablere Investition zu sein. Unter der Voraussetzung permanenten Energieaufwands von Studenten und Dozenten, des Gesundheitswesens und der Gesellschaft kann erwartet werden, daß sich die Problemorientierung als evolutionäres und fruchtbares Prinzip des medizinischen Curriculums festigt.

Literatur

Barrows HS (1984) A specific problem-based, self-directed learning method designed to teach medical problem-solving skills, and enhance knowledge retention and recall. In: Schmidt HG, de Volder ML (eds) Tutorials in problem-based learning. Van Gorcum, Assen/Maastricht, pp 16–32
Barrows HS, Tamblyn RM (1980) Problem-based learning. An approach to medical education. Springer, Berlin Heidelberg New York
Imbos T, Drukker J, Mameren H van, Verwijnen M (1984) The growth of knowledge of anatomy in a problem-based curriculum. In: Schmidt HG, de Volder ML (eds) Tutorials in problem-based learning. Van Gorcum, Assen/Maastricht
Schmidt HG, Dauphinee WD, Patel VL (1987) Comparing the effects o problem-based and conventional curricula in an international sample. J Med Educ 62: 305–315

Rechtliche Rahmenbedingungen des künftigen Arztbildes

H.-U. Gallwas

Michael Arnold (1982) beginnt seine Denkschrift zur Reform der ärztlichen Ausbildung mit dem Satz: „Die meisten Gegenstände dieser Welt erweisen sich bei genauerem Zusehen als äußerst kompliziert." Dies gilt auch für das Thema, über das hier zu sprechen ist, zumal es sich nicht um einen Gegenstand dieser, sondern einer zukünftigen Welt handelt.

Das normative Geflecht, in das ärztliches Handeln sich schon heute eingebunden sieht und das im Begriff steht, den ursprünglich seiner Natur nach freien, dann gebundenen Beruf des Arztes zu einem rechtsanwendenden Beruf werden zu lassen, ist so breit ausgelegt, daß es sich in der Kürze der Zeit nicht auf die in ihm angelegten Entwicklungstendenzen umfassend und im Detail abfragen läßt. Es bleibt daher nur der Weg, die Komplexität auf die großen Linien zu reduzieren.

Arztberuf als rechtlich gebundener freier Beruf

Ich gehe davon aus, daß der Beruf des Arztes mindestens im Prinzip ein freier Beruf bleiben wird, dies allerdings in der Form des rechtlich gebundenen freien Berufs, wobei die rechtlichen Bindungen insgesamt noch zunehmen werden. Diese Annahme stützt sich auf die verfassungsrechtliche Garantie der Berufsfreiheit, die zwar dem Grunde nach unter dem Vorbehalt der Verstaatlichung eines Berufszweiges steht, wobei aber der Ausübung dieses Vorbehalts so enge Grenzen gesetzt sind, daß man sie als ganz unwahrscheinlich ansehen darf. Der Arzt im öffentlichen Dienst, sei es als Beamter, sei es als angestellter Arzt, wird also nicht zum Leitbild dieses Berufsstandes werden. Als Konsequenz ergibt sich: An der überkommenen rechtlichen Grundstruktur der Beziehung zwischen Patient und Arzt wird sich nichts ändern. Ärztliches Handeln wird sich also nicht zu einer in einem Sozialrechtsverhältnis erbrachten Leistung des Staates entwickeln, sondern eine vertragliche Leistung in einem Privatrechtsverhältnis zwischen Patient und Arzt bleiben, eine Leistung, die freilich in vielfältiger Weise und zunehmend intensiv sozialstaatlich flankiert sein wird.

Grundlegende Änderungen werden sich allerdings innerhalb dieser Grundstruktur vollziehen, und zwar zum einen durch die Wandlung in der Befindlichkeit der Patienten und zum andern durch die Veränderungen der ärztlichen Leistungen. Hier sehe ich die vor allem prägenden Elemente für das künftige Arztbild.

Gründe für die Wandlung in der Befindlichkeit der Patienten

Ein Grund liegt in einer stärkeren Akzentuierung des Selbstbestimmungsrechts. Ärztliches Handeln am Patienten ruht rechtlich auf zwei Säulen: auf der dem Staat nachzuweisenden und vom Staat überwachten Kompetenz des Arztes und auf dem privatrechtlichen Konsens zwischen Patient und Arzt. Der Konsens kann nur in Ausnahmefällen ersetzt werden. Das noch so wohlverstandene Interesse des Patienten, definiert aus der kompetenten Sicht des Arztes, ist keine derartige Ausnahme. Dies ist eine juristische Selbstverständlichkeit. Soweit sie noch immer nicht zum ärztlichen Standard gehört, wird sich dies ändern. Jüngere Ärzte sind in diesem Punkt, wie es scheint, bereits penibler als ältere.

Der Konsens mit dem Patienten oder, juristisch exakter, die Einwilligung des Patienten hat in jüngerer Zeit an Substanz gewonnen. Man fragt nicht mehr nur, ob eingewilligt wurde, sondern auch danach, ob dies wirksam geschah. Der rechtliche Grund für die Frage nach der Wirksamkeit der Einwilligung liegt in dem Gebot, die Entschließungsfreiheit des Patienten zu achten.

Die normative Wurzel dieses Gebotes findet sich in grundlegenden Verfassungsprinzipien, nämlich in der Verpflichtung zu Achtung und Schutz der Menschenwürde (Art. 1 Abs. 1 GG), der Freiheit des Menschen (Art. 2 Abs. 1 GG) und seines Rechts auf Leben und körperliche Unversehrtheit (Art. 2 Abs. 2 GG). Hieraus leitet sich der Schutz jedes einzelnen auf Freiheit im Bereich leiblich-seelischer Integrität ab (zu diesem verfassungsrechtlichen Ansatz vgl. die abweichende Meinung der Richter Hirsch, Niebler und Steinberger zu dem Beschluß des 2. Senats des Bundesverfassungsgerichts vom 25. Juli 1979, BVerfG Bd. 52, S 171 ff.).

Damit der Patient sich frei entscheiden kann, muß er die für die Entscheidung bedeutsamen Umstände kennen. Dazu gehören vor allem der medizinische Befund, die Art des geplanten Eingriffs, die voraussichtliche gesundheitliche Tragweite, die mit und die ohne diesen Eingriff zu erwartenden Heilungs- und Besserungsmöglichkeiten und -aussichten, andere medizinisch sinnvolle Behandlungsweisen, die Risiken einer Verschlechterung des Gesundheitszustandes des Patienten, unter Umständen auch der Erfahrungsstand des Behandelnden. Hinzu kommen noch die Bewertung all dieser Umstände durch den Arzt und der ärztliche Entscheidungsvorschlag. Die Mitteilung dieser Umstände und Einschätzungen ist deshalb Gegenstand einer letztlich von der Verfassung selbst geforderten ärztlichen Aufklärungspflicht.

Das Selbstbestimmungsrecht des einzelnen Patienten steht auch dann nicht zur Disposition des behandelnden Arztes, wenn die Umstände, nach den Maßstäben „eines vernünftigen Patienten" beurteilt, für eine bestimmte Behandlung sprechen. Der Patient hat das Recht, seine eigenen Maßstäbe zu bilden und seiner Entscheidung zugrunde zu legen (vgl. im einzelnen Hirsch, Niebler und Steinberger, a. a. O.).

Ein anderer Grund liegt im Wandel der Vorstellungen über Krankheit und medizinische Strategien.

Versteht man Krankheit als Dysfunktion von Organen, die ausschließlich in den Abweichungen physiologischer und biochemischer Parameter von der Norm faßbar ist, und versteht man demgemäß Medizin als Technik, mit der im Falle von Krankheit Lebensbedingungen hergestellt oder wiederhergestellt werden können, die der jeweils maßgeblichen Norm entsprechen, verschwindet der Patient in der Tat hinter seinen Organfunktionen und wird zum Objekt von Erfassungs- und Herstellungsstrategien. Sieht man hingegen in der Krankheit ein Geschehen, das sich aus komplexen Faktoren entwickelt, etwa unter Einbeziehung von individueller Disposition, Lebensführung und sozialem Umfeld, dann ist die Entwicklung und Einübung von Vermeidungs- und Bewältigungsstrategien gefragt mit der Folge, daß der Patient als Person in den Mittelpunkt der Behandlung rückt.

Vor allem, und dies ist ein weiterer eigenständiger Grund für den Wandel der Befindlichkeit, sowohl die stärkere Akzentuierung des Selbstbestimmungsrechts des Patienten als auch der Vorstellungswandel im Hinblick auf Krankheit und medizinische Strategien formen nicht nur das Bewußtsein der Juristen und Mediziner, sondern in zunehmendem Maße auch das Bewußtsein unserer Klientel und damit einer breiten Öffentlichkeit. Früher führte man Kunstfehlerprozesse, heute prozessiert man wegen Verletzung der Aufklärungspflicht. Die entsprechenden Zahlen wären ein brauchbarer Indikator für das wachsende Selbstbewußtsein der Patienten. Ebenso wie die Nachfrage nach „alternativer Medizin" eine Veränderung der Erwartungen auf der Seite der Patienten indiziert.

Es steht zu erwarten, daß all diese Vorstellungen noch stärker, als das schon bisher der Fall war, in das allgemeine Bewußtsein eindringen und zu einer tiefgreifenden Umgestaltung der Beziehung zwischen Arzt und Patient führen werden. Der künftige Arzt wird dementsprechend weniger mit der vertrauensvollen Unterwerfung des Patienten, gleichsam als Verbeugung des Laien vor seiner ärztlichen Kompetenz, rechnen können.

Veränderungen der vom Arzt dem Patienten geschuldeten Leistung

Sie ergeben sich aus dem Fortschritt der Medizin, aus deren zunehmender Spezialisierung, aber auch aus dem Gebot der Bezahlbarkeit ärztlichen Handelns; dazu jeweils nur einige Bemerkungen, um den juristischen Aspekt zu skizzieren.
- Rascher Fortschritt schafft das Risiko, daß der Arzt auf der Basis eines unzureichenden Kenntnisstandes handelt, daß also seine Leistung nicht mehr den Regeln des Faches genügt. Die vielfältigen neuen diagnostischen und therapeutischen Möglichkeiten schaffen zusätzliche Risiken für den Patienten. Hieraus erwächst dem Arzt eine erhöhte Verantwortung und schlimmstenfalls ein erhöhtes Haftungsrisiko (Laufs 1987).
- Spezialisierung der Medizin führt bei dem Arzt ohne entsprechende Spezialisierung zu einem Verlust an Handlungskompetenz bei gleichzeitig anwachsender Anforderung an die Beratungskompetenz. Der künftige Arzt muß deshalb die Schnittstellen zwischen seiner eigenen ärztlichen Kompetenz und den oder anderen Spezialkompetenzen kennen; er muß mit dem oder den anderen Spezialisten kooperieren, um so seine Beratungspflichten gegenüber dem Patienten erfüllen zu können. Unzureichende oder fehlerhafte Beratung wird so neben dem Kunstfehler, neben der Verletzung der Aufklärungspflicht zur 3. Säule des Haftungsprozesses werden.
- Der Preis für die ärztliche Leistung ist, wie Hans Zacher (1985) vor einiger Zeit dargelegt hat, kein „natürlicher", d.h. durch Angebot und Nachfrage bestimmter und vom Leistungsempfänger zu bezahlender, sondern ein „vergesellschafteter" Preis. Vergesellschaftete Preise verändern aber die Leistung. Sie führen zu einer

Ausweitung der Leistungsmöglichkeiten, aber liefern die Leistung auch den vergesellschafteten Systemen und seinen Bedingungen aus. Die Leistung wird „normalisiert", das „Normale" wird immer genauer bestimmt, die Leistung also immer stärker verrechtlicht, wobei Maßstäbe wie Wirtschaftlichkeit oder Gleichmäßigkeit eine Rolle spielen, die mit Krankheit und Behandlungsmöglichkeit aus den eigentlichen Parametern zur Bestimmung der Leistung nichts zu tun haben. Aus dem behandelnden Arzt wird auf diese Weise in immer stärker werdendem Maße ein – auch – „rechtsanwendender" Arzt.

Auch hier geht es um eine Schnittstelle, die der Arzt kennen muß. Er muß zwischen der vom vergesellschafteten System getragenen und der im konkreten Fall indizierten Leistung trennen und den Patienten entsprechend beraten. Vor allem aber muß er auf dem schmalen Steg zwischen Vernachlässigung seines Patienten und Ausbeutung des vergesellschafteten Systems halbwegs sicher zu gehen wissen.

Das Rechtsverhältnis zwischen Arzt und Patient

Dieses Rechtsverhältnis wird letztlich durch 3 Faktoren bestimmt: durch die Befindlichkeit des Patienten, durch die Anforderungen an die ärztliche Leistung und durch die Kenntnisse und Fähigkeiten des Arztes. Ändern sich Befindlichkeit des Patienten und die rechtlichen Anforderungen an die ärztliche Leistung, so muß das Konsequenzen für die ärztliche Kompetenz und für den Weg haben, auf dem man die Qualifikation zum Arzt erwirbt.

Von der naheliegenden Erwägung, die Medizinstudenten eben im Arztrecht auszubilden, sei es durch systematische Vorlesungen, sei es durch Fallstudien, ist nichts zu halten. Sie würde den Stoff vermehren und bestenfalls aus dem angehenden Arzt einen überdies im Arztrecht Kundigen machen. Ob die Hoffnung, der im Arztrecht Kundige werde als Arzt richtig handeln, aufgehen kann, sei dahingestellt, ist aber eher zu bezweifeln. Vor allem aber würde eine solche Ergänzung des Medizinstudiums den zweiten vor dem ersten Schritt tun. Zuerst sollte man sich darüber klarwerden, was an Kenntnissen und Fähigkeiten erforderlich sein wird, um unter den veränderten Bedingungen die erforderlichen ärztlichen Leistungen erbringen zu können. Danach kann man über die Möglichkeiten nachdenken, wie man am zweckmäßigsten dieses Ziel erreichen könnte.

Das Ziel kann nicht sein, den Arzt mit soviel juristischer Kompetenz auszustatten, daß er sein eigener Richter oder wenigstens sein eigener Anwalt sein könnte. Wohl aber wäre es eine vernünftige Zielsetzung, dem Arzt die Kenntnisse und die Fähigkeiten zu verschaffen, daß er seine ärztliche Kompetenz in einem Gefüge sehen und ausüben kann, das zusätzliche Bezugsgrößen, neue Bezugsfelder und zudem eine eigene Dynamik aufweist. Der Patient ist eine solche Bezugsgröße; Allgemeinheit, Solidargemeinschaft der Versicherten und Staat sind andere Bezugsgrößen. Soziales Umfeld des Patienten, Volksgesundheit und Gesundheitswesen wären die Bezugsfelder. Die Dynamik folgt aus der Betrachtung des Gefüges auf der Zeitachse.

Versuchen wir dazu eine Konkretisierung unter Orientierung an dem zuvor Entwickelten.

– Da sich einerseits die rechtlichen Pflichten des Arztes aus dem Behandlungsvertrag nicht bündig und abschließend definieren lassen, andererseits aber die Patienten kritischer und ihrer Rechte bewußter werden, wird das Bedürfnis des Arztes nach Rechtssicherheit wachsen. Um es nicht zu defensiver Medizin kommen zu lassen, muß man dem Rechnung tragen. Das Bedürfnis nach mehr Rechtssicherheit läßt sich weder durch ein höheres Maß an Verrechtlichung des Arzt-Patient-Verhältnisses noch durch nachträgliche Rechtsgewährung, also vor allem durch den angemessenen Richterspruch, befriedigen. Geboten ist die Verdeutlichung eines rechtlichen Rahmens, innerhalb dessen sich der Arzt wenigstens relativ sicher bewegen kann. Grundpfeiler eines solchen rechtlichen Rahmens sind

1. die Pflicht, sich der eigenen Kompetenz immer wieder aufs neue zu vergewissern, sich also auf dem Stand der Wissenschaft zu halten, und

2. der äußerste Respekt vor der leiblich-seelischen Integrität und dem Selbstbestimmungsrecht des Patienten.

Vergewisserung der eigenen Kompetenz und Aufklärung des Patienten können den Arzt von der Last befreien, die Verantwortung für sein Handeln allein tragen zu müssen. Speziell die Aufklärung des Patienten macht diesen zum verantwortlichen Partner des Arztes und bewahrt damit den Arzt davor, vom Patienten zur Verantwortung gezogen zu werden.

– Mit der Ausbreitung und Verfestigung der Vorstellung von der Selbstbestimmung des Patienten wird das Arzt-Patient-Verhältnis stärker von Elementen eines Vorsorge- und Risikodialogs geprägt werden. Der künftige Arzt muß imstande sein zu erkennen, unter welchen Voraussetzungen dieser Dialog zu führen ist, was ein solcher Dialog zum Inhalt haben muß, und er muß die Fähigkeit besitzen, einen solchen Dialog jeweils der besonderen Lage des einzelnen Patienten anzupassen. Eine ganz entscheidende Rolle wird dabei die Fähigkeit spielen, die im einzelnen bestehende Entscheidungs- und Behandlungssituation zu erfassen und zu beherrschen.

Weil ärztliches Handeln auf Entscheidungen basiert, die unter je verschiedenen Arten und Graden von Ungewißheit und zudem häufig unter Zeitnot zu treffen sind, muß der Arzt auch über ein theoretisches Konzept für Entscheidungen unter Ungewißheit verfügen.

– Der Konsens zwischen Arzt und Patient schafft zwar den maßgeblichen Legitimationsgrund für ärztliches Handeln, aber er rechtfertigt nicht jedwedes ärztliches Handeln. Die legitimierende Kraft des Behandlungsvertrages entfällt, wenn die Leistung des Arztes gegen das Gesetz oder gegen die „guten Sitten" verstößt. Der Arzt muß deshalb die für sein Tun einschlägigen rechtlichen und sittlichen Verbote kennen. Er muß jedoch darüber hinaus auch mit Situationen umgehen können, die so neu sind, daß es für sie noch keine verläßlichen Maßstäbe gibt. Dazu muß er wissen, daß Normen, und zwar rechtliche wie sittliche, das bewährte Ergebnis von Abwägungsprozessen sind, und daß er, wo solche Normen fehlen, selbst abzuwägen hat. Deshalb muß er die dabei zu berücksichtigenden Werte und ihre Bewertung und die Methode des Abwägens kennen.

– Da in der Regel das ärztliche Honorar nicht Gegenstand des Behandlungsvertrages ist, sondern der Arzt für seine Leistung einen „vergesellschafteten Preis" erhält, muß er die Grundzüge des Systems dieser Vergesellschaftung kennen. Dazu gehören vor allem dessen Organisation, die Steuerungsmöglichkeiten und die Funktion des einzelnen Arztes in diesem System. Vor allem muß der Arzt wissen, daß ärztliches Handeln auch daran orientiert sein muß, ob es bezahlbar ist, und daß nicht er, sondern der Patient oder das „System" hierüber entscheiden. Der Arzt muß sich auch darüber klar sein, daß er in diesem Zusammenhang eine Vorentscheidung zu treffen hat, ob der Patient oder das System die Kosten trägt und welche Risiken sich mit dieser Entscheidung, zumal für den Patienten, verbinden.

Vorschläge zur Verbesserung der Medizinerausbildung

- Die Fähigkeit, einen Vorsorge- und Risikodialog mit dem Patienten zu führen, ist ausbildungsbegleitend am Patienten zu entwickeln. Der Medizinstudent muß von der ersten Patientenbegegnung an im Bewußtsein des Selbstbestimmungsrechts seines Patienten handeln. Zur Vorbereitung würde eine kurze Einführung in den rechtlichen Rahmen der Arzt-Patient-Beziehung ausreichen, die die Grundzüge des Behandlungsvertrages, der Geschäftsführung ohne Auftrag und der Behandlung kraft besonderer staatlicher Ermächtigung darzustellen hätte. Hinzukommen müßte die Einübung in schwierige Dialogsituationen und die Unterweisung in den gängigen Dialogtechniken.
- Für die Erkenntnis des Umfangs der im Einzelfall gebotenen Sorgfalt muß der Medizinstudent lernen, sich als Handelnden zu beobachten und zu beurteilen. Vor allem muß er erfahren, wie man auch unter den situationsbedingt verschiedenen Unsicherheiten und unter Zeitdruck angemessen entscheiden und handeln kann. Selbstbeobachtung und Selbstbeurteilung kann man letztlich nur handelnd erlernen. Dazu reichen begleitende punktuelle Hinweise der Lehrpersonen nicht aus. An typischen Fallbeispielen sind arztrechtliche und entscheidungstheoretische Beurteilungen zu verdeutlichen. Dabei sollte die Schulung der Wahrnehmung und die Dokumentation des Wahrgenommenen eingeübt werden. Als Unterrichtsform bietet sich das interdisziplinäre Kolloquium an. Für den juristischen Part dürfte ein mit vergleichbaren Fällen befaßter Richter der geeignetste Lehrer sein.
- Der Medizinstudent muß mit der Methode vertraut gemacht werden, wie man sich in Situationen verhält, für die ihm keine Verhaltensnorm zur Verfügung steht. Er muß lernen, wie man einschlägige Normen findet und wie man vorgeht, wenn es noch keine entsprechenden Normen gibt, wie man die für eine Einzelabwägung maßgeblichen Gesichtspunkte ermittelt und wie man zu Gewichtungen kommt. Als Unterrichtsform bietet sich wiederum das interdisziplinäre Kolloquium über aktuelle oder über historische Fälle, möglichst mit entsprechender Brisanz, an.
- Die Grundzüge unseres Gesundheitssystems sind in Form einer Vorlesung zu vermitteln. Zur Verdeutlichung der Funktion des einzelnen Arztes im Gesundheitssystem sollten in einem Kolloquium, an dem sich auch Mitglieder von Disziplinarausschüssen oder Gutachterkommissionen bzw. Richter aus der Sozialgerichtsbarkeit beteiligen, Fallbeispiele besprochen werden.
Damit bin ich am Ende meiner Überlegungen, und ich kann nur hoffen, daß es mir gelungen ist zu zeigen, wie sehr der Arzt 2000 ein Produkt von Entwicklungen ist, die bereits unsere Gegenwart bestimmen.

Literatur

Arnold M (1982) Die Ausbildung zum Arzt in der Bundesrepublik Deutschland. Bleicher, Gerlingen, S 5
Laufs A (1987) Die Entwicklung des Arztrechts 1986/87. NJW 24: 1449–1456
Zacher H (1985) Arzt und Sozialstaat. Soz Fortschr 10: 217–224

Diskussion 1*

HEIMPEL: Mir fällt immer wieder auf, daß wir im Gegensatz zum Englischen für den Gesamtprozeß der Ausbildung kein Wort haben. Dort heißt es nämlich "medical education". Der Terminus „Ausbildung" ist bei uns für einen ganz bestimmten Abschnitt reserviert, und demnach müssen wir Aus-, Weiter- und Fortbildung unterscheiden. Der Gesamtprozeß der Ausbildung im Sinne dieser Terminologie scheint mir in folgender Weise kurz skizzierbar zu sein: Der Student kommt in ein Vorklinikum, macht danach die klinischen Studienabschnitte durch, dann folgen das praktische Jahr und die Approbation; erst anschließend beginnt er seine eigentliche Berufsausbildung – bei uns als Weiterbildung bezeichnet – und wird damit beispielsweise zu einem Arzt für innere Medizin, Chirurgie, Kinderheilkunde oder Allgemeinmedizin. Andere zusätzliche Ausbildungswege, die nur teilweise in der Weiterbildungsordnung verankert sind, führen zum Amtsarzt oder zur Tätigkeit in der Verwaltung oder in der Forschung. Nun gibt es anscheinend, Herr Hoppe, noch einen merkwürdigen Arzt, der praktischer Arzt heißt, keine Limitationen hat und alles darf und kann. Weil es diesen gibt, darf unsere Ulmer Ausbildungsdefinition und dürfen ähnliche Zieldefinitionen nicht gelten, weil wir danach kein „Endprodukt" ausbilden, sondern ganz bewußt definieren: Wir bilden einen „Basisarzt" aus, der nach dem Staatsexamen zur selbständigen Weiterbildung und Spezialisierung fähig ist und in begrenzten Bereichen ärztliche Verantwortung übernehmen kann. Ich glaube, und darüber müßte Klarheit herrschen, daß wir tatsächlich bei dieser Definition bleiben müssen, daß wir uns klar werden müssen, daß wir einen wirklich berufsfähigen Arzt mit der Grundausbildung, also der Ausbildung im Medizinstudium, nicht nur nicht heranbilden *können,* sondern auch nicht heranbilden *wollen.* Wenn die Ausbildung im Sinne der deutschen Termino-

---

* Außer den Diskussionsbeiträgen der Referenten der mit dieser Veröffentlichung dokumentierten Tagung wurden solche folgender Teilnehmer festgehalten:

Prof. Dr. med. H. Bader, Pharmakologe, Universität Ulm

Prof. Dr. med. C. Fuchs, Ministerium für Umwelt und Gesundheit Rheinland-Pfalz

Prof. Dr. med. H. Heimpel, Universität Ulm, Präsidiumsmitglied des Medizinischen Fakultätentages der BRD (MFT)

Dr. med. B. Kinkelin, Pfullingen, Berufsverband der praktischen Ärzte und Ärzte für Allgemeinmedizin e.V.

Prof. Dr. med. F. Kolkmann, Nürtingen, stellv. Präsident der Landesärztekammer BW

Dr. med. U. Stößel, Universität Freiburg, Forschung und Lehre in med. Soziologie

Dr. med. Th. Zickgraf beim Hessischen Sozialminister

logie, also das Grundstudium einschließlich dem Internatsjahr, sich darauf ausrichtet, daß es noch einen praktischen Arzt gibt, der alles kann, dann müssen wir, ganz abgesehen davon, daß wir unser Studium stark intensivieren und evtl. verlängern müssen, all den anderen Studenten (das sind 90 %, die sich später weiterbilden) erst einmal auch alles das beibringen, was für den praktischen Arzt notwendig ist, obwohl die Betreffenden es nur teilweise brauchen werden. Deswegen halte ich es nicht für richtig, wenn das Ausbildungsziel ein in Endposition, z. B. in eigener Praxis berufsfähiger Arzt sein soll, sondern ich halte es weiterhin für richtig, daß es bewußt als allgemeine Grundlage für die spezialisierte Berufsausbildung definiert wird.

HABECK: Geht es um die Krise der Medizin oder geht es um die Krise der ärztlichen Ausbildung? Ich meine, hier sollte im Vordergrund die Krise der ärztlichen Ausbildung stehen. Die würde ich in Anlehnung an Herrn Heimpel wirklich auf das 6jährige Medizinstudium begrenzen, da sehe ich eine gemeinsame Ausbildung aller Studenten als notwendig an; der AiP wäre der 2. Problemkreis.

PAULI: Der Arzt, der alles kann; das müßte man heute umformulieren: Der Arzt, der in 6 Jahren gelernt hat, seine Grenzen zu sehen. Wir haben in unseren Industriegesellschaften – zumindest in den städtischen Regionen – Zugänge zu Informationen, und wir sollten in der Ausbildung die Fähigkeit vermitteln, diese zu nutzen. Ich kenne solche jungen Ärzte, die ausgezeichnet funktionieren, indem sie genau wissen, wo ihre Grenzen liegen und wie und wo sie ihre Informationen beschaffen. Ich vermute, daß unter solchen Umständen eine bessere Weiterbildung möglich ist als in vielen der dafür vorgesehenen Positionen.

HOPPE: Was Herr Heimpel angesprochen hat, ist Inhalt meines morgigen Referates, in dem ich auf dieses Thema aus der Sicht der Deutschen Ärztetage eingehen, die dazu gefaßten Beschlüsse darstellen und dabei natürlich auch sagen will, daß es gewichtige Meinungen gibt, die etwa in Richtung der Ulmer Definition denken.

ALTEN: Wir sollten keine falsche Trennung vornehmen: Krise der Medizin – Krise der medizinischen Ausbildung. Hierbei handelt es sich nicht um einen Gegensatz; daß sich die medizinische Ausbildung in einer Krise befindet, ist ein Ausdruck der Krise der Medizin.

ZICKGRAF: Da liegt genau das Problem: Wir können die Ausbildung nicht unabhängig vom System reformieren, und wir müßten das System reformieren. Im Moment wird ja wieder versucht, das System über die Reichsversicherungsordnung zu sanieren. Ich halte das für den verkehrten Weg. Wir haben zwar auch ein Problem der Krankenversicherung, aber wir haben vor allem ein Problem der Ausübung der Medizin. Wir müssen da grundlegend eingreifen, und das beeinflußt die Ausbildung. Wir brauchen eine Allgemeinmedizin im Sinne einer Basismedizin, das ist etwas anderes als die Allgemeinmedizin heute. Man kann sagen, wir hätten dafür die Ärzte nicht, und so können wir damit nicht anfangen. Aber wir müssen jetzt damit anfangen und warten, bis die Ärzte kommen. Man muß das System reformieren, und man muß beginnen, in der Ausbildung zu reformieren, jedoch darauf achten, daß beides nicht auseinanderläuft.

HEIMPEL: Wir sollten nicht vergessen, daß auch innerhalb unseres jetzigen Gesundheitssystems eine Optimierung und Intensivierung der Ausbildung notwendig und möglich ist. Wir brauchen doch nur über die Grenzen zu sehen. Viele andere, teilweise kleinere, Länder in West und Ost mit ähnlichen und mit unterschiedlichen Gesundheitssystemen haben eine intensivere, besser durchdachte, besser geplante, v. a. besser kontinuierlich gepflegte Ausbildung. Daran sollten wir uns orientieren.

ARNOLD: Gestern abend ist von Herrn Wirsching sehr überzeugend dargelegt worden, daß in unserer heutigen Gesellschaft und noch mehr in der Zukunft durch viele verschiedene Faktoren beeinflußt neue Funktionen auf die Medizin zukommen. Ich fand sehr hilfreich, was Herr Zickgraf gefragt hat: Ist es richtig, daß die geriatrischen Probleme dadurch gelöst werden, daß wir das in der naturwissenschaftlichen Medizin Gelernte bei Störungen im Alter immer wieder neu anwenden, obwohl wir wissen, daß daraus keine therapeutischen Konsequenzen folgen, obwohl wir wissen, daß wir mit anderen Methoden, nämlich mit Aktivierungen, mit Sozialkontakten mehr erreichen? Ebenso hat das Referat von Herrn Pauli gezeigt, daß offensichtlich neue Wege beschritten werden müßten, um den Anforderungen der Zukunft gerecht zu werden. Aber wir bereiten unsere Studenten auf diese neuen Funktionen nicht vor. Wir haben gesehen, daß die Ausbildung – und keiner wird das bestreiten – in der orthodoxen Weise weitergeht und fast ausschließlich eine naturwissenschaftliche Ausbildung darstellt. Insofern muß man sagen, daß das Übergewicht der „Schulmedizin" tatsächlich eine Krise der Medizin bedeutet, zumal wenn wir noch den abnehmenden Grenznutzen dieser Schulmedizin bedenken, der wohl unbestritten ist. Und wir haben auch eine Krise der Ausbildung, weil wir an der Universität nicht richtig auf die neuen Aufgaben im Gesundheitswesen vorbereiten. Daß damit dennoch die Möglichkeit besteht, auch auf die Aufgaben in der kurativen Medizin – um es einmal so zu sagen – besser vorzubereiten als heute, das ist eine andere Frage.

BADER: Es gibt einen alten Ausbildungsgang: Lehrling–Geselle–Meister. Nicht jeder Lehrling, der Geselle wird, geht in die Weiterbildung und wird Meister, und zwar derjenige nicht, der die Grenzen seiner Kenntnisse und Fähigkeiten erkennt. In der Medizin entsprechen diesem Ausbildungsgang die Stufen Medizinstudent –Arzt–Facharzt. Auch hier sollte jeder seinen Beruf entsprechend seinen Kenntnissen und Fähigkeiten ausüben, denn nicht jeder muß oder kann Meister, sprich Facharzt, werden.

WIRSCHING: Ob man das Paradigmenwechsel nennen soll oder neues Denken nennen muß, oder ob man sich zunächst einmal der Schwierigkeit der Situation bewußt wird und im Grunde genommen die Medizin als Teil einer bestimmten gesellschaftlichen Entwicklung begreift, mag dahingestellt sein. Ich stelle die Frage: Wird die Medizin nicht furchtbar überfrachtet? Und wenn es Mediziner gibt, die sich auch um psychologische und soziale Gesichtspunkte ernsthaft bemühen und sehr viel Kompetenz mitbringen – wieso ist es dann nicht an irgendeinem Punkt für viele fairer, zuzugestehen, daß die Urologie oder Rheumatologie oder Kardiologie so kompliziert geworden sind, daß sie arbeitsteilig arbeiten? Ich habe, dies muß ich ehrlich sagen, als Psychosomatiker – obwohl die Integration und die ganzheitliche Medizin unser Idealziel sind – manchmal große Schwierigkeiten mit Kollegen, die auf diesem Gebiet alles können. Auch der Bereich ist theoretisch und therapeutisch sehr kompliziert und spezialisiert geworden, besonders was das Naturwissenschaftliche betrifft. Sollte man also an irgendeinem Punkt nicht sagen, daß eine Ausdifferenzierung stattgefunden hat und die Medizin einen nun nicht mehr so aufregenden und nicht mehr ganz so zentralen Lebensbereich besetzt hält, und andere Aufgaben gehen weit über das hinaus, was von der Medizin erwartet werden kann?

PAULI: In der Ausbildung ziehe ich vor, vom Lehrenden und Lernenden zu sprechen. Ich bin nicht ganz mit den Begriffen Meister und Lehrling einverstanden. Ich muß das erläutern. Wir brauchen zwar eine Arbeitsteilung, die den Spezialisten zum Meister macht, aber unser ganzes System hat zuwenig generalistische Zusammenarbeit. In den 15 Jahren, seit ich meine Spezialität innere Medizin verlassen habe, habe ich mehr gelernt als in den 15 Jahren vorher. Wo habe ich das gelernt? Ich habe es z.B. von meinen Studenten gelernt. In der Kleingruppe im 1. klinischen Jahr lerne ich immer wieder von denen, die unvoreingenommen von draußen hineinkommen. Natürlich vermehre ich dabei nicht meine Kenntnisse in Molekularbiologie, aber ich lerne eben beispielsweise den Standpunkt des Patienten besser zu verstehen. Daraus ergibt sich nicht unbedingt ein Meister-Lehrlings-Verhältnis, sondern eine ständige gegenseitige Beratungsstruktur. Die Notwendigkeit, Grenzen zu erkennen, gilt für alle Partner in dieser Veranstaltung. Das sind Dinge, die wir trotz der trostlosen Approbationssituationen in den Fakultäten einbringen können. In diesen mikrosozialen Bereichen sind wir frei, zu strukturieren, Alternativen zu suchen zu dem, was heute im praktischen Jahr oder anderswo geschieht. Es geht um den Abbau von Hierarchien mit reduktionistisch arbeitenden Spezialisten an der Spitze.

ARNOLD: Ist es möglich, in ein und derselben Persönlichkeit wirklich kompetent naturwissenschaftliches Wissen, das Wissen und die Methoden der naturwissenschaftlichen Medizin und psychosoziale Kompetenz so zu vereinigen, wie das notwendig wäre, um die beiden völlig heterogenen Aufgaben der Medizin von heute und morgen zu erfüllen? Das, finde ich, ist die Frage, auf die wir eine Antwort suchen müssen. Wenn unsere Kritik an der derzeitigen Ausbildung stimmt, und dem ist nicht widersprochen worden, dann bilden wir jetzt vorzugsweise den naturwissenschaftlichen Mediziner aus. Wir müßten bei Berücksichtigung der neuen Aufgaben der Medizin im Grunde genommen eine Dichotomie des Studiums im Sinne eines Y-Schemas mit einem Basis- und 2 Aufbaustudiengängen herbeiführen. Auch in Zukunft benötigen wir ja den naturwissenschaftlichen Mediziner, um akut kranke Patienten zu behandeln, aber daneben den Arzt mit psychosozialer Kompetenz. Verzichten wir auf eine Teilung des Studiums, dann müssen wir zusätzliche Kompetenz bei einem naturwissenschaftlichen Spezialisten aufbauen. Die Forderung auf Zulassung der Psychologen, die seit langem im Raum steht, läuft auf eine andere Lösung des Problems hinaus, nämlich die bei Nichtärzten vorhandene Kompetenz für die Gesellschaft bereitzustellen. Ob das im Interesse der Ärzte liegt, wage ich zu bezweifeln.

KOLKMANN: Haben wir es nicht vielleicht versäumt, einen Begriff von Krankheit zu finden? Wenn wir den Krankheitsbegriff nicht definieren, dann werden wir u.U. Erwartungen an die Medizin knüpfen, die sie gar nicht erfüllen kann, wozu sie auch gar nicht berufen ist. Wenn alles, was z.B. soziales Unbehagen beim Menschen hervorruft, unter Krankheit subsumiert wird, dann ist die Medizin überfordert, dann haben wir das, von dem so viel gesprochen wurde, nämlich die Medikalisierung. Aber dann ist das keine Krise der Medizin, sondern der Gesellschaft.

MATTHIESSEN: Ich begrüße es, daß man nach den Grenzen der naturwissenschaftlichen Aussagen in der Medizin fragt. Ich möchte aber davor warnen, 2 verschiedene medizinische Ausbildungen zu entwerfen, eine naturwissenschaftliche und eine sozialwissenschaftlich-geisteswissenschaftliche. Denn es sei nochmals daran erinnert, daß die meisten Wissenschaften, deren Ergebnisse der Mediziner verwendet, für die Medizin Hilfswissenschaften sind. Wir haben heute die Situation, daß unter „wissenschaftlich" die naturwissenschaftliche Denkweise verstanden wird und das komplexe Handeln des Arztes im Alltag sich gleichsam in einem außerwissenschaftlichen Raum befindet. Auch die Einordnung und Anwendung der naturwissenschaftlichen Aspekte müssen sich für das ärztliche Tun eben an einer anthropologischen Dimension orientieren, sonst wird ihre Humanität rasch fragwürdig. Ich halte es nicht für zufällig, daß in unserer heutigen Diskussion v. a. der Jurist über die Dimension des Befindens gesprochen hat. Hier handelt es sich um einen zentralen vernachlässigten Bereich. Denn Gesundheit und Krankheit bemessen sich letztlich nie an einer statistischen Norm, sondern am Sich-verwirklichen-Können oder Sich-nicht-mehr-verwirklichen-Können und am Wohlbefinden und Mißbefinden. Die Naturvorgänge am Menschen müssen in der Medizin eben unter diesem Aspekt gesehen werden, nämlich inwiefern sie der individuellen Selbstverwirklichung dienlich sind oder diese bedrohen.
Entscheidend ist nicht so sehr, ob ein physikalistisches Paradigma durch ein systemtheroetisches ersetzt wird, sondern daß die naturwissenschaftlichen Aspekte auf eine Conditio humana bezogen werden. Das macht das spezifisch Ärztliche aus. Das System ist noch nicht das Individuum. Und mit dem Systembegriff ist auch noch nicht der Begriff der Selbstbestimmungsfähigkeit des Individuums gegriffen, der derzeit zwar im Juristischen, aber nicht eigentlich in der medizinischen Wissenschaft verankert ist. Die Konzepte der Medizin beruhen heute letztlich ausnahmslos auf dem Begriff der Fremdbestimmtheit, und wir brauchen uns nicht zu wundern, daß sich hierunter der Patient zunehmend als Manipulandum empfindet. Die menschliche Existenz charakterisiert sich nun einmal durch die Verschränkung einer geistigen, seelischen und leiblichen Dimension, und ein Auseinanderreißen dieser Bereiche würde m. E. letztlich das Ende des medizinischen und ärztlichen Selbstverständnisses bedeuten.

WIRSCHING: In unserer Diskussion des Begriffs der Ganzheitlichkeit, des Zusammenwirkens biologischer, psychologischer und sozialer Aspekte, habe ich wieder bemerkt, daß den biologischen Aspekten mit sehr hohem Anspruch begegnet wird, aber psychologische und soziale Aspekte im Grunde darauf reduziert werden, was hier überhaupt nicht zur Debatte steht, Stichworte: Beratung, Führung, Eingehen auf den Patienten. Nach meinem Verständnis ist das nicht gleichzusetzen mit psychologischer und sozialer Wissenschaft in der Medizin. Wenn es um Psychosomatik in engerem Sinne oder um soziale Aspekte von Krankheit geht, dann muß man feststellen, daß die Lippenbekenntnisse von Ganzheitlichkeit und biopsychosozialer Medizin in einem ganz krassen Mißverhältnis zur Praxis stehen, wo psychologische Aspekte wirklich auf gesunden Menschenverstand reduziert werden, auf Selbstverständlichkeiten des Umgangs mit den Patienten, und wo soziale Aspekte mit der Tatsache konfrontiert sind, daß es im Grunde kein öffentliches Gesundheitswesen, geschweige denn "schools of public health" in der Bundesrepublik gibt. Das wird im Grunde reduziert auf Sozial- und Arbeitsmedizin. Ich sage mir ganz pragmatisch: Da ich in der Praxis und in der Wissenschaft Gruppen außerhalb der Medizin und außerhalb der Hochschulmedizin finde, die sich mit diesen Aspekten praktisch und wissenschaftlich ernsthaft beschäftigen, dann soll mir dies gerade recht sein, dann arbeite ich mit denen zusammen in dieser Richtung weiter, auch wenn das bedeutet, daß der Abstand zur biologischen Medizin größer wird. Doch ich habe die Sorge, daß diese psychologischen, sozialen und auch therapeutischen Aspekte von der naturwissenschaftlichen und der biologischen Medizin nicht mehr gepackt werden, und ich glaube, in der Praxis ist es schon weit in dieser Richtung gegangen.

FUCHS: Als ich vor 3 Jahren als Internist die Universität verließ, um die Leitung einer Gesundheitsabteilung in einem Ministerium zu übernehmen, habe ich nicht damit gerechnet, über die Phase der naturwissenschaftlichen Orientiertheit, die ich an der Universität erlebt hatte, hinaus eine solche Zahl von sozialen Brennpunkten kennenzulernen, so daß ich gut nachvollziehen kann, was soeben diskutiert wurde. Die Zielrichtung unseres Handelns ist der Patient, der in seiner Betroffenheit Rat und Hilfe sucht. Und dieser Patient erwartet natürlich, daß er in seiner Ganzheit beraten wird.

Jetzt taucht aber die Frage auf, Herr Arnold, ob die Ärzte, die sich auf diesen Patienten konzentrieren, als Spezialisten und Organexperten ausgebildet sind, oder ob man die Mediziner in einen Ausbildungsstand setzt, aus dem heraus sie in der Lage sind, sich auch ganzheitlich dem Patienten zuzuwenden. Mir ist diese Entweder-oder-Diskussion unheimlich, weil wir so tun, als ob es bei dem naturwissenschaftlich ausgebildeten Medizinstudenten schon gar keinen Sinn mehr hat, ihn in eine ganzheitliche Betrachtung hineinzuführen. Ich meine, exakt dies muß doch das Ziel der Ausbildung sein! Wir sollten also, wenn wir über Ausbildungsziele nachdenken, diesen Gesichtspunkt weiter im Auge behalten.

Ein bißchen angst und bange ist mir auch, wenn hier von Krise der Medizinerausbildung die Rede ist; es wurde auch von Krise der Medizin gesprochen, und dahinter steht dann ja wohl die Krise der Gesellschaft. Ich habe ein bißchen mehr Lebensoptimismus und meine, wir sollten nicht so viel von Krise reden; es sind selbstverständlich dringende Verbesserungsnotwendigkeiten anzusprechen, aber Krise könnte leicht so verstanden werden, daß wir kurz vor einer Katastrophe stehen.

MATEJKA: Eine Anmerkung zum Thema Diagnostik: Wie wird denn Diagnostik heute betrieben? Wird sie denn zielgerichtet betrieben? Dann wären wir ja alle einverstanden.

Leider ist die heutige Realität eine ungerichtete Rundumschlagsdiagnostik, gerade am Krankenhaus. Aus Angst, irgendwann irgendwo irgendetwas zu übersehen, wird zwanghaft auf bestimmte Punkte gestarrt und wichtigeres dabei vergessen. Banale Laborwerte werden x-mal gegenkontrolliert, irrelevante Röntgenaufnahmen durchgeführt. Kommt das denn dem Patienten zugute, einmal ganz abgesehen von den falsch positiven Befunden, die sich daraus ergeben können, und deren Konsequenzen? Diagnostik ja, aber sie muß zielgerichtet sein. Nur dann hat sie einen Sinn.

Wer nur zwanghaft darauf aus ist, eine bestimmte Gefahr auszuschließen, der ist –
in Anlehnung an das Heine-Zitat – wie jemand, der seine Hände nur noch dazu
verwendet, seine eigenen Füße zu fesseln. Leider ist dieser Zustand schon der
Alltag an vielen Kliniken.

STÖSSEL: Ich arbeite als Medizinsoziologe und kann natürlich eine Diskussion, die
den künstlichen Gegensatz zwischen naturwissenschaftlicher Medizin und einer
Medizin, die psychosoziale Aspekte von Gesundheit und Krankheit gleichermaßen
in der Ausbildung betont, nicht ganz nachvollziehen, weil für mich ein Muß
besteht, daß beide Seiten zur Medizinerausbildung dazugehören. Wir können nicht
zuerst die Machbarkeit und dann das Ausbildungsziel formulieren, sondern wir
müssen zuerst das Ausbildungsziel benennen und dann fragen: Wie machen wir's?,
und das auch über die Grenzen dessen hinaus, was unser derzeitiges Ausbildungssystem uns dafür an Verwirklichungsmöglichkeiten läßt. Ansätze dafür wurden uns
aus Maastricht vorgestellt. Wenn wir sie ernst nehmen, könnten wir uns fragen, wie
es wäre, am Punkt null anzufangen. Ich habe selbst in Maastricht eine Woche lang
an einem Workshop teilgenommen. Ich habe ein wenig von diesem Lernmodell an
mir selbst verspüren dürfen, mich auch in meiner Rolle als Hochschullehrer hinter-
fragen dürfen: Was mache ich eigentlich schon aus Routine alles falsch im Umgang
mit kleinen Gruppen? Für mich war sehr befruchtend zu sehen, daß das doch
anders ist, als einer Großgruppe im Hörsaal gegenüberzustehen und dort lehrer-
zentriert Unterricht zu machen und zu meinen, die richtigen Botschaften rüberzu-
bringen.

MAUTH: Meiner Ansicht nach befindet sich die Medizin aktuell in einer Krise. Es
genügt daher nicht, darauf zu verweisen, daß zu Zeiten Virchows oder Hypokrates'
das eine oder andere schon einmal so war wie heute. Wir müssen vielmehr auf die
heutige Situation als etwas Neues und Spezifisches eingehen. Wenn man das
Selbstverständnis der deutschen Medizin in der Nachkriegszeit betrachtet, dann
sieht man bis zu den 70er Jahren eine betont naturwissenschaftliche Ausrichtung.
Dieses Selbstverständnis – und das ist wichtig – wurde von den Patienten auch lange
Zeit akzeptiert. Etwa ab den 70er Jahren kam es, im Zusammenhang mit den sich
verändernden finanziellen, ökonomischen und gesellschaftspolitischen Gegeben-
heiten, auch zu einem Wandel im Medizinverständnis der Öffentlichkeit. Der
Patient sieht sich heute anders. Er kommt nicht mehr nur mit der Erwartung zum
Arzt, daß ihm dieser bei einem Magengeschwür ein Medikament oder eine Rollkur
verschreibt. Er erhebt jetzt eher auch den Anspruch, daß der Arzt mit ihm über
seine Lebensumstände spricht, sich mehr auf seine privaten Probleme einläßt.
Insofern wird die Krise der Medizin durch die sich verändernden Ansprüche der
Patienten verursacht. Das empfinden die Ärzte mit ihrer herkömmlich recht ein-
gleisig naturwissenschaftlichen Ausbildung gewissermaßen als Bedrohung. Die
neuartigen Ansprüche seitens der Öffentlichkeit, denen die unvorbereitete Ärzteschaft noch nicht adäquat begegnen kann, sind eskaliert. Das ist die derzeitige
Krise.
Es gibt sicher keinen Arzt, der gleichermaßen in den Naturwissenschaften wie in
der Psychologie und den Sozialwissenschaften kompetent ist. Die Lösung des
Problems läßt sich hier nur andeuten. Sie besteht in einem anthropologischen

Zugang zum Menschen, und da gibt es – ohne dies jetzt im einzelnen auszuführen – bei v. Weizsäcker, v. Krehl und v. Gebsattel, um nur einige zu nennen, eine ganze Reihe von Ansatzpunkten. Diese laufen alle darauf hinaus, daß der Arzt dem, was der Patient will, nämlich als Individuum in seiner existentiellen Situation angenommen zu werden, antworten kann.

PAULI: Ich möchte noch einmal auf die Bemerkung zur Systemorientierung zurückkommen. Selbstverständlich könnte eine Systemsicht zur Ideologie werden. Wir benötigen multiple Sichtweisen, und Systemsicht bietet sich heute in verschiedener Hinsicht an. Sie soll keinesfalls eine analytische Sicht verdrängen. Dies scheint mir in der Forschungsplanung außerordentlich wichtig zu sein. Die Strategie bestünde dann darin, mit einer Systemsicht zu beginnen und anschließend auf dieser Basis die Schwerpunkte analytischer Forschungstätigkeit festzulegen.
Auch Sie, Herr Arnold, haben gestern darauf hingewiesen: Es sind sequenzielle, nicht absolute Forderungen, die hier aufgestellt werden.

HOPPE: Das Wort Krise, übersetzt aus der Sprache, aus der es stammt, bedeutet nichts anderes als eine Situation, in der eine Entscheidung stattfindet. Das ist nichts Negatives und nichts Bedrohendes. Kritische, entscheidungsreife Situationen hat es immer gegeben, und in der Medizin zumal. Das Positive an der ganzen Sache ist, daß irgendwoher reagiert wird. Ich glaube nicht, daß sich Patienten oder Teile der Ärzteschaft lange Zeit etwas negativ Wirkendes gefallen lassen. Da kommen schon welche, die dagegen opponieren und dafür sorgen, daß eine falsche Richtung korrigiert wird. Wirklich gefährlich für die Gesundheitsversorgung ist der massive Einbruch der Ökonomie in das Gesundheitswesen. Weil diejenigen, die im Gesundheitswesen tätig sind, das Münzrecht nicht besitzen, muß das Geld aus dem großen Topf genommen werden. Heute, und das nicht nur in unserem Land, steht nicht mehr so viel Geld zur Verfügung wie notwendig wäre, um den Level gesundheitlicher Versorgung sicherzustellen, und das unter gleichmäßig hoher Vergütung derjenigen, die die Leistungen erbringen. Diese Situation ist in irgendeiner Weise für jeden gefährlich: für den Konsumenten von Gesundheitsleistungen, für den Leistungserbringer und für die Politiker. Das ist etwas Neues, und das akzeptiere ich als eine sehr schwierig zu bewältigende Situation, die aber an sich mit der Medizin als solcher nichts zu tun hat. Krise der Medizin ist also in meinen Augen etwas Positives, was immer bewältigt worden ist, weil viele Köpfe sich darum gekümmert haben.

ARNOLD: Aus unserer bisherigen Diskussion könnte ich mit Blick auf eine Aussage gegenüber der Öffentlichkeit nur die Überzeugung ableiten, daß eine Änderung der Verhältnisse – angesichts der Tatsache, daß sich innerhalb von 40 Jahren praktisch nichts bewegt hat – nicht durch einen Appell etwa an die Fakultäten erreicht werden könnte. Erreicht werden könnte nur etwas, wenn wir eine Approbationsordnung hätten, in der neue Anforderungen und Ziele definiert würden, an die sich die Fakultäten zu halten haben. Die Frage ist, ob wir etwas in dieser Richtung formulieren sollten.

KOLKMANN: Ich habe hier einen Einwand. Die Approbationsordnung, Herr Arnold, ist tatsächlich nicht so schlimm, es ist die große Masse der Studenten, die danach zu leben hat. Die große Masse stellt das größere Problem dar.

ARNOLD: Vielleicht sind es die Dozenten, die das größte Problem darstellen?

HABECK: Ich möchte unterstreichen: Vieles in der Approbationsordnung ist gar nicht so schlecht. Was wirklich schlecht ist, das ist die Form der Evaluation, das sind diese schriftlichen Prüfungen. Außerdem werden die Fakultäten doch zu sehr auf die einzelnen Kurse festgelegt. Die Fakultäten sollten mehr Freizügigkeit haben: Müssen Biomathematik oder medizinische Psychologie unbedingt im 5. oder 6. Semester stattfinden, oder kann das nicht schon in der Vorklinik passieren oder noch später? Wenn die Kleingruppenveranstaltungen durchkämen, lägen darin durchaus gute Ansätze. Ich möchte also die Approbationsordnung auch nicht pauschal verurteilen, aber ich würde doch sehr viel mehr Möglichkeiten sehen, wenn gewisse Teile der Approbationsordnung geändert würden.

PAULI: Die Relation zwischen Studenten und Dozenten hat sich während der auch bei uns in der Schweiz beklagten Phase zugunsten der Dozenten verändert. Das Massenproblem liegt bei den Dozenten. Die Jahresklassengröße an sich sollte einer guten Ausbildung nicht im Wege stehen. Ich habe mir sagen lassen, daß sich die Verhältnisse in der Bundesrepublik in der gleichen Weise entwickelt haben. Wenn dem so ist, hat sich die Tätigkeit der Dozenten von der Lehre in andere Bereiche (Publikationen?) verlagert.

GALLWAS: Wir haben eine Approbationsordnung; sie enthält definierte Gegenstände. Diese werden abgefragt, und wenn der Abfrageprozeß erfolgreich war, wird der Betreffende approbiert. Ob und was das Abgefragte mit dem ärztlichen Beruf zu tun hat, ist eine Frage, die letztlich nicht geklärt wird. Meine Überlegung dazu: Eine Approbationsordnung, die das Lehrziel und das Ausbildungsziel nicht bestimmt, ist etwas völlig Funktionsloses, Form ohne Inhalt. Wir müssen es als einen entscheidenden Mangel der Approbationsordnung ansehen, daß sie das Ausbildungsziel nicht definiert, daß man nicht einmal das Verfahren organisiert, um dieses Ziel bestimmen zu lassen. Man könnte das auch anders machen. Nämlich in der Weise, daß der Bund diese Frage in seiner Approbationsordnung offenläßt und die einzelnen Fakultäten im Rahmen der Approbationsordnung jeweils ihr eigenes Ausbildungsziel festlegen und dann damit werben. Das wäre immerhin eine Möglichkeit. Daß man in dieser Hinsicht überhaupt nichts tut, erscheint mir als ein Defizit, das in der Öffentlichkeit deutlicher angesprochen werden sollte.

WIRSCHING: Ich möchte noch einmal versuchen, an die Diskussion Anschluß zu finden, weil einiges von mir offenbar verheerend mißverständlich ausgedrückt war. Es ging überhaupt nicht darum zu bestreiten, daß in einem Basisbereich biologische, psychologische und soziale Aspekte vermittelt werden, und das nicht nur in der Ausbildung, sondern bis in die Weiterbildung hinein. Ich habe das ja gestern in bezug auf die Allgemeinmedizin ausgeführt. Es war mir zu trivial, das überhaupt noch einmal zu sagen, daß dies auch in der Praxis breitesten Raum einnehmen muß. Mir ging es darum, wie sich außerhalb dieses Basisbereichs die Verhältnisse gestalten. Und da sehe ich sie eindeutig bei der Schulmedizin und bei der wissenschaftlichen Medizin dargestellt. Ich weiß nicht, Herr Stößel, wie Sie als Sozialwissenschaftler zufrieden sein könnten mit dem Status der medizinischen Soziologie oder Sozial- und Arbeitsmedizin, ich sehe beispielsweise den Status der medizinischen Psychologie, Psychosomatik und Psychotherapie im Vergleich mit der naturwissenschaftlichen Medizin. Und um auf die Organisationsform zu kommen: Ich kann mir nur vorstellen, daß man außerhalb dieses Kernbereiches, der auch in seinen systematischen und integrierten Anteilen unbestritten ist, Differenzierungs- und Wahlmöglichkeiten bietet. Denn ich bin diese Zwangsumarmung und Zwangsintegration leid, die eigentlich nur dazu führt, daß man eigentlich alles kann und auch alles selbst macht. Dies führt gegenwärtig dazu, daß an allen Hochschulen diese Bereiche eher reintegriert werden; mein Fach jedenfalls wird im Moment reintegriert, wahlweise in die Psychiatrie oder in die innere Medizin. Dies ist vielleicht gut für die Basisausbildung, ist aber wissenschaftlich einfach verheerend. Und deshalb mein Plädoyer, den Studenten, die sich jetzt ernsthaft und intensiver diesen Bereichen zuwenden wollen, psychologische Medizin oder soziale Medizin nach international nennenswertem Stand anzubieten. Ich jedenfalls verspreche mir davon für unser Fach eine höhere Differenzierung, Anerkennung auch von Andersartigkeit und anderer Kompetenz, aber damit in erhöhter Unabhängigkeit etwas gleichgewichtigere Verhältnisse und bessere Kooperationsmöglichkeiten. Ich hätte großes Interesse daran, daß die Organisation eines solchen Studiums z.B. in Kern- und Wahlbereiche noch diskutiert wird.

Stössel: Es wäre ein ebenso verheerendes Mißverständnis, wenn ich mit der Situation unseres Faches an unserer und den anderen Universitäten in der Bundesrepublik zufrieden wäre. Für die Sozialmedizin, die Medizinsoziologie, die Medizinpsychologie, die Arbeitsmedizin müssen wir Ausbildungsbedingungen und Stellensituationen feststellen, die wir nur als katastrophal bezeichnen können. Wir können damit derzeit nicht realisieren, was wir möglicherweise in ein Ausbildungsziel hineinschreiben würden.

Heimpel: Man darf nicht vergessen, daß die Approbationsordnung auch in der durch die beiden Novellen etwas verschlechterten Fassung ein besonders hohes Maß an Flexibilität und Gestaltungsmöglichkeit bietet, das die Fakultäten nie ausgenutzt haben. Es muß also an irgendwelchen anderen Gründen liegen, daß diese Möglichkeiten nie genutzt wurden. Der erste Grund ist sicher das Massenproblem. Dabei muß ich Herrn Pauli für die deutsche Situation widersprechen. Denn erstens war die Dozentenvermehrung im klinischen Bereich eine notwendige Vermehrung von Funktionsärzten für hochspezialisierte Medizin, die der Lehre nur zum Teil zugute kommt. Zweitens ist die Kapazitätsverordnung und ihre Auslegung durch Verwaltung und Rechtsprechung hinderlich für jeden Versuch einer curricularen Verbesserung, weil wir curriculare Veränderungen nur noch so vornehmen können, daß sie nicht zu einer weiteren Erhöhung der Studentenzahlen führen und damit den gewünschten Effekt in das Gegenteil verkehren. Die Kapazitätsverordnung verdirbt die Motivation der Hochschullehrer, sich mit Fragen des Medizinstudiums zu beschäftigen, und verhindert damit jede Optimierung. Der dritte Grund ist, daß die „therapeutische Breite" von Multiple-choice-Prüfungen gering ist, und daß es nicht gelungen ist, den Inhalt der in den 4 (!) Staatsexamina verwendeten MC-Prüfungen auf das Grundwissen zu beschränken. Wenn MC-Prüfungen auf exotische Gebiete ausgeweitet werden und damit von dem Ausbildungsziel des Basisarztes weit entfernt sind, bleibt die Freiheit der Lehre Theorie, weil die Studenten nur noch auf eine überdimensionierte MC-Prüfung lernen. Sie sind im übrigen nicht deswegen so überdimensioniert, weil der Gesetzgeber sie überdimensioniert hat, sondern weil Hochschullehrer in den Sachverständigenkommissionen des Mainzer Instituts für Medizinische Prüfungsfragen Gegenstandskataloge und Fragensammlungen produziert haben, deren Inhalt über das in der Grundausbildung notwendige und lehrbare Wissen der theoretischen und klinischen Medizin weit hinausführt. Darum halte ich auch heute noch für richtig, was ich in den vergangenen 15 Jahren immer wieder gesagt habe: Die Approbationsordnung ist nicht genutzt, sondern sie ist mißbraucht worden. Man muß gegen den Mißbrauch vorgehen und nicht gegen die Approbationsordnung.

BADER: Die Approbationsordnung ist hervorragend geeignet, ein nach internationalem Standard exzellentes Medizinstudium durchzuführen. Ich war 12 Jahre in Amerika; 1972 bekam ich meinen Ruf nach Ulm und habe zum erstenmal die Approbationsordnung gelesen. Sie schien mir besser als das, was ich in Amerika als Medizinstudium kennengelernt habe, und das amerikanische Medizinstudium ist um Klassen besser als das deutsche. Als ich dann nach Deutschland kam, mußte ich aber erfahren, daß die Approbationsordnung nur als Prüfungsordnung verstanden wurde, in die Durchführung der medizinischen Ausbildung aber nur formal Eingang gefunden hat; der Geist der Approbationsordnung blieb bei den Akten. Ich kenne einen Dekan, der mir sagte: „Approbationsordnung – habe ich noch nie gelesen."
Die Approbationsordnung schreibt zweierlei Arten von Prüfungen vor: die universitären Prüfungen und das Staatsexamen. Das Staatsexamen, das aus der preußischen Bestallungsordnung stammt und das 1887 für ganz Deutschland gültig wurde, war nie und ist auch heute nicht eine Abschlußprüfung für das Medizinstudium, sondern eine Zulassungsprüfung für die Ausübung der ärztlichen Tätigkeit. Eine Parallele dazu sind die Prüfungen des Technischen Überwachungsvereins (TÜV) für Produkte der Technik. Fälschlicherweise wird aber dieses Staatsexamen von den meisten Professoren als Abschlußprüfung mißverstanden, und damit werden die von der Approbationsordnung geforderten universitären Prüfungen, die als studienbegleitende Prüfungen vorgesehen sind (§ 2 Abs. 3, letzter Satz), bagatellisiert. Obwohl diese studienbegleitenden Prüfungen größtenteils nicht erfolgen, werden sie auf den erforderlichen Scheinen ausnahmslos bestätigt.
Die Motivation der deutschen Hochschullehrer im Studiengang Medizin ist sehr niedrig. Dies hat mehrfache Gründe. Einer davon ist die niedrige Bewertung der Lehre. Die Lehre ist im Laufe dieses Jahrhunderts zu einer Pflichtübung degeneriert, für die es weder Belohnung noch Anreiz gibt. Im Gegenteil, man handelt sich nur Ärger ein. Ganz im Gegensatz dazu die Forschung, die einem Ruhm und Ehre bringen kann, oder die Krankenversorgung, die materiell honoriert wird. Ein weiterer Grund ist die Verstopfung des Medizinstudiums mit nicht mehr ausbildbaren Zahlen von Studenten. Bei derartigen Massen ist mit Pädagogik und Didaktik nicht mehr viel zu erreichen. Hier wird Organisation und Logistik verlangt, und die ist in medizinischen Fakultäten kaum vorhanden. Vor diesem Problem wird ein Professor, mag seine Motivation für den Unterricht noch so groß sein, bald kapitulieren und sich den einträglicheren Geschäften der Forschung und Krankenversorgung zuwenden. Ich meine deshalb, der allererste Hebel zur Verbesserung des Medizinstudiums muß an die Kapazitätsverordnung gelegt werden, die eines der schlechtesten und schlampigsten Stücke von Gesetzgebung ist. Hier sind Politiker,

Ministerien und Fakultäten gleichermaßen gefordert, über den Schatten der ein-
träglichen Studentenzahlen zu springen. Die Kapazitätsverordnung darf nicht wie
bisher personalbezogen auf die Stellen der Vorklinik bezogen sein (wer gibt schon
Stellen ab, um die Kapazität zu vermindern), sondern muß entsprechend dem
Anspruch der Approbationsordnung auf eine praxisbezogene Ausbildung patien-
ten- und bettenbezogen auf die Klinik sein.

KOLKMANN: Offenbar ist es doch ein Massenproblem! Was meinen persönlichen
Eindruck von der politischen Szene angeht, so ist die Hoffnung auf eine Veränderung der Kapazitätsverordnung, bei allen Appellen, die sicher berechtigt sind,
völlig grundlos. Und deshalb bin ich schon sehr pessimistisch, was eine Änderung
der Studienumstände angeht. (Einwurf BADER: Es gibt eine Möglichkeit: Halbie-
rung des Personals in der Vorklinik, und Sie haben die Hälfte der Studenten.)
Etwas Merkwürdiges habe ich aber trotzdem festgestellt. Es ist längst nicht so, daß
jedes Krankenhaus, das Lehrkrankenhaus werden möchte und könnte, es auch
wird, trotz der großen Zahlen und der fehlenden Betten. Wie das möglich ist, weiß
ich auch nicht.

GROSSE-RUYKEN: Aus allen Diskussionsbeiträgen geht doch klar hervor, wie vielsei-
tig und vielgestaltig unser Geschäft hier ist. Man spürt die Interessenvertretung
einer Richtung und man hört solche einfachen Vorschläge, daß man nur das
Personal halbieren müßte, damit alles wieder klappt. So wie wir heute morgen und
gestern bereits erkannt haben, daß Ganzheitsmedizin als solche wieder eine Sichtweise der Ausbildung sein sollte, so sollten wir uns bemühen, auch ein ganzheitli-
ches Denken in der Ausbildung zu vollziehen, denn nur dann wird der Student
erfahren können, was anthropologisch dahintersteckt. Was heißt das? Was wir
heute morgen mit dem Modell Maastricht vorgestellt bekommen haben, ging ja
schon etwas in die Richtung, daß auch die Vorklinik mit ihren Angeboten an den
klinischen Fall gekoppelt sein sollte. Ich meine, das fehlt in der Approbationsordnung heute wirklich ganz. Und wir sollten darauf hinwirken, daß nicht nur das
Röntgenbild als solches und seine Deutung zur Ausbildung ansteht, sondern daß
hinter diesem Röntgenbild eben auch die Funktion des Knies, was damit passiert ist
und zu welchem Menschen es gehört, in den Blick kommt. Das zweite, was heute in
der Ausbildung restlos fehlt, ist der Therapieansatz. Dieser ist bei uns fast ausschließlich entweder chirurgisch oder medikamentös. Verhaltensmedizinische
Aspekte fehlen vollständig. Sie werden von den Dozenten nicht oder nur in
wenigen Ausnahmen dargelegt. Das macht Mühe, weil man hier natürlich schon in
tiefere Gründe vorrücken muß; aber das ist eigentlich das, was für die Praxis später
ganz entscheidend und wichtig ist. Zu integrieren ist wichtig, ohne daß wir bereits
eine Differenzierung in bestimmte Richtungen vornehmen. Ich meine, das gehört
zur Basisausbildung. Und wenn wir an das „Y" denken, dann sollte die Gabelung
weit oben anfangen. Sie soll kommen, aber sie müßte relativ hoch gesetzt werden,
für meine Begriffe frühestens nach dem 8. Semester. Dann bekommen wir auch
einen qualifizierten, sozialpsychologisch ausgebildeten Basisarzt, Hausarzt, den
wir dringend brauchen. Die anderen, die in die Wissenschaft wollen, haben dann
auch ihre Möglichkeiten, rechtzeitig anzufangen.

MATTHIESSEN: Ich möchte eine staatliche Approbationsprüfung vorschlagen und
dafür plädieren, die Zwischenprüfungen während des Studiums den Universitäten

zu überlassen. Dies würde eine Anregung bedeuten, an den verschiedenen Hochschulen über einen sinnvollen Modus solcher Prüfungen nachzudenken. Anders, glaube ich, wird man nichts bewegen können. Des weiteren möchte ich für einen spezialisierungsfähigen Basisarzt plädieren und gleichzeitig für eine Studienzeitverkürzung.

Herr Wirsching, natürlich wird man Schwerpunkte setzen müssen. Aber ich sehe die Gefahr, auf der einen Seite in eine allzu psychologisierende Richtung zu geraten, auf der anderen die menschliche Existenz nur unter regelungsphysiologischen Gesichtspunkten zu sehen. Das spezifisch Ärztliche, ich habe dies bereits ausgeführt, würde dabei auf der Strecke bleiben. Und deswegen meine ich, daß während der Ausbildung zu einem solchen spezialisierungsfähigen Basisarzt die Verbindung beider Bereiche eine Conditio sine qua non sein sollte.

KINKELIN: Wir sind uns einig geworden, daß die Ausbildung an der Universität mit dem Staatsexamen keinen fertigen Arzt vollbringt. Das war eigentlich auch früher nicht so. Auch schon zu meiner Zeit wußte man, daß man noch zusätzliche Ausbildungswege gehen muß, bis man sich selbstverantwortlich niederzulassen getraute. Wenn man nun das heute aus äußeren, v. a. ökonomischen Zwängen einfach so macht, daß man den AiP, der noch gar nicht ausreichend strukturiert ist, einfach oben draufsetzt, geht das nicht an. Solange die Ausbildung so ist wie sie ist, reicht der AiP nicht aus, um einen Basisarzt zu produzieren, den man mit gutem Gewissen „aufs Volk loslassen" kann. Mir wäre es allerdings, dies muß ich zugeben, viel lieber, wenn die Vorstellungen, wie sie meine beiden Vorredner gerade skizziert haben, in der Ausbildung Wirklichkeit wären, dann benötigte man keinen AiP. Ob man dann noch Allgemeinmedizin bräuchte, das könnte man fragen; aber so wie es jetzt ist, den AiP einfach draufgesetzt und siehe da, der fertige Arzt ist gezaubert, das halte ich für nicht vertretbar. Im Gegenstandskatalog der Weiterbildungsordnung für Allgemeinmedizin haben Sie quasi den Wunschkatalog unserer Runde vor sich. Daran mögen Sie ermessen, worauf wir durch Einführen des AiP in Zukunft verzichten wollen.

Gesundheitsförderung

R. H. E. Alten, H. Milz

Anhand der internistischen Rheumatologie versuche ich zunächst zu verdeutlichen, inwiefern neue wissenschaftliche Betrachtungsweisen unser Verständnis der Erkrankungen aus diesem Bereich derzeit verändern und sich von daher im Hinblick auf die Gesundheitsförderung chronisch rheumakranker Menschen eine Entwicklung abzeichnet, die unser ärztliches Handeln wesentlich bestimmen wird.

Die Erforschung des Immunsystems des Menschen hat in den letzten 20 Jahren eine Vielzahl von Daten zur Struktur und Funktion dieses Organs geliefert. Wir wissen jedoch mittlerweise auch, daß individuelle Wirklichkeiten eine für jedes Individuum einzigartige Konfiguration des Immunsystems konstituieren; v. Uexküll prägte in diesem Zusammenhang den Begriff „Bedeutungskoppelungen". Darüber hinaus liegen Befunde vor, daß Immunsystem und Zentralnervensystem, die unsere wichtigsten Verbindungen zur Außenwelt darstellen, in engstem wechselseitigen Austausch stehen.

Diese Erkenntnisse, seit der Publikation des Sammelbandes *Psychoneuroimmunologie* durch Ader im Jahre 1981 einem größeren Kreis zugänglich, lassen die Grundlagen der anthropologischen Medizin der Heidelberger Schule hochaktuell erscheinen. Eine der zentralen Fragen Viktor v. Weizsäckers war die nach der lebensgeschichtlichen Bedeutung von Krankheit. „Warum erkrankt dieser Mensch zu diesem Zeitpunkt an dieser Krankheit?"

Wenn wir also wissen, daß Zustände von chronischem Streß, insbesondere unter den Bedingungen von Hoffnungslosigkeit, zu einem Zusammenbruch autoimmunologischer Regulationsprozesse führen können, so erhebt sich die Frage, wie durch Maßnahmen der Gesundheitsförderung im Menschen vorhandene Selbstheilungskräfte gestärkt werden können. Deneke aus Hamburg hat sich in einer umfassenden Untersuchung, die gerade jetzt publiziert wurde, der Frage zugewandt, welche Charakteristika diejenigen eines untersuchten Kollektivs aufwiesen, die über den Beobachtungszeitraum von mehreren Jahren gesund blieben, und fand als wesentliches Merkmal ein ausgeprägtes „Hoffnungspotential" sowie „Autarkie".

Erhaltung und Förderung der Gesundheit – sind dies Ziele, denen sich Ärzte und die medizinische Ausbildung widmen sollten? Sicherlich werden die meisten von Ihnen spontan zustimmen. Es gibt allerdings auch ernsthafte Kritiker der Medizin, die dies bezweifeln. Kürzlich konnte man in der *Frankfurter Allgemeinen Zeitung* einen Bericht von Rosemarie Stein lesen, in dem sie Everet Copp, den Surgeon General für die US-Gesundheitsversorgung, als Zeugen der Kritik benannte. „Von den herkömmlichen medizinischen Ausbildungsstätten erwartet der Surgeon General nicht viel für die Sache der Gesundheitsförderung. Nach seiner Erfahrung sind sie immer die letzten, die Veränderungen auf dem Sektor erkennen und Konsequenzen daraus ziehen" (*FAZ* 3. Juli 1987).

Konzepte der Gesundheitsförderung

Was ist Gesundheitsförderung? Welche Veränderungsprozesse können wir im Hinblick auf Gesundheitsförderung beobachten? Als Robert Anderson 1984, im Auftrag des europäischen Büros der WHO, eine Übersichtsdokumentation zum Thema „Gesundheitsförderung" erstellte, kam er zu dem Schluß, daß sich unter diesem Begriff eine Vielzahl von unterschiedlichen Konzepten und Strömungen sammelt. Verbindungen lassen sich herstellen zur Gesundheitserziehung, Präventivmedizin, "Public Health", Umwelthygiene, "community medicine", Selbsthilfegruppen etc. Manche Konzepte von Gesundheitsförderung waren fast ausschließlich auf die Prävention spezifischer Krankheiten oder auf die Stärkung der Abwehrkräfte gegen bestimmte Krankheitserscheinungen gerichtet.

Die Debatte um die Notwendigkeit von Gesundheitsförderung hat sich in der Auseinandersetzung zu einer Vielzahl vermeintlicher Gegensätze entwickelt:
- positives versus negatives Gesundheitskonzept,
- „Verhalten vs. Mikrobiologie",
- Menschen vs. Maschinen,
- Experten vs. Selbsthilfe,
- High-Tech vs. naturgemäße Verfahren,
- ganzheitlich vs. dualistisch,
- Anreiz/Ermutigung vs. Beschränkung/Verbot usw.

Diese schematisierte Debatte hat nützliche Provokationen freigesetzt und zu radikalerem Nachdenken geführt. Aber sie kann auch allzu leicht in simplifizierende Ideologien umschlagen, welche Wünsche einer idealen Situation mit der komplexeren Wirklichkeit verwechseln.

Gesundheitsförderung bringt die Chance mit sich, über den Wert Gesundheit neu nachzudenken, ein Wert, der innerhalb der modernen Medizin oft in Vergessenheit geraten ist – nicht aus bewußter Ignoranz, sondern eher als Nebenwirkung der leicht blendenden Faszination rapider technologischer Entwicklungen innerhalb der Medizin. Hauptsächlich im erfolgreichen Kampf gegen Krankheiten können Ärzte Ehre und Ansehen gewinnen. Prävention, ein Ziel, welches darin besteht, daß Krankheit *nicht* eintritt, ist nach wie vor die vergessene Stiefschwester der klinischen Tätigkeiten.

Gesundheitsförderung könne als Ausdruck einer „neuen Allianz zur öffentlichen Gesundheitspflege" verstanden werden, schrieb vor einigen Monaten das britische *Lancet*. Der Begriff „öffentliche Gesundheitspflege" ist in der Bundesrepublik Deutschland, sicherlich insbesondere bei Ärzten, häufig negativ besetzt. Er hat für viele den Beiklang von Bürokratie, Kontrollinstanzen und verordneten Planungen. Im Gegensatz zu den meisten Industrieländern gibt es in der BRD bisher keine universitären Einrichtungen im Sinne der "Schools of Public Health".

Gesundheitsförderung hat,. v. a. in den USA, Kanada, Großbritannien, Skandinavien und einigen Ostblockländern, in den letzten Jahren erhebliche Aufmerksamkeit gefunden. In einer Vielzahl von Regierungsdokumenten und gesundheitspolitischen Entscheidungen ist dort inzwischen eine explizierte Entwicklung der Gesundheitsförderung begonnen worden.

Der WHO kommt das Verdienst zu, sich um die internationale Vereinheitlichung des Konzepts „Gesundheitsförderung" bemüht zu haben. Nach einer Vielzahl internationaler Konsultationen hat sie im November 1986, zusammen mit der kanadischen Regierung, die erste internationale Konferenz zur Gesundheitsförderung durchgeführt. Das gemeinsame Dokument dieser Tagung, die sog. „Ottawa-Charter zur Gesundheitsförderung", hat in den letzten Monaten eine lebhafte gesundheitspolitische Diskussion entfacht.

Die "Ottawa-Charter" kann als ein Konsensdokument betrachtet werden. Dabei stellt sie nicht den kleinsten gemeinsamen Nenner der verschiedenen Akteure dar, sondern umreißt, in notwendigerweise breiter Terminologie, Ziel und Aufgaben der Gesundheitsförderung. Ziel ist es, den Prozeß der umfassenden Befähigung der Menschen zur stärkeren Kontrolle und Verbesserung ihrer Gesundheit zu unterstützen. Befriedigung lebensnotwendiger Bedürfnisse, Erkenntnis und Umsetzung von persönlichen Bestrebungen und Wünschen sowie adäquate Anpassung an und Veränderung von ihrer Lebensumwelt sind die Mittel zur Realisierung des genannten Ziels der Gesundheitsförderung.

Drei zentrale Aspekte stehen im Mittelpunkt der "Ottawa-Charter":
– vorteilhafte Gestaltung von Lebens- und Umweltbedingungen sowie
– Verhaltensweisen für die Gesundheit durch konsequente Interessenvertretung,
– Entwickeln von Fähigkeiten zur Entfaltung vorhandenen Gesundheitspotentials,
– Vermittlung zwischen unterschiedlichen Interessen von persönlichem und sozialem Alltag im Sinne der Gesundheit.

Diese 3 Aspekte machen deutlich, daß Gesundheit ein wesentliches, aber nicht das einzige Lebensziel ist. Gesundheit ist kein festgeschriebener Zustand, sondern ein stets neu zu gestaltender Prozeß. Gesundheitsförderung ist in erster Linie ein soziales und persönliches Anliegen, welches auf Prinzipien von gegenseitiger Unterstützung, ökologischem Verständnis, ganzheitlicher Sicht sowie gleichberechtigender Anerkennung der Geschlechter aufbaut.

Der Prozeß der Gesundheitsförderung geht, das betonte die "Ottawa-Charter" deutlich, über das traditionelle Verständnis von Gesundheitsversorgung hinaus. Gesundheit läßt sich auf vielfache Arten fördern, von denen eine, im Falle der Krankheit, die medizinische Hilfe ist. Gesundheitsförderung strebt die aktive Partizipation aller an. Epidemiologische Forschungen der vergangenen Jahre haben deutlich gemacht, daß Gesundheit multikausal durch ökonomische Ungleichheit (z. B. Armut und Arbeitslosigkeit), durch Umweltzerstörungen (z. B. Luft- und Wasserverschmutzung), durch persönliches Verhalten (z. B. Rauchen und Fehlernährung) sowie durch soziale Desintegration (z. B. Einsamkeit) gefährdet wird. Wenn Gesundheit dort gefährdet wird, wo Menschen leben, arbeiten, ihre Freizeit verbringen und lieben, dann muß sie auch dort gefördert werden.

Die notwendige Interaktion und Kooperation verschiedener Aktionsbereiche und Akteure wird durch die 5 Handlungsebenen der "Ottawa-Charter" dargestellt:
– Entwicklung gesunder öffentlicher Politik,
– Schaffung unterstützender Umwelten,

– Stärkung gemeinsamen Handelns,
– Schulung persönlicher Fertigkeiten,
– Reorientierung der Gesundheitsdienste.

In Hinblick auf die mögliche Bedeutung der Gesundheitsförderung für die zukünftige medizinische Ausbildung möchte ich einige Anmerkungen zu den beiden letztgenannten Handlungsebenen machen.

Gesundheitsförderung in der medizinischen Ausbildung

Eine Vielzahl Studien der letzten Jahre zeigen uns deutlich, daß die Einflußmöglichkeiten des persönlichen Verhaltens auf die Gesundheit und den Heilungsprozeß im Krankheitsfall erheblich sind. Grobe Stichworte wie Körperbewußtheit, Bewegung und Entspannung, bewußtere Ernährung und Vermeidung von übermäßigem Genußmittelkonsum verweisen auf die allgemeine Richtung. Die systematische Erforschung psychophysischer oder psychosomatischer Zusammenhänge hat gezeigt, wie wichtig die Schulung der persönlichen Aufmerksamkeit und Wahrnehmung für die Gesundheit ist.

Auch die vorliegenden Ergebnisse der Placeboforschung können nicht länger ignoriert werden, machen sie doch klar, welche positiven Einflüsse persönliche Vorstellungen sowie gezielte Unterstützung des bei allen Menschen vorhandenen Gesundheits- und Heilungspotentials haben können.

Wenn Ärzte diese wichtigen Bereiche nicht länger ignorieren wollen, dann müssen zukünftige Curricula der Medizinerausbildung diese Aspekte aufnehmen. Die wachsende Popularität komplementärer Heilverfahren und Selbsthilfetechniken verweist darauf, daß die Menschen zusehends weniger bereit sind, chemisch-medikamentöse Verordnungen zu akzeptieren, wo aktiv-partizipatorische und nebenwirkungsärmere Lösungen reale Möglichkeiten sind.

In einer kürzlich durchgeführten Erhebung der WHO über die Inanspruchnahme komplementärer Heilverfahren in einigen europäischen Ländern wurde deutlich, daß schon heute:
– ca. ein Fünftel bis ein Viertel aller Patienten solche Heilverfahren gelegentlich oder regelmäßig beanspruchen,
– diese Patienten dies zumeist ohne Information und parallel zu ihrer ärztlichen Behandlung tun,
– sie sich kompetente Ratschläge ihrer Ärzte über solche Verfahren wünschen.

Die Entwicklung ganzheitlicher oder integrierter Medizin, welche in bester Weise naturgemäße, komplementäre und moderne psychophysiologische Verfahren mit den Möglichkeiten moderner Technologie verbindet, ist eine wesentliche Aufgabe. Heinrich Schipperges hat dafür den zutreffenden Ausdruck „moderne Heilkunst" verwendet.

Zu den Aufgaben einer modernen Heilkunst wird es auch gehören, den zukünftigen Ärzten mehr über die Ergebnisse der Bewältigungsforschung ("Coping") zu vermitteln. Eine Auseinandersetzung mit "Coping"- und "Compliance"modellen erfordert ein besseres Verständnis der komplexen Dynamik von schichtenspezifischen Lebensweisen, kontextbezogenem Risikoverhalten sowie sozialen Interaktions- und Kommunikationsprozessen.

Von den Ärzten, die an unseren Hochschulen ausgebildet werden, verlangt die Öffentlichkeit zu Recht technologisches Können und gesundheitsförderliche Kompetenz: angesichts der Dynamik in beiden Bereichen sicherlich eine hohe Anforderung und eine nicht leicht zu lösende Aufgabe.

Der britische Zukunftsforscher James Robertson hat vor einiger Zeit verschiedene Zukunftsszenarien für die Gesundheitsversorgung beschrieben, von denen ich zwei skizzenhaft wiedergeben möchte:

1. High-Tech-Szenarium ("HE" = "hyperexansionist") setzt auf

   - rasche Lösungen durch extensiven Gebrauch medizinischer Technologie,
   - Gen- und Biotechnologie,
   - Organersatz,
   - technologische Sinnesapparaturen und kybernetische Organismen,
   - pharmakologische Prävention und Behandlung mentaler und sozialer Devianz,
   - computerisierte Diagnostik,
   - datengeschützte Patientenausweise mit umfassender physiochemischer und sozialer Information,
   - starke Expertenbetonung, „optimale" Planung und Verwaltung von Gesundheitsrisiken,
   - raschen Ausbau medizinischer Versorung,
   - Zentralisierung von Entscheidungen.

2. Ökologisches Szenarium ("SHE" = "sane, humane, ecological") setzt auf

   - Betonung persönlicher und sozialer Verantwortung,
   - positiven Gesundheitsbegriff,
   - Selbsthilfe und gegenseitige Unterstützung,
   - stärkere Betonung von Ernährung und Umweltgestaltung,
   - Interesse an psychophysischen Wechselwirkungen und Verminderung krankmachender Streßfaktoren,
   - Entwicklung angepaßter Technologien,
   - Förderung der Laien- und Selbsthilfekompetenz,
   - Erforschung und Förderung des Wohlbefindens,
   - gleichberechtigtes Verhältnis der Geschlechter,
   - Respektierung der besonderen Bedürfnisse und Fähigkeiten aller Altersgruppen,
   - Förderung des Gesundungs- und Heilungspotentials auch derjenigen, die mit einer chronischen Krankheit oder Behinderung leben,
   - Verminderung von Expertenabhängigkeit,
   - stärkere Dezentralisierung.

Solche Szenarien, wie Robertson sie darstellt, lassen sich auf der Basis vorhandener Entwicklungstendenzen oder möglicher veränderter Handlungsstrategien idealtypisch darstellen. Sie können die Diskussion darüber befruchten,
- was möglich ist,

– was wahrscheinlich ist,
– was wir bevorzugen.

Das heutige Symposium befaßt sich mit der Zukunft medizinischer Ausbildung. Es geht dabei um mehr als eine technokratische Hinzufügung oder Elimination von Fächern im Ausbildungskatalog. Über die zukünftige Qualität und Akzeptanz der Ärzte entscheiden nicht nur ihre technische Kompetenz, sondern auch die Werte, auf denen ihr Handeln basiert. Die bewußte Reintegration und die systematische Beschäftigung mit dem komplexen Phänomen Gesundheit sowie das aktive Bemühen der Ärzte, zu ihrer Förderung beizutragen, muß fester Bestandteil zukünftiger Ausbildung in der Medizin werden. Dies ließe sich etwa in Form eines interdisziplinär gestalteten Kurses (Medizin, Anthropologie, Sozialwissenschaft, Psychologie, Geisteswissenschaft etc.) in der Vorklinik beginnen. Aber wirkungsvollen Einfluß in der Medizin kann das Konzept der Gesundheitsförderung nur durch den beständigen Rekurs auf diesen Wert in den klinischen Fächern gewinnen. Hier dürften nicht nur die Studenten, sondern auch ihre Lehrer noch wesentlichen Lern- und Informationsbedarf haben. Wenn wir uns über den prinzipiellen Wert der Gesundheit in der Medizin verständigen können, dann dürften die praktischen Implikationen für die verschiedenen Ausbildungsfächer zwangsläufig deutlicher werden.

Angesichts des wachsenden Anteils von chronischen Krankheiten bekommt das Konzept der Gesundheitsförderung zusätzliche Relevanz in der Medizin. Es geht darum, den Menschen, die mit einer chronischen Krankheit leben müssen, alle Unterstützung zukommen zu lassen, damit sie, möglichst in eigener Regie, eine sinn- und hoffnungsträchtige Lebensqualität finden können.

Ärztliche Ausbildung und Praxis muß sich in Zukunft neben einem Verständnis von Pathogenese wieder verstärkt um „Salutogenese" (Antonowski) bemühen. Wie entsteht Gesundheit? Wie kann sie erhalten, wiederhergestellt und gefördert werden?

Das Problem scheint mir weniger die Einrichtung eines zusätzlichen, aber isolierten Curriculumelements „Gesundheitsförderung" zu sein. Wesentlicher ist das grundsätzliche Bemühen, Gesundheit wieder zu einem bewußten Element *aller* klinischen Fächer zu machen. Gesundheit ist eingebettet in die persönlichen, sozialen und ökologischen Dynamiken, in denen jeder unserer Patienten lebt.

Es bleibt zum Schluß die Frage: Ist die zukünftige medizinische Ausbildung willens, ihren Studenten den Wert und die Komplexität von Gesundheit zu vermitteln? Oder soll medizinische Arbeit auf Krankheit beschränkt werden?

Das Medizinstudium an der Universität Witten/Herdecke:
Versuch einer Neugestaltung der ärztlichen Ausbildung

P. F. MATTHIESSEN

Ursprung und Ziel eines jungen Unternehmens

Der Impuls zur Gründung der Universität Witten/Herdecke, der ersten freien Hochschule in privater Trägerschaft in der BRD, ist im wesentlichen von medizinischen Hochschullehrern und klinisch tätigen Ärzten ausgegangen, und dies dürfte kaum ein Zufall gewesen sein. Denn kaum eine Hochschulausbildung findet sich heute so verschult, durch so viele Vorschriften gegängelt und so von einem naiven Faktenglauben beherrscht wie das derzeitige Medizinstudium. Die gegenwärtige bundesdeutsche Ausbildungsordnung für Ärzte stellt eher ein planwirtschaftliches System zum Ausschluß von Wissenschaftlichkeit und zur Verhinderung praktischer Fertigkeiten dar als einen Weg zum Erwerb medizinisch-wissenschaftlichen Denkvermögens und spezifisch ärztlicher Fähigkeiten. Lernzielkataloge und schriftliche Multiple-choice-Prüfungen mit Festschreibung der „richtigen" Antworten dressieren Studenten wie Hochschullehrer zur Repetition einer Sammlung von – per Majoritätsbeschluß anerkannten – Meinungen, bestrafen abweichende Urteilsbildung mit Nichtbestehen und erwürgen damit eigene Erkenntnisarbeit bereits im Ansatz.

Ein souveränes Verhältnis zu den Grundfragen der Medizin und ihrer Hilfswissenschaften vermag sich der heranwachsende Arzt unter diesen Bedingungen nicht zu erwerben. Statt sich grundsätzlich und undogmatisch mit den jeweiligen Phänomenen und den sich an ihnen entzündenden Fragen auseinanderzusetzen und eigene Erkenntnisarbeit zu leisten, gerät der Studierende notgedrungen in eine gläubige und ideologische Haltung gegenüber den Einzeldisziplinen und ihren Ergebnissen, deren Methodenkontext und deren epistemologischen Voraussetzungen sowie deren Gültigkeitsgrenzen er somit nicht mehr hinreichend zu beurteilen vermag. Dies zumal deshalb, weil eine Vielzahl von Disziplinen, deren Ergebnisse sich der Mediziner anzueignen hat, wie etwa Physik, Chemie, Biologie, Psychologie, Soziologie etc., ja keineswegs spezifisch ärztliche Wissenschaften sind, sondern für den Arzt lediglich Hilfswissenschaften darstellen. Gerade hier ist die Gefahr der Entwicklung eines unkritischen, dogmatischen Verhältnisses besonders groß. So zeigen gerade Mediziner gegenüber den Aussagen etwa der Physik oder der Statistik eine rührende Gläubigkeit, wie man sie jedem Theologiestudenten nur wünschen möchte.

Andererseits steht die Medizin als die das ärztliche Handeln auf spezifische Weise stützende Wissenschaft nach wie vor vor dem Dilemma, daß ihr für ihre spezifischen Kategorien – Gesundheit, Krankheit, Heilung – die grundbegrifflichen Kriterien fehlen. Ausbildungsnovellierungen im Verlaufe der vergangenen Jahrzehnte haben demzufolge lediglich dazu geführt, immer weitere, jedoch ihrerseits positivistisch aufgebaute und damit zur Erhellung der medizinischen Grundfragen kaum geeignete Hilfsdisziplinen – wie etwa medizinische Psychologie, medizinische Soziologie, Ökologie, Psychosomatik – dem Studium rein additiv hinzuzufügen.

Der Insuffizienz hinsichtlich der theoretischen Ausbildung steht diejenige der praktischen Unterweisung nicht nach. Im Rahmen der derzeitigen Ärzteausbildung hat der Student kaum Gelegenheit, die Probleme des Kranken in ihrer natürlichen Komplexität kennen und erfassen zu lernen und daran Sozialreife, Urteilsfähigkeit, Empathievermögen, realistisches Situationserfassen, therapeutische Phantasie und Gestaltungswillen zu entwickeln.

Ich brauche hier eine Bestandsanalyse des gegenwärtigen bundesdeutschen Medizinstudiums nicht weiter fortzusetzen. Das Angeführte erscheint bereits ausreichend, um die dem Gründungsimpuls von Witten/Herdecke innewohnenden Motive verständlich werden zu lassen. Sie zielen nicht darauf hin, das bundesdeutsche Hochschulwesen im allgemeinen und die Medizinerausbildung im speziellen um eine Einrichtung zu ergänzen, die, sich am Bestehenden orientierend, als eine zusätzliche Domäne die Erprobung neuer curricularer Techniken und gegebenenfalls die Formulierung von Reparaturvorschlägen im Programm hat. Zugrunde liegen vielmehr der Wille nach einer grundlegenden Neubesinnung und die Suche nach einer grundlegenden Neugestaltung der Hochschulausbildung, in diesem Zusammenhang des Medizinstudiums. Zu einer solch radikalen Neugestaltung – radikal im wörtlichen Sinn, von den Wurzeln, vom Fundament her – haben sich die staatlichen Hochschulen aus vielerlei und hier im einzelnen nicht weiter zu analysierenden Gründen nicht in der Lage gezeigt.

Um sie zu leisten, bedarf es einer inneren und äußeren Autonomie der Hochschule, die sich nur unter den Bedingungen völliger geistiger Freiheit verwirklichen läßt in Unabhängigkeit von staatlichen oder konfessionellen Entscheidungsbefugnissen. Im Hinblick auf Forschung, Lehre, Personalgestaltung, Studentenauswahl und Organisationsformen bedarf es einer Sozialgestalt und einer Führungsspitze, die die Verantwortlichkeit auf die Hochschulmitglieder personalisiert, Pressionen innerhalb und außerhalb des Lehrkörpers verhindert und dem einzelnen, auch gegen möglichen Opportunitätsdruck, einen Freiraum zu eigenständiger Erkenntnisarbeit erschließt.

Das Ziel der Universität Witten/Herdecke ist nicht, Rechtfertigungswissenschaft für bestimmte Weltanschauungen zu betreiben, die Bildung anerkannter oder alternativer Denkkollektive zu fördern, sondern einen Ort uneingeschränkter opportunitätsimmuner Wahrheitssuche und ungegängelten Geisteslebens zu schaffen und damit bei ihren Betreibern die Entkollektivierung der Meinungsbildung und somit die individuelle Urteilskraft sowie die personale Verantwortbarkeit des Tuns zu erwarten und zu ermöglichen.

Dies kann freilich keinen Freibrief für Beliebigkeit, Unverbindlichkeit und Selbstgenügsamkeit bedeuten. Seine soziale Rechtfertigung erfährt ein solches auf Autonomie hin angelegtes Unternehmen erst, wenn die dort Tätigen sich bereit finden, ihre Freiheit *von* fremdbestimmenden Elementen in eine Freiheit *zur* selbstgewählten Verpflichtung gegenüber den als lösungs- und gestaltungsbedürftig erkannten sozialen Erfordernissen unserer Zeit umzusetzen. Und um eine Entkollektivierung nicht der Gefahr individualistisch zersplitterter Aktivitäten auszusetzen, bedarf es der gemeinsamen, verbindlichen Erkenntnisarbeit, der Bildung von Erkenntnisgemeinschaften. Eine solche innere Arbeit ist der äußeren Gründung unserer Hochschule über mehrere Jahrzehnte vorausgegangen. Sie hatte zum Anliegen, der zunehmenden neopositivistischen Tendenz, die Wahrheitsfrage durch formale Richtigkeitskriterien und durch Soziologisierung der Akzeptanz wissenschaftlicher Ergebnisse zu ersetzen, den gemeinsamen Erkenntniswillen unter Miteinbeziehung aller wissenschaftlichen Fundamentalfragen entgegenzustellen. Für die Medizin bedeutet dies, die naturwissenschaftlich im Sinne eines methodischen Materialismus fundierte Betrachtung um eine geisteswissenschaftliche Dimension von Gesundheit und Krankheit zu erweitern.

Nach der Skizzierung der inneren Vorgeschichte unserer Einrichtung einige kurze Worte zum äußeren Bestehen: Die Universität Witten/Herdecke ist 1982 von der nordrheinwestfälischen Landesregierung anerkannt worden. Für die Medizin hat sie im Frühjahr 1983 mit 27 Studenten ihren Betrieb aufgenommen. Die Zulassung zum Medizinstudium findet jährlich zum Sommersemester statt. Gegenwärtig studieren bei uns ca. 130 Medizinstudenten in den Semestern 2–10. Die bundesdeutschen Ausbildungsverordnungen sind auch für Witten/Herdecke bindend, wodurch sich der Gestaltungsfreiraum erheblich eingeschränkt findet.

Das Witten/Herdecker Anliegen: Grundsätzliche Neubesinnung statt curricularer „Flickschusterei"

Ärztliches Tun ist seinem Wesen nach weder einfach angewandte Wissenschaft noch unreflektierter Aktionismus, sondern eine durch die Medizin und ihre Hilfswissenschaften in höchst wechselndem Ausmaß gestützte soziale Kunst der persönlichen Hilfestellung. Es ist ein wissendes Können bzw. ein könnendes Wissen, das sich letztlich nie an statistischen Normen, sondern immer an der biographisch fruchtbaren Lebensentfaltung des Kranken zu orientieren hat. Weder Wissenschaft als Selbstzweck noch die rasche, berufsschulmäßige Aneignung von Handlungsgewohnheiten und Berufstricks konstituieren ärztliche Kompetenz, sondern nur die Fähigkeit zu eigenständigem und eigenverantwortlichem Beurteilen und Behandeln der individuellen Situation des Kranken in ihrer vollen Wirklichkeit. Damit erhält die individuelle ärztliche Erfahrungsbildung als Ausgangspunkt angemessener Begriffsbildungen in der Medizin eine zentrale Bedeutung.

Demgegenüber entspricht das begriffliche Leitbild der heutigen Medizin demjenigen der exakten Naturwissenschaften im klassischen Sinne. In bezug auf die Wirklichkeit des Menschen in Gesundheit und Krankheit bedeutet dies einen krassen methodologischen und zuletzt auch ontologischen Reduktionismus, der sich gegenüber der Wirklichkeit der Arzt-Patienten-Begegnung stets als zu kurz gegriffen und in seinen praktischen Folgen oftmals als fragwürdig erweist. Die ärztliche Wirklichkeit von morgen aber ist das Ergebnis unserer medizinischen Begriffsbildung von heute: Theorien sind letztlich nie praxisneutral. Wie soll, so möchte ich fragen, die Medizin im strengen Sinne naturwissenschaftlich sein, wo doch im Mittelpunkt sowohl der medizinischen Wissenschaft als auch des ärztlichen Handelns der Mensch in allen seinen Dimensionen steht, wo doch zur „Natur" des Menschen gehört, daß er nicht nur ein physisches, sondern darüber hinaus ein lebendiges, empfindendes und denkendes Wesen ist?

Dem zunehmend nachhaltiger erklingenden Ruf nach mehr Menschlichkeit in der Medizin lediglich durch mehr Patientenzuwendung und durch mehr Gespräche unter Beibehaltung der herrschenden Theorien zu begegnen, erweist sich als entschieden zu kurz gegriffen und das eigentliche Dilemma der Medizin eher verschleiernd. Dieses besteht darin, daß sich auf einer naturwissenschaftlichen Ebene keine Kriterien erschließen zur Unterscheidung von Gesundheit und Krankheit und damit von Therapie und Manipulation. Die Bewertung „krank" oder „gesund" hingegen bemißt sich letztlich nie statistisch, sondern immer auch am Befinden und am Handlungsfreiraum des Patienten und transzendiert mithin stets eine rein naturwissenschaftliche Dimension. Naturwissenschaftliche Medizin ist demzufolge nicht identisch mit wissenschaftlicher Medizin, oder anders: wissenschaftlich an der gegenwärtigen Medizin sind die Anteile ihrer naturwissenschaftlichen Hilfsdisziplinen, während die wissenschaftliche Eroberung ihres eigentlichen Themenbereichs – Gesundheit, Krankheit, Heilung – noch weitgehend aussteht. In dieser Hinsicht stellt die Medizin im eigentlichen Sinne eine Disziplin dar, die allenfalls auf dem Weg ist, eine Wissenschaft zu werden. Angesichts dieser Situation wird die Forderung verständlich, die Ausbildungsmisere in der Medizin nicht vorschnell durch curriculartechnologische Reparaturen, sondern auch inhaltlich durch Aufgreifen und Weitergabe neuer Paradigmen anzugehen.

Herrschte seit dem letzten Drittel des vergangenen Jahrhunderts die Begrifflichkeit der klassischen Physik, ein „Physikalismus" in der Medizin vor, so wird gegenwärtig zunehmend das Heil in „systemischem Denken", in einem „Denken in komplexen Systemen", in der Einführung einer Systempathologie und Systemtherapie gesehen. Bezeichnenderweise entstammen diese Ansätze wiederum weniger der Medizin selbst als vielmehr der biologischen und biophysikalischen Grundlagenforschung. Ganzheitliche, relativ autonome Leistungsgestalten lebender Organismen lassen sich damit zweifellos begrifflich adäquater abbilden als durch die partikularistische Betrachtung der klassischen Physik. Indessen zeichnet sich auch hier die Gefahr ab, die inadäquate Alleinherrschaft des bisherigen Paradigmas durch diejenige eines neuen abzulösen und damit einen alten durch einen neuen Glauben in der Medizin zu ersetzen. Wichtiger als die Kenntnis der entsprechenden Modellvorstellungen selbst erscheint uns für den heranwachsenden Arzt das Wissen um deren jeweilige Gültigkeitsgrenzen und ein Gespür für das dem jeweiligen Phänomen je angemessenste theoretische Modell.

Aus der Sicht der modernen Systembiologie wird der Mensch gegenwärtig als autopoetische, kognitionsbefähigte, autonome, strukturdeterminierte, homöostatische und operational geschlossene Maschine beschrieben. So treffend damit einige biologische Phänomene der menschlichen Existenz beschrieben werden, so fragwürdig erscheint eine solche Definition als Grundlage medizinischer Ethik und ärztlichen Handelns.

Hauptanliegen der Medizinerausbildung in Witten/Herdecke ist daher die Förderung der Fähigkeit zu unvoreingenommener Betrachtung der Phänomene, die eigenständige Suche nach ihrer begrifflichen Deutung und die Ausbildung eigener Urteilsfähigkeit hinsichtlich der Übereinstimmung von Erfahrung und Theorie.

Gemeinhin ist der Medizinstudent heute dazu genötigt, zunächst mehrere Jahre auf Vorrat zu lernen und dabei eine Vielzahl theoretischer Ergebnisse ohne die Möglichkeit zu eigenen Wahrnehmungen und Erfahrungen zu übernehmen, wodurch selbständige Urteils- und Erfahrungsbildungen auf der Strecke bleiben. Soweit als möglich gehen wir deshalb den umgekehrten Weg, also vom Phänomen zu dessen begrifflicher Deutung, von der Erfahrung zur Theorie. Dies bedeutet gleichzeitig einen Weg vom Komplexen zum Partikularen, vom makroskopischen in den mikroskopischen Bereich und von der Betrachtung des Lebendigen, Werdenden und Vergehenden zum Gewordenen, zum Toten.

So soll der Student die Möglichkeit haben, zunächst etwa die menschliche Wärmeorganisation am Gesunden und in verschiedenen Krankheitssituationen lebenswirklich zu erfahren, um von hier aus schrittweise die Physiologie der Thermoregulation bis in die zellulären und subzellulären Bereiche hinein kennenzulernen. Entsprechend soll ihm Gelegenheit gegeben werden, etwa die menschliche Bewegungsgestalt zunächst in ihren phasenspezifischen, biographischen Erscheinungsweisen, in ihren typologischen und individuellen Ausformungen sowie in ihren pathologischen Spielarten gesamtheitlich zu erfahren, um sich hieran anschließend die Kenntnisse in Morphologie, Physiologie und Biochemie der Motorik auf organismischer, zellulärer und schließlich molekularer Ebene anzueignen. Oder er soll den Phänomenen der Atmung zunächst in ihrer lebenswirklichen Komplexität, etwa am neugeborenen, konversionsneurotischen, komatösen, sterbenden Mitmenschen begegnen können, um später die anatomischen, physiologischen und biochemischen Vorgänge der Atmung zu verfolgen und sich schließlich ein umfassendes Verständnis dieser Lebensäußerung zu erwerben. Das Übernehmen fertiger Aussagen soll so einem Prozeß der eigenständigen begrifflichen Verarbeitung der Phänomene sowie selbständigen Entscheidungen hinsichtlich der jeweiligen Relevanz von Phänomenen weichen. Im Rahmen des heutigen konventionellen Studiums sind dem heranwachsenden Arzt eigene Erfahrungen vielfach erst dann zugänglich, nachdem er sich längst die entsprechenden Vorstellungen mit ihren implikativen Deutungen, denen gegenüber er dann weitgehend unfrei ist, einverleibt hat. In dieser Hinsicht wollen wir mit dem Witten/ Herdecker Medizinstudium nicht irgendein curriculares Modell erproben, sondern unabdingbare Voraussetzungen einer wissenschaftlichen und praktischen Ausbildung als solcher zu realisieren versuchen.

Das beschriebene Vorgehen von der Empirie zur Theorie, vom Phänomen zu seiner Deutung, vom Allgemeinen zum Speziellen, vom Komplexen zum Einfachen, vom Ganzheitlichen zum Partikularen bedeutet auch, daß die Behandlung der anorganischen, toten Welt, etwa in Physik und Chemie, soweit als didaktisch möglich, erst im Anschluß an eine Betrachtung der Lebensprozesse innerhalb organismischer Ganzheiten erfolgt.

Solche ganzheitlichen, mehr oder weniger autonomen, d.h. einer jeweiligen Eigengesetzlichkeit unterliegenden, übersummativen Leistungseinheiten charakterisieren ja wesentlich die organismischen Lebensäußerungen. Sie bedeuten und konstituieren den ersten Schritt einer „Innerlichkeit" vitaler Prozesse; äußere Einflüsse spielen damit nie nur die Rolle von Ursachen (etwa im Sinne der Physik), sondern auch immer die von Bedingungen, denen der Organismus mit aktiven und eigengesetzlichen Leistungen antwortet. In bezug auf Erkrankung und Heilung bedeutet dies, daß es sich dabei letztlich immer um eine organismuseigene bzw. individuumeigene Leistung handelt, und daß das „Heilwerden" die Neugewinnung einer in der Krankheit verlorengegangenen Ganzheit darstellt.

Entscheidender als die theoretische Seite eines solchen Themas sind freilich die weitreichenden Konsequenzen, wie sie sich für das spätere ärztliche Handeln daraus ergeben. Denn wer nur auf einer kausalistischen Ebene zu denken gelernt hat, wird sein späteres therapeutisches Handeln notwendigerweise unter den Prämissen der manipulativen Korrektur von Vitalprozessen verstehen, während es der Gesichtspunkt organismischer Autonomie erlaubt, Therapie auch als dialogisches Geschehen zwischen Organismus und Arzneimittel zu begreifen.

Ich möchte hier gleich eine weitere grundlegende Frage aufwerfen, deren Beantwortungsmodus mit ähnlich weitreichenden Konsequenzen verbunden ist wie die vorausgegangene. Es ist diejenige nach dem Verhältnis der zuvor beschriebenen organismischen Autonomie zur Autonomie bewußten, zielgerichteten, personalverantwortlichen Handelns, oder anders formuliert: es ist die Frage nach der Beziehung unserer bewußten seelisch-geistigen Erkenntnis- und Handlungsakte zu unseren unbewußten leiblichen Vorgängen. Einem dogmatischen Materialismus zufolge wären unsere Bewußtseinsprozesse nichts weiter als durch leiblich-materielle Vorgänge hervorgerufene Epiphänomene, denen hiernach kein eigenständiger Existenzmodus zukäme. Psychosomatik bzw. die Erforschung und Behandlung seelischer Ursachen somatischer Erkrankung zu betreiben, würde somit einen gänzlich unsinnigen Zirkelschluß bedeuten; denn der zunächst als ursächlich gedeutete seelische Bereich wäre danach in seiner Existenz als solcher seinerseits als leiblich bedingt anzusehen und könnte mithin niemals Ursächlichkeitsfunktion haben. Die Thematisierung der Frage nach dem Wesen des Menschen in leiblicher, seelischer und geistiger Hinsicht, die Frage also nach der autonomen Existenz des seelisch-geistigen Bereichs des Menschen, wird in der Regel umgangen und verschleiert durch ein lediglich additives Hinzufügen und Betreiben von Disziplinen wie Psychosomatik, medizinische Psychologie und medizinische Soziologie innerhalb der bestehenden ärztlichen Ausbildung. Denn dem Menschen nicht nur naiv-alltagsweltlich, sondern auch als Ergebnis wissenschaftlichen Erkenntnisbemühens einen je eigenständigen geistigen, seelischen und leiblichen Existenzbereich zuzuerkennen, würde bedeuten, das Ineinanderwirken dieser Bereiche in Gesundheit und Krankheit – und nicht etwa nur als leib-seelischen Parallelismus bei einigen Formen des Krankseins – zu untersuchen und in Diagnose und Therapie konkret zu berücksichtigen.

Eine differenzierende Betrachtung der Wechselwirkungen zwischen kognitiven, emotionalen und volitionalen (willentlichen) Bereichen des Seelischen und den entsprechenden Leibesvorgängen wirft dann rasch eine weitere fundamentale Frage auf: nämlich inwieweit unser Denken durch somatische Abläufe determiniert ist, inwieweit umgekehrt ein zur Selbstgesetzgeberschaft fähiges, heteronomiefreies Denken in seinen Auswirkungen auf die Gehirnvorgänge zu denken ist. Im ersten Fall würde sich der Bereich notwendigen Geschehens, dem die vitalen Vorgänge ja unterliegen, auf die Bewußtseinsprozesse fortsetzen. Den Begriff der Freiheit und des selbstverantwortlichen Handelns kann es dann im Bereich der Medizin nicht geben. Auch staatsanwaltliche Ermittlungsverfahren würden jeglicher Legitimation entbehren. Dem Menschen aber andererseits autonome Selbstbestimmungsfähigkeit – zumindest der Möglichkeit nach – zuzusprechen, bedeutet, herrschende paradigmatische Vorstellungen über das Verhältnis des Denkens zu den damit einhergehenden Gehirnprozessen neu zu überdenken.

Die Thematisierung solcher Fragen, die sich gemeinhin ausgeklammert finden, sollen dabei das Witten/Herdecker Anliegen verdeutlichen, solche Fragen nicht beiseitezuschieben, sondern sie zu stellen und auch bei den Studierenden ein entsprechendes Problembewußtsein zu fördern. Nur so dürfte es möglich werden, Paradigmenwillkür in den Wissenschaften aufzuzeigen, vordergründige Parteilichkeit abzubauen und ein dezisionistisches Pluralismuskonzept mit der Zeit so weiterzuentwikkeln, daß daraus eine berechtigte Pluralität der Gesichtspunkte in einem sinnvollen Ganzen zu entstehen vermag.

Wie wichtig uns in Verfolgung eines undogmatischen Ausbildungskonzepts ein pluralistisches Lehrangebot ist, mag man daran ersehen, daß sich unsere medizinische Fakultät neben den vorklinischen Instituten und den klinischen Abteilungen des Gemeinschaftskrankenhauses Herdecke – dessen dezidiertes Anliegen, eine nach anthroposophisch-geisteswissenschaftlichen Gesichtspunkten erweiterte naturwissenschaftliche Medizin zu pflegen und weiterzuentwickeln, bekannt ist – auf derzeit 8 weitere kooperierende Kliniken stützt.

Wir wollen unseren Medizinstudenten gerade nicht Weltbilder, sondern die Fähigkeit zu verschiedenen Anschauungsweisen und ein Wissen um ihre jeweiligen Erkenntnismöglichkeiten und -grenzen vermitteln. Eine Wissenschaft vom Menschen in Gesundheit und Krankheit bedarf neben einer geisteswissenschaftlichen Dimension einer Naturwissenschaft in einem umfassenden Sinne, die auch alle Lebensprozesse gleichrangig berücksichtigt und nicht auf pseudoobjektive Parameter reduziert.

Es ist für die gegenwärtige Situation bezeichnend, daß eine naturwissenschaftliche einer naturheilkundlichen Medizin die Wissenschaftlichkeit abspricht und andererseits naturheilkundlich orientierte Ärzte die „Natürlichkeit" der naturwissenschaftlichen Medizin bezweifeln. Berechtigtes findet sich dabei in beiden Aussagen. Die Natürlichkeit eines ganz reduktionistischen Begriffs dessen, was wir unter Natur verstehen, muß dabei ebenso in Zweifel gezogen werden wie die rezeptmäßige Anwendung sog. naturheilkundlicher Verfahren ohne ausreichende therapeutische Rationalität.

Als ebenso problematisch erweist sich der Terminus „Schulmedizin", der weniger eine inhaltliche Kategorie als vielmehr einen wissenschaftssoziologischen Begriff darstellt, nämlich im Sinne einer medizinischen Richtung, die von dem jeweils größten Denkkollektiv vertreten wird. Auch der Begriff der „Erfahrungsheilkunde" gibt zu zahlreichen Mißverständnissen Anlaß. Zu Recht wird hier von seiten der Schulmedizin vorgebracht, daß eine rein empirische Beschreibung von Therapieverläufen ohne erklärende oder verstehende Rationalität letztlich unbefriedigend und unzureichend bleibt. Dabei wird jedoch von schulmedizinischer Seite häufig übersehen, daß auch ihre Darstellungen weitgehend nicht etwa kausale Erklärungen, sondern ebenfalls nur konditionale Deskriptionen darstellen.

Es möge hierdurch deutlich werden, daß es wenig mit einer wissenschaftlichen Ausbildung vereinbar ist, rein parallelistisch und additiv verschiedene, aber in ihren Grundlagen nicht ausreichend reflektierte medizinische Richtungen im Studium zu behandeln. Vielmehr gilt es, die gemeinsamen Wurzeln und jeweiligen Sichteinengungen herauszuarbeiten.

Gerade der am gegenwärtig vorherrschenden Wissenschaftsbegriff orientierten Medizin liegt heute ein ganz reduktionistischer Erfahrungsbegriff zugrunde, indem eine Vielzahl von Lebensäußerungen des Kranken, ich denke hier besonders an den weiten Bereich des Befindens, kaum oder nur ganz zweitrangig als Erkenntnisquelle angesehen wird. Zwar ist es eine besondere Leistung gerade der phänomenologisch ausgerichteten Philosophie dieses Jahrhunderts gewesen, aufgezeigt zu haben, daß alle Erfahrungen, auch die Sinneswahrnehmungen einschließlich aller eigenleiblichen Wahrnehmungen, Gefühle, Vorstellungen, Gedanken, als durchaus gleichberechtigte Erkenntnisquellen anzusehen sind, jedoch herrscht in der gegenwärtigen Sinneslehre letztlich weltweit noch das Paradigma des Objektivismus und Physikalismus vor, d. h. die Überzeugung, die Sinneserfahrung als Sekundärerscheinung einer ihr zugrundeliegenden objektiv-physikalischen Wirklichkeit deuten zu können. In der Medizin kann eine solche Haltung den Nerv der Arzt-Patienten-Beziehung treffen, indem etwa den Befindensäußerungen des Patienten eine nur subjektivistische Bedeutung beigemessen wird. Dies bedeutet nicht nur, daß der Patient sich hinsichtlich seines an ihm selbst erfahrenen Krankseins alleingelassen und ausgegrenzt erlebt, sondern von seiten des Arztes auch die Gefahr einer vorschnellen Psychologisierung von Beschwerden und einer vorschnellen psychopharmakologischen oder psychotherapeutischen Intervention bei Patienten mit gestörtem Befinden, aber ohne korrelierbaren „objektiven" Befund.

Die Praxis aber lehrt, daß Patienten oftmals viele Jahre lang ihr Kranksein in Gestalt charakteristischer Befindensstörungen erleben, bis dieses sich schließlich auch laborchemisch oder anatomisch nachweisen läßt. Beschämt müssen wir uns dann vielfach eingestehen, nur das organische Ergebnis eines pathologischen Prozesses diagnostisch verwertet zu haben und die Befindensschilderungen des Kranken als konkrete diagnostische Hinweise auf im Entstehen begriffene Krankheitsprozesse in ihrem Erkenntniswert nicht hinreichend ernstgenommen zu haben.

Erst die erkenntnistheoretisch begründete Einsicht, daß der Sinneserfahrung eine originäre, unabdingbare, nicht reduzierbare, letztbegründende Funktion zukommt, ermöglicht auch die Erarbeitung eines nichtreduktionistischen umfassenden ärztlichen Erfahrungsbegriffs sowie die Entwicklung einer differenzierten ärztlichen Wahrnehmungskultur, die allen Wahrnehmungen, seien dies eigenleibliche, umweltbezogene oder die andere Person erschließende, ihren gebührenden Rang zuweist.

Die Veranlagung und Förderung eines solchen differenzierten Wahrnehmungsvermögens durch das ganze Studium hindurch stellt daher ein zentrales Anliegen in Witten/Herdecke dar. Freilich nicht als Betrachten des Patienten als „klinisches Demonstrationsmaterial" aus sicherer Distanz, sondern im Rahmen einer Begegnung von Mensch zu Mensch. Den Blick, den Sartre einseitig in seiner antipathischen Dynamik als ein Den-anderen-zum-Objekt-Machen und damit als ein Diesen-anderen-Entwürdigen beschrieben hat, gilt es als „klinischen Blick" um seinen sympathischen Anteil zu ergänzen: Hingabe, konkrete empathische Teilhabe am anderen, Sympathie als Ermöglichung des Mitseins, des Verstehens, des Erkennens. Objektivierte ärztliche Erkenntnis – und dies meint: begriffliche Deutung aller gewonnenen Phänomene – hat die mitfühlende, empathische „Einverleibung" des anderen und seiner Zuständlichkeit zur Voraussetzung. Die Vergegenständlichung des Kranken und seiner Befunde erfordert, daß wir zuvor willens und in der Lage waren, an seinem Kranksein zuständlich teilzuhaben. Diese vorübergehende Teilhabe am Zustand des Mit-Menschen bedeutet für den Arzt, das Kranksein des anderen en miniature selbst zu erleben. Der Akt der Zurechtrückung dieses jetzt im kleinen an sich selbst erlebten Zustandes, die Überwindung dieser auf sich genommenen „Kränkung" vermag dabei einen therapeutischen Ausblick zu erschließen im Sinne des Parsifalmotivs: „durch Mitleid wissend" werden.

Dies dürfte deutlich machen, daß es sich in der Ärzteausbildung nicht um moralisierende Appelle an Wohlwollen und larmoyantes Mitgefühl dem Kranken gegenüber handeln kann, sondern nur um die Ausbildung konkreter, aber auch sehr subtiler Seelenkräfte, die nicht theoretisch gelernt, sondern nur täglich geübt werden können. Die ärztliche Kompetenz speist sich mindestens ebensosehr aus den hier angedeuteten Fähigkeiten wie aus dem Vorliegen theoretischen Wissens. Sie ist auch von daher in zentralen schriftlichen Staatsexamina nicht nachweisbar. Dem Spiel mit Simulationsprozessen von realitätsähnlicher Komplexität möchten wir im Rahmen des hiesigen Studienganges die Ernsthaftigkeit in der Begegnung mit der wesenhaften Wirklichkeit des anderen Menschen entgegenstellen, das formale Training in Sachen "clinical decision making" ergänzen um die Ausbildung intuitiven Urteilsvermögens. Auf audiovisuelle Lehrmittel wird dabei auch in Witten/Herdecke nicht verzichtet.

Beispiele bisheriger Umsetzungen

In der bisherigen Darstellung habe ich bewußt auf die formalen curricularen Aspekte des Witten/Herdecker Medizinstudiums verzichtet, da diese letztlich immer nur Ergebnis und Mittel der grundlegenden Intentionen darstellen. Der Witten/Herdekker Ansatz charakterisiert sich nicht vorrangig durch ein perfektioniert programmiertes Curriculum mit dem Ziel, den Studierenden möglichst elegant und hürdenlos auf festgeschriebene Lernziele hinzuführen, sondern viel eher durch das Anliegen eines gemeinsamen radikalen Fragens von Hochschullehrern und Studenten, und damit auch einem permanenten Suchen nach je angemessenen Unterrichtsformen. Bisherige curriculare Ausgestaltung und vorläufige Erfahrungen seien jedoch kurz skizziert.

Zulassung zum Studium

In Konsequenz des Prinzips der personalisierten Verantwortung überlassen wir die Auswahl der Studenten nicht dem Computer, sondern folgen einem Modus der willkürfreien Ermessensentscheidung durch die Hochschullehrer und weitere dafür geeignet erscheinende Persönlichkeiten mit dem Ziel, diejenigen Menschen zu finden, die neben entsprechender Begabung und Motivation bereit und in der Lage sind, eigenständiges Ideen- und Urteilsvermögen, empathische Anteilnahme und ärztlichtherapeutisches Engagement zu entfalten. Neben der Hochschulreife ist der Nachweis eines 6monatigen Pflegepraktikums Voraussetzung für alle Studienanfänger. Dabei möchten wir uns in der zukünftigen hochschulpolitischen Diskussion für den Ersatz des bisherigen Abiturs durch eine von der jeweiligen Hochschule selbst abzunehmende Eingangsprüfung als Studienvoraussetzung einsetzen.

Derzeit befinden wir uns in der Situation, pro Jahrgang aus durchschnittlich 1200 – so aufschlußreich wie möglich zu haltenden – Bewerbungsschreiben, die jeweils unabhängig voneinander von 3 verschiedenen Personen beurteilt werden, etwa 150 Bewerber auszuwählen, von denen jeder zu einem Interviewtag gebeten wird. Er führt dort mit 6 Vertretern der Hochschule 3 Gespräche, die schwerpunktverschieden unter den Aspekten naturwissenschaftlicher Begabung, prospektiver ärztlicher Eignung und sozialer Kompetenz geführt werden. Von diesen zum Interview gebetenen Bewerbern werden pro Studienjahr ca. 25 zum Studium aufgenommen. Die abschließende Entscheidung soll nach Möglichkeit von allen Beteiligten, also auch von den nichtausgewählten Bewerbern, vertreten werden können.

Zwei Erfahrungen möchte ich festhalten:
1. Die „Inter-rater-Reliabilität", also die Übereinstimmung in der – unabhängig voneinander getroffenen – Beurteilung ist überraschend hoch.
2. Die entsprechenden Entscheidungsprozesse werden von uns allen als schmerzhaft und konstruktiv zugleich erlebt. Die Nähe, die zu einem jeden Bewerber und seiner bisherigen Biographie entsteht, fordert zugleich zu größtmöglicher Objektivität heraus. Auch für die Zukunft möchten wir diesen Aufnahmemodus beibehalten und damit der zunehmenden Tendenz zu anonymisierten Entscheidungsprozessen entgegenwirken.

Studium fundamentale und Akademie

Beide Einrichtungen zusammen stellen das Herzstück unserer Hochschule dar. Sie sollen – befreit von allen Nützlichkeitsaspekten – der gemeinsamen Erkenntnisarbeit dienen, die Akademie als Erkenntnisgemeinschaft der Hochschullehrer aller Fakultäten, das Studium fundamentale als eine solche von Lehrenden und Lernenden. In beiden versuchen wir, nur unter verschiedenen Voraussetzungen, Entwicklungsgeschichte und Bedeutungswandel wissenschaftlicher Begriffe, Theorien und Denkstile darzustellen, ihre impliziten Voraussetzungen und ihre jeweilige Tragweite offenzulegen sowie die Folgen ihrer praktischen Anwendung zu untersuchen. Allen Beteiligten soll damit die Möglichkeit gegeben werden, den Stellenwert der jeweiligen erkenntnistheoretischen und methodologischen Ansätze auch innerhalb ihres Fachgebietes beurteilen zu lernen und sich bezüglich der epistemologischen Grundfragen mit Vertretern anderer Wissenschaftszweige verständigen zu können.

Hinsichtlich der Auswirkung wissenschaftlicher Begriffsbildung auf die verschiedenen lebenspraktischen Bereiche erweist sich das Verhältnis von Wissenschaft und Ethik als unabweisbares Thema. Denn eine wissenschaftliche Logik, die sich, wie dies zunehmend der Fall ist, mit der Frage nach der Ableitbarkeit und formalen Richtigkeit von Sätzen begnügt und die Sinn- bzw. Wahrheitsfrage dabei ausklammert, zeigt sich den ethischen Fragen der Lebenswirklichkeit gegenüber zunächst als wertfrei, also wertlos, und schließlich als zerstörerisch.

Im Rahmen des Studium fundamentale finden derzeit ca. 15–20 verschiedene Lehrangebote pro Semester statt, mit philosophischen, erkenntnis- und wissenschaftstheoretischen, geschichtlichen, wahrnehmungsphysiologischen Schwerpunkten, aber auch zahlreichen künstlerisch-übenden Veranstaltungen. Das hierbei Erarbeitete hat sich als nahezu unabdingbare Voraussetzung für einen fruchtbaren interdisziplinären Dialog erwiesen und bewährt sich besonders im Hinblick auf den Pluralismus in der Medizin als Instrument wissenschaftlicher Entkonfessionalisierung.

112   P. F. Matthiessen

Eigenständige Urteilsbildung durch Praxisbezug von Beginn an

In Witten/Herdecke wird der Student vom 1. Tag des Studiums an mit der Betreuung kranker Mitmenschen betraut. Er beginnt mit pflegerischen Arbeiten unter Anleitung von Krankenschwestern und Ärzten und soll hier, zunächst frei von theoretischen Blickfeldeinengungen, Wahrnehmungsfähigkeit, Empathiefähigkeit, Begegnungsfähigkeit und Sozialreife ausbilden. Ein solches Pflegepraktikum (von ca. 100 Stunden während des 1. Semesters) setzt sich während aller vorklinischen Semester fort und wandelt sich seinem Inhalt nach entsprechend dem jeweiligen Können und theoretischen Wissen zu einem immer gezielteren Wahrnehmungspraktikum. Die zentrale Frage nach Ursprung, Bedeutung und Auswirkung von Krankheit im Rahmen und für die Biographie des jeweiligen Kranken soll den Studenten so von Beginn an begleiten. Während des vorklinischen Studiums macht dieser Bereich etwa 20% des Studienangebotes aus. Es versteht sich von selbst, daß die motivationalen Voraussetzungen zum theoretischen Studium sich hierdurch erheblich verbessern. Das oben genannte Vorgehen, nämlich von der eigenen Erfahrung zu deren begrifflicher Durchdringung zu kommen, wird hierdurch erst ermöglicht. Wir erwarten uns hierdurch, daß der Student für seine spätere Arbeit den Willensimpuls entwickelt, seine Begriffsbildungen nicht den Konventionen und dem eigenen Schlichtheitsbedürfnis, sondern der sehr viel anspruchsvolleren Wirklichkeit des Mitmenschen in Gesundheit und Krankheit anzunähern. Das oben ausgeführte Vorgehen von den Lebenserscheinungen zu den anorganischen Phänomenen schlägt sich curricular beispielsweise darin nieder, daß während des 1. Semesters ein Kreißsaalpraktikum, der Präparierkurs aber erst im 4. Semester stattfindet.

Im Rahmen des theoretischen Unterrichts orientieren sich die Hochschullehrer der vorklinischen Fächer in ihren Relevanzentscheidungen so weit als möglich an der Klinik, d. h., eine Integration von Klinik und Vorklinik streben wir so weit als möglich an. Dies bedeutet auch, daß die einleitenden Darstellungen in Anatomie, Physiologie, Biochemie etc. weitgehend von Klinikern gegeben werden. Wir möchten dadurch ein dynamisches Verständnis von Gesundheit und Krankheit veranlagen, ein Denken, das Krankheit nicht als stets nur zu bekämpfenden Defekt oder als zu reparierenden Versagenszustand versteht, sondern als zu den Existenzbedingungen des Menschen gehörendes Geschehen begreift und Gesundheit als die im Mutterboden stets präsente Möglichkeit, die diesem vom Individuum in leiblicher, seelischer und geistiger Hinsicht immer wieder abgerungen werden muß. Einer solchen Ausbildung zum ärztlichen Denken und Handeln stellt sich, wie wir erleben müssen, als ein Haupthindernis das Physikum schmerzlich entgegen.

Im Mittelpunkt des Studiums steht das Selbststudium, die Eigenaktivität des Studenten, die von den Hochschullehrern quasi subsidiär unterstützt wird. Der bereits erarbeitete, vorbereitete Stoff wird in seminaristischen Veranstaltungen mit dem jeweiligen Dozenten problematisiert und wissenschafts- und methodenkritisch hinterfragt.

Im vorklinischen Unterricht haben wir seit 4 Semestern Erfahrung mit einem problem- bzw. organorientierten integrierten Konzept, an dem sich alle Vorkliniker und die klinischen Dozenten in wechselnder Zusammensetzung beteiligen. Dies soll weiter ausgearbeitet werden. Als eine potentielle Gefahr wurde dabei die Unterthematisierung methodologischer Aspekte gesehen. Eine spezielle Vorbereitung durch die Dozenten auf die Examina hin erfolgt nicht. Die große Mehrzahl der Studenten wünscht einen problem- und nicht einen examensorientierten Unterricht. Dennoch lag die Universität Witten/Herdecke in bezug auf die Examensergebnisse bundesweit jeweils an 1.–3. Stelle.

Der klinische Unterricht findet nach einer 4wöchigen theoretischen Vorbereitungszeit im Blocksystem statt, wobei die Gruppengröße maximal 4 Studenten beträgt. Je nach Abteilungsspezifitäten sieht der Student täglich einen Patienten, oder aber er begleitet mehrere Patienten über den Zeitraum des stationären Aufenthaltes hin. Begleitend zum praktischen Unterricht findet hier ein themenbezogener interdisziplinärer Unterricht zu allen klinischen Zentralthemen statt.

Seit Bestehen der Universität existiert ein Curriculumkomitee, seit kurzem ein curricularer Evaluationsausschuß. Unser vorrangiges Ziel ist nicht ein perfektioniertes, feststehendes curriculares Konzept, sondern auf dem Boden einer grundsätzlichen Neubesinnung die Schaffung modellhafter, wandelbar bleibender, entwicklungsfähiger, curricularer Ausgestaltungen.

Aufgrund unserer bisherigen Erfahrungen plädieren wir nachdrücklich für eine weitgehende Aufhebung der Trennung von Vorklinik und Klinik, für den Wegfall der staatlichen Leistungsnachweise, statt dessen für eine Approbationsprüfung und die Aufforderung an die Universitäten, sich selbst Gedanken über die entsprechenden Leistungsnachweise zu machen.

Arzt 2000: programmierter Merkmalsträger oder schöpferische Persönlichkeit?

Allen Zukunftsplanungen und den programmatisch-grundlichen zumal haftet die Gefahr der Festschreibung gegenwärtig ausgedachter Zielvorstellungen mit der Folge an, daß Zukunftsgestaltung zu mechanisch verlängerter Gegenwart verarmt. Unsere Phantasie und unsere Wünsche an ein zukünftiges Arztbild, an den Arzt der Zukunft und zumal an das zukünftige Arztsein unserer „eigenen" derzeitigen Medizinstudenten sind höchst anspruchsvoll und nahezu grenzenlos. Mit ihrer Beschreibung und Aufzählung möchte ich daher erst gar nicht beginnen. Zu nicht unerheblichen Teilen würden sie sich mit dem decken, was anderenorts hierzu formuliert wird.

In bezug auf die Entwicklung solcher Zielvorstellungen und die Überlegungen ihrer curricularstrategischen Realisierung sollte freilich nicht übersehen werden, daß der Arzt 2000 nicht – so jedenfalls ist zu hoffen – ein von uns 1987 gemachter Arzt sein wird, sondern eine selbstbestimmungsfähige Persönlichkeit, der es letztlich selbst überlassen bleiben muß, die in der Ausbildung erhaltenen Anregungen und Hilfestellungen nach eigenem Urteil umzumünzen. Eine solche eher aus juristischer denn aus lerntheoretischer Sicht formulierte Äußerung stößt angesichts der gegenwärtig herrschenden pädagogischen Theorien rasch auf Schwierigkeiten, da diese sich letztlich alle als heteronomieorientiert und damit autonomieunverträglich erweisen. Ja, ein Begriff wie derjenige der autonomen menschlichen Existenz wird gegenwärtig geradezu als inkompatibel mit Wissenschaftlichkeit überhaupt angesehen; die Entwicklung der Humanwissenschaften als Freiheitswissenschaften steht noch aus und stellt ein zentrales Anliegen unserer Einrichtung dar. Ein lerntheoretisch perfektioniertes Medizincurriculum würde unter diesem Gesichtspunkt die sanfteste, aber auch effizienteste Form der Manipulation des zukünftigen Arztes zum erwünschten Merkmalsträger darstellen.

Für die Zukunft einer modernen Hochschulpädagogik stellt sich daher als eine zentrale Frage die nach gehaltvollem und dennoch indoktrinationsfreiem Unterricht, die Frage, wie ein Unterricht zu praktizieren und zu begreifen ist, der über das Vermitteln des Wissens und Könnens hinaus nach Freiheit für das Subjekt und nach Wahrheit für das Objekt des Lernprozesses strebt. Dies setzt die Weiterentwicklung der gegenwärtig am Sozialisationsbegriff orientierten Didaktik zu einer modernen Bildungsdidaktik voraus.

Die Ausbildung zum Arzt ist nicht ein Machen von Ärzten durch ihre Lehrer, sondern sie bedeutet, individuellen Menschen in ihrer Entwicklung bestmöglich, aber freilassend Hilfestellungen zu geben. Was diese jüngere Generation hieraus machen wird, muß ihr als Unverfügbares selbst überlassen bleiben. Häufig erscheint dies als erheblich abweichend, ja konträr zu dem von uns Erwarteten und Erwünschten. Mitunter stellt es sich bei genauerem Hinsehen als dasjenige dar, was die Älteren – bewußt oder unbewußt – ersehnt, aber selbst nicht haben realisieren können.

Strukturen eines künftigen Curriculums

D. Habeck

Ärzte stellen Diagnosen. Sie klassifizieren Krankheiten u. a. deswegen, um sich darüber verständigen zu können. Abrahamson, ein US-amerikanischer Experte für "medical education", veröffentlichte 1978 als erster eine Klassifikation von „Krankheiten" des Curriculums. Ihm folgend möchte ich für unser gegenwärtiges Curriculum die folgenden 3 Diagnosen stellen.

Zunächst leidet unsere ärztliche Ausbildung an einer "Curriculumossifikation". Neuere Lehr-, Lern- und Evaluationsmethoden haben bei uns bisher nur vereinzelt Eingang gefunden. In traditioneller Weise ist unser Medizinstudium an den Lehrenden und kaum an den Lernenden orientiert. Die Vorlesung wird weithin als wichtigste Ausbildungsmethode angesehen. Ein Zusammenhang der Venia legendi mit "teacher training" oder aber, daß medical education in anderen Ländern einen wissenschaftlichen Forschungsgegenstand bildet, ist bei uns offenbar noch vielen unbekannt.

Mit der Curriculumossifikation verknüpft ist eine „Curriculumarthritis", die starke Abgrenzung der Ausbildungsaktivitäten zwischen den einzelnen Fächern. Es fehlt an Kommunikation für eine integrierende Abstimmung der Ausbildungsgegenstände. Sowohl die horizontale als auch vertikale Artikulation ist gestört, was insbesondere auch zu der unangemessenen Trennung zwischen dem vorklinischen und den klinischen Studienabschnitten beiträgt.

Mit „Curriculumdyskrasie" möchte ich verschiedene Unausgewogenheiten bezeichnen, an welchen unser Curriculum krankt. So steht einer großen Menge von Faktenwissen, die sich der Student nicht zuletzt zum Bestehen der schriftlichen Prüfungen aneignen muß, ein zu geringes Erlernen von praktischen und kommunikativen Fertigkeiten gegenüber, die für den Umgang mit Patienten unerläßlich sind. Unausgewogen ist ferner das Verhältnis zwischen naturwissenschaftlichen und psychosozialen Studienanteilen. Und im Hinblick auf die spätere ärztliche Tätigkeit der meisten unserer Medizinstudenten besteht ein Mißverhältnis von Ausbildungssituationen in Universitätskliniken gegenüber Allgemeinkrankenhäusern und Einrichtungen für die ambulante Patientenversorgung.

Diese 3 kurz skizzierten Diagnosen unseres Curriculums, Ossifikation, Arthritis und Dyskrasie, verdeutlichen die Notwendigkeit einer Definition des Ausbildungszieles. Erst wenn das Ziel feststeht, welches die Studenten durch die Ausbildung erreichen sollen, sind eine wirksame Koordination der einzelnen Studienanteile und Fächer sowie eine Zuordnung jeweils geeigneter Ausbildungsmethoden möglich. Einen empfehlenswerten Vorschlag hierfür bietet das von der sog. Kleinen Kommission erarbeitete Ausbildungsziel aus dem Jahre 1979. Danach ist nicht die Heranbildung eines Forschers oder Spezialisten das Ziel des Medizinstudiums, auch nicht eines Medizintechnikers, Helfers für seelische Krisen oder Gesundheitsmanagers, sondern eines Arztes, der mit allen wichtigen Prinzipien der individuellen Betreuung von Patienten durch Erkennen, Behandeln und Vorbeugen von Krankheiten sowie der gesundheitlichen Versorgung unserer Bevölkerung vertraut ist. Die dafür notwendige Basis an Kenntnissen, Fertigkeiten und Einstellungen sollte nach einem 6jährigen Medizinstudium vor einer anschließenden Weiterbildung bzw. der umstrittenen AiP-Phase erreicht werden.

Nun bedarf ein so pauschal formuliertes Ausbildungsziel einer weiteren Präzisierung, um es in ein Curriculum umsetzen zu können. Dafür ist zunächst Konsens über die allgemeinen Prinzipien erforderlich. Meine eigenen Vorstellungen hierzu gelten den folgenden 3 Bereichen: Patient, medizinische Aspekte der Krankheiten sowie Methoden des Lernens, Lehrens und der Evaluation.

Patient

Im Mittelpunkt der gesamten Ausbildung zum Arzt muß der Patient stehen. Schon während der ersten Semester sollten Kontakte der Studenten mit Patienten erfolgen, z.B. nach dem Vorbild der israelischen Ben-Gurion-Universität in Beer Sheva (Insler 1986) mit Schwangeren, Kindern, Rekonvaleszenten und alten Menschen, oder im Rahmen der bei uns vereinzelt durchgeführten Hausbesuchsprogramme. Hierdurch kann der Student das Erleben von Kranksein, die Ängste, Sorgen, Nöte und Probleme sowie die Reaktionen kranker Menschen verstehen lernen. Im Sinne eines ganzheitlichen Patientenverständnisses bilden naturwissenschaftliche Faktoren zwar eine unerläßliche, jedoch bei vielen Patienten allein nicht ausreichende Handlungsgrundlage. Die Forderung nach einer Vertiefung psychosozialer Kenntnisse und Erfahrungen für die Arzt-Patient-Beziehung wird unterstrichen durch Ergebnisse einer Umfrage, an welcher 1700 zumeist ambulante Patienten aus dem Ruhrgebiet teilnahmen (Aschhoff 1987). Dabei erreichten von 16 vorgegebenen ärztlichen Kompetenzbereichen, welche seitens der Patienten bei der künftigen ärztlichen Ausbildung für unbedingt erforderlich gehalten wurden, die beiden Items „Befähigung, mit Patienten in verständlicher Form sprechen zu können" sowie „Befähigung, sich auf Patienten einzustellen und sie zu verstehen" den 4. und 5. Rangplatz; sie lagen damit noch etwas vor dem „Wissen über Krankheiten", welchem der 6. Rangplatz zugewiesen wurde. Die Bedeutung des Erwerbs kommunikativer Fähigkeiten wurde auch von einem Teil der Studenten erkannt. Sie hat an mehreren Fakultäten zur Bildung von Anamnesegruppen geführt. Und im Rahmen des Münsteraner Modells (Habeck et al. 1986) nehmen freiwillig etwa 40% der Studenten an dem Kurs für ärztliche Gesprächsführung und Anamneseerhebung mit Simulationspatienten teil.

Weiterhin ist in diesem Zusammenhang auf das unterschiedliche Krankheitsspektrum in Universitätskliniken und anderen Einrichtungen einzugehen. So ist m. E. von einem künftigen Curriculum zu fordern, daß der Student seine Patientenerfahrung nicht allein mit Schwerkranken oder Patienten mit komplizierten Erkrankungen in den zumeist hochspezialisierten Universitätskliniken gewinnt, sondern auch in Krankenhäusern geringerer Versorgungsstufe sowie in allgemeinärztlichen und hausärztlichen Praxen. Darüber hinaus bieten z. B. die im Münsteraner Modell durchgeführten Stationspraktika in nichtuniversitären Krankenhausabteilungen den Vorteil, daß der Student, abgesehen von seiner individuellen Betreuung durch einen Arzt, nicht nur kurzfristig mit phantomartigen Ausschnitten von Krankheit konfrontiert wird, sondern durch seinen längerfristigen Aufenthalt auf der Station auch zu einigen Patienten persönliche Beziehungen aufbauen und den Behandlungsablauf miterleben kann. Entsprechendes gilt für die Langzeitmitbetreuung von chronisch Kranken einer hausärztlichen Praxis durch Studenten. – Zudem hat sich dank der medizinischen Fortschritte auch das Krankheitsspektrum der Bevölkerung deutlich verändert. So wird im "GPEP-Report" (Association of American Medical Colleges 1984) u. a. eine stärkere Berücksichtigung von alten Menschen und chronisch Kranken sowie der veränderten Lebensbedingungen und Umweltfaktoren während der Ausbildung gefordert. Schließlich liegt angesichts dieser Verhältnisse eine stärkere Einbindung der Epidemiologie in ein künftiges Curriculum nahe.

Medizinische Aspekte der Krankheiten

Auch die weiteren Lerngegenstände betreffen den kranken Menschen, aber jetzt mehr unter medizinischen Aspekten der Krankheiten und ihrer Grundlagen. Vorangestellt sei eine kurze Erörterung der Problematik des Wissens. In unserer Zeit der sog. Informationslawine wird auch von Medizinstudenten die Aneignung einer zunehmend größer werdenden Menge von teilweise rasch überholten Fakten gefordert. Wichtiger als der Erwerb eines enzyklopädischen Wissensschatzes ist heute jedoch ein "learning to learn", ein Erlernen von Fertigkeiten zu einem aktiven Umgang mit Wissen. Dies umfaßt sowohl den schnellen Zugriff zu den jeweils notwendigen Informationen als auch deren adäquaten Einsatz. Ein wichtiges Lernziel bildet daher die Befähigung zu einem eigenständigen, kritisch-wissenschaftlichen Denken, welches eine Voraussetzung sowohl für das Lösen von Problemen als auch für das heute unerläßliche lebenslange Lernen darstellt.

Aus 2 weiteren Gründen ist eine Wissensverminderung in einem künftigen Curriculum notwendig. Zum einen ist mehr Zeit für das Einüben praktischer und kommunikativer Fertigkeiten erforderlich. Die besten Lernerfolge ergeben sich bei einer ausgewogenen Verknüpfung von Theorie und Praxis. Zum anderen ist Platz für neue Bereiche angesichts des sich wandelnden Panoramas von Krankheit und Gesundheit zu gewinnen. Für eine Wissensverminderung bieten sich mehrere Wege an:

1. Schwerpunktmäßig sollte die zu erwerbende Basis an Kenntnissen und Fertigkeiten durch sog. Kernfachgebiete bestimmt werden. Hierunter verstehe ich: Anatomie und pathologische Anatomie, Physiologie, medizinische Psychologie und medizinische Soziologie, Pharmakologie und die ökologischen Fachgebiete sowie Innere Medizin, Kinderheilkunde, psychosomatische Medizin und Psychiatrie, Chirurgie, Frauenheilkunde und Allgemein- oder Hausarztmedizin. Mit diesem Vorschlag sollen die nicht genannten Fächer, wie z. B. Augen- oder HNO-Heilkunde, zwar nicht aus dem Medizinstudium verschwinden, jedoch auf das für die gemeinsame Basis Erforderliche beschränkt werden. Dafür sollte ein etwa 1wöchiger Kursus genügen, während für die klinischen Kernfachgebiete mehrwöchige stationäre Praktika vorzusehen sind.

2. Bei einer horizontalen und auch vertikalen Integration der gegenwärtig in getrennten Fächern zu verschiedenen Zeiten gelehrten Lerngegenstände würde sich

neben einer Erleichterung des Verständnisses auch die Menge des zu Erlernenden vermindern, z.B. bei einer Integration der klinischen Chemie in die Biochemie und Pathobiochemie. Eine derartige Integration könnte themenbezogen sein, wie z.B. die 6wöchigen Blockveranstaltungen in Maastricht u.a. den Themen Fieber und Infektionen, Abdominalschmerz, ältere Menschen gewidmet sind, die Integration könnte organbezogen sein entsprechend einem eigenen Vorschlag – einen detaillierten Vorschlag für das Nervensystem hat Schormair (in Vorbereitung) entwickelt – oder auch nach anderen Gesichtspunkten erfolgen. Dabei sollten besonders wichtige Lerngegenstände sich im Studienablauf im Sinne der Lernspirale nur bei einer zunehmenden Vertiefung wiederholen.

3. Ein dritter Weg zur Wissensverminderung ergäbe sich durch eine präzise Abgrenzung zwischen Lerngegenständen des Medizinstudiums einerseits und den verschiedenen Arten der Weiterbildung andererseits.

4. Außerdem möchte ich vorschlagen, angesichts des sehr unterschiedlichen Kenntnisniveaus in den naturwissenschaftlichen Fächern Biologie, Chemie und Physik diese aus dem Medizinstudium auszugliedern und statt dessen als prüfungsabhängige Eingangsvoraussetzung für das Studium vorzusehen.

Als neu aufzunehmende Bereiche in ein künftiges Curriculum stelle ich zur Diskussion: einen Orientierungskurs über Ziele, Inhalte und den Ablauf der ärztlichen Ausbildung zu Beginn des Studiums; in den ersten Semestern einen Überblick über die Einrichtungen unseres Gesundheitssystems und eine Einführung in Bibliothekswesen und Informationstechnologie sowie in das "learning to learn". Weitere Vorschläge sind die bereits genannte Epidemiologie, Beiträge zur Ökonomie in unserem Gesundheitswesen sowie die Bereiche Geriatrie, Sexualmedizin, ärztliche Ethik und Betreuung Sterbender – und zwar nach Möglichkeit integriert in klinische Kernfachgebiete. Außerdem erscheint mir eine Einführung in die Außenseitermethoden wichtig, die in der Bevölkerung eine zunehmende Bedeutung erfahren.

Schließlich sollten nach ausländischen Vorbildern in einem künftigen Curriculum auch für unsere Studenten Wahlpflichtveranstaltungen bzw. -zeiten vorgesehen werden. Dies würden die Möglichkeit zur Vertiefung bestimmter selbstgewählter Bereiche bieten, z.B. in den nur in Kursform angebotenen Fächern wie Augen- oder HNO-Heilkunde. Allerdings sollten die Studenten einen bestimmten Anteil dieses Wahlpflichtstudiums ganz frei wählen können.

Methoden des Lernens, Lehrens und Evaluierens

Auf diese in aller Kürze dargestellten Inhalte des Studiums sind nun die Methoden des Lernens, Lehrens und Evaluierens, der 3. Teil meiner Ausführungen, abzustimmen. So lassen sich beispielsweise der Erwerb praktischer Fertigkeiten, ein Training des Lösens von Problemen oder die Entwicklung eines unabhängigen, selbstbestimmten Lernens nicht in Vorlesungen vermitteln. Vorlesungen bilden zwar ein wichtiges Ausbildungsinstrument, jedoch nur eines neben anderen. Ihre Vorteile: In ökonomischer Weise kann eine größere Zahl von Studenten angesprochen werden, komplexe oder komplizierte Sachverhalte lassen sich häufig besser vermitteln als in Büchern, neueste Forschungsergebnisse können berücksichtigt werden, und ein guter Vortragender kann für seinen Gegenstand Begeisterung erwecken. Außerdem lernen manche Studenten besser so als durch Bücher.

Das Eigenstudium bzw. "independent learning" ist neben Vorlesungen die andere traditionelle Lernform. Allerdings sind hierfür Anleitungen zweckmäßig, z. B. zur Auswahl sinnvoller Fragen, zu einem ökonomisch-rationellen Umgang mit der Zeit oder zur bestmöglichen Nutzung der verschiedenartigen Lernmaterialien wie Bücher, Zeitschriften, audiovisuelle Medien, computerunterstützte Simulationsprogramme oder Phantome.

Eigenstudium ist besonders wirksam bei Kombination mit anderen Lernmethoden. In den letzten Jahrzehnten hat das Lernen in Gruppen zunehmende Geltung gewonnen. So wird in verschiedenen sog. Reformfakultäten – McMaster, Maastricht, Newcastle (Katz u. Fülop 1980, 1987), New Mexico (Kaufmann 1985) – in Gruppen von 5–8 Teilnehmern unter der Supervision eines Tutors das Lösen von Problemen trainiert. Dabei übt der Tutor keine leitende, sondern eine beratende Funktion aus. Diese Umstellung bereitet vielen Lehrenden zunächst Schwierigkeiten, sind sie doch gewohnt, *zu* den Studenten und nicht *mit* den Studenten zu sprechen, wie Pauli (1984) treffend schildert. Eine derartige Gruppensituation bietet außerdem Möglichkeiten zur Entwicklung kommunikativer und kooperativer Fertigkeiten sowie zum "peer learning", zum Lernen unter Gleichaltrigen. "Peer learning", dessen Chancen wohl noch nicht genügend ausgeschöpft werden, spielt eine wichtige Rolle in den Anamnesegruppen und so auch in dem Kursus zur ärztlichen Gesprächsführung und Anamnestik des Münsteraner Modells. In diesem Kursus haben wir seit dem letzten Semester übrigens studentische Tutoren eingesetzt. Als weitere Gruppenaktivitäten sind zu erwähnen Kleingruppendiskussionen, Balint-Gruppen sowie die in Eigeninitiative entstehenden Gruppen zur Examensvorbereitung. Auch in unserer Approbationsordnung heißt es: „Sofern der Lehrstoff eine unmittelbare Unterrichtung in kleinen Gruppen erfordert, soll dies angestrebt werden." Diese Intention ist allerdings nur teilweise verwirklicht worden. Zahlreiche „praktische Übungen" werden in Form von Vorlesungen angeboten. Als Ursache dafür möchte ich weniger Kapazitätsgründe, sondern nach Paetz vor allem die mangelnde Vorbereitung und dadurch fehlende Akzeptanz für diese Ausbildungsmethode in den Fakultäten anschuldigen.

1986 sind nun vom Medizinischen Fakultätentag für die Vorklinik praxisbezogene Lehrveranstaltungen vorgeschlagen worden, durch welche die Kluft zwischen Vorklinik und Klinik überbrückt werden soll. Bei einer Verwirklichung dürften auch hier Gruppenaktivitäten eine wichtige Rolle spielen. Inhaltlich könnten sie folgenden Themen gewidmet sein: Anatomie am Lebenden mit einem ersten Kennenlernen körperlicher Untersuchungsmethoden sowie Anwendung bildgebender Verfahren (Pabst et al. 1986) seitens der Anatomie, körperliche Untersuchungstechniken und Aspekte der Sportmedizin u. a. seitens der Physiologie, substitutionstherapeutische Maßnahmen und häufige Stoffwechselstörungen seitens der Biochemie, ärztliche Gesprächsführung seitens der medizinischen Psychologie und Fragen unseres Gesundheitswesens seitens der medizinischen Soziologie. Gleichzeitig würde sich durch solche Veranstaltungen die Chance zum Üben des Lösens von Problemen ergeben.

Die letzte wichtige Ausbildungsmethode möchte ich als individuelles klinisches Praktikum bezeichnen. Darunter verstehe ich die praxisbezogene Lernsituation während gut strukturierter Famulaturen, während der 3 PJ-Tertiale sowie während der

Stationspraktika in nichtuniversitären Krankenhausabteilungen im Rahmen des Münsteraner Modells. Im Unterschied zur Gruppensituation wird dabei jeweils ein Student je Station bzw. für ihn verantwortlichen Arzt entsprechend seinen Fähigkeiten in die Krankenversorgung eingebunden. Diese mit "clerkships" vergleichbaren Praktika dienen v. a. der Verbindung von Theorie und Praxis, dem Üben praktischer Fertigkeiten am Patienten und der Wahrnehmung bestimmter Teilverantwortlichkeiten, außerdem dem Kennenlernen von Kommunikations- und Kooperationsstrukturen im Krankenhausalltag. Gegenwärtig bemühen wir uns um die Einführung entsprechender Praktika bei Ärzten der Allgemeinmedizin bzw. bei Hausärzten. Die Etablierung derartiger individueller Praktika in den klinischen Kernfachgebieten ab dem 3. Studienjahr halte ich für eine der wichtigsten Forderungen für ein künftiges Curriculum.

Durch die genannten Ausbildungsmethoden sollte neben dem Erlernen kognitiver und praktischer Fertigkeiten zugleich eine Persönlichkeitsbildung zu einem Arzt mit den folgenden Eigenschaften erreicht werden: Befähigung zu kritisch-wissenschaftlichem Denken, Kommunikationsfähigkeit mit Patienten, Kooperationsbereitschaft für Teamarbeit, Beachtung der eigenen Kompetenzgrenzen und ökonomisch-rationelles Verhalten (Habeck 1987).

Weiterhin ist im Medizinstudium der Zukunft nicht nur eine adäquate Zuordnung der verschiedenen Ausbildungsmethoden auf die jeweiligen Lernziele vorzusehen, sondern zugleich auch eine angemessene Form der Evaluation. Das Prüfungssystem übt wohl den stärksten Einfluß auf das Lernverhalten aus. Wenn nun nach einem künftigen Ausbildungsprinzip nicht der Erwerb von Faktenwissen, sondern die kritische und rationelle Anwendung von Wissen sowie praktische Fertigkeiten am und mit Patienten im Mittelpunkt stehen, so ist für deren Evaluation das Multiple-choice-System ungeeignet. Statt dessen ist nach ausländischen Erfahrungen der Einsatz anderer Methoden notwendig (Neufeld u. Norman 1985). Außerdem darf sich die Evaluation nicht allein kumulativ auf das Ende eines Kurses oder Studienabschnitts beschränken, sondern zur kontinuierlichen Überprüfung der Lernfortschritte und zur Stimulierung der Studenten sind laufende Erfolgskontrollen und Möglichkeiten zur Selbstevaluation einzuführen. Lernerfolge sind neben anderen Belohnungen sowie übertragener Verantwortung wohl die wichtigsten motivierenden Faktoren für das Lernen. Sie sind nach Möglichkeit in jede Lernsituation einzubringen, wobei allerdings häufig an die Phantasie der Lehrenden appelliert wird. – Im übrigen erfolgt bei uns bislang – abgesehen von verschiedenen studentischen Initiativen – kaum eine Evaluation der Lehrveranstaltungen und Ausbildungsprogramme, welche jedoch eine unerläßliche Voraussetzung für Verbesserungen des Curriculums bildet. Lernen, Lehren und Evaluieren sind mit ihren gegenseitigen Abhängigkeiten als Teile eines gemeinsamen Systems zu betrachten.

Wenn ich jetzt noch kurz 2 weitere Einflußfaktoren auf das Curriculum anspreche, so ergibt sich in diesem Zusammenhang die Frage, ob auch künftig eine Segmentierung des Studiums durch 4 staatliche Prüfungen erfolgen muß. Meines Wissens ist kaum in einem anderen europäischen Staat das Medizinstudium so stark durch Vorschriften reglementiert, z.B. wann welche Kurse oder Praktika stattzufinden haben, wie bei uns. Der hiermit geforderte größere Verantwortungsspielraum für unsere Fakultäten – zumindest als Experimentierklausel – setzt allerdings in unseren Fakultäten eine Aufwertung der Lehre mit mehr Engagement und Ideen für die

Gestaltung des Curriculums voraus. Positive Beispiele dafür sind die erwähnten Anatomieveranstaltungen in Hannover und das von Olbing und Grandt (1987) gestaltete Praktikum der Kinderheilkunde in Essen.

Neue Strukturen eines künftigen Curriculums werden sich bei uns ähnlich wie im Korolinska-Institut in Stockholm (Martenson 1985) nicht durch eine einmalige Reform, sondern nur schrittweise verwirklichen lassen. Kurz- und mittelfristig sollten die praxisbezogenen Lehrveranstaltungen, die individuellen Praktika als Stationspraktika in den Kernfachgebieten und einige weitere vorgeschlagene Veranstaltungen sowie die Wahlpflichtzeiten verwirklicht werden. Ein mögliches Beispiel für ein derartiges noch nicht integriertes Curriculum enthält Tabelle 1. Das Beispiel für ein nach Organen integriertes Curriculum als eine mögliche längerfristige Konzeption ist in Tabelle 2 einem Vorschlag entnommen (Habeck 1987).

Tabelle 1. Beispiel eines nichtintegrierten Curriculums. Ausgegangen wurde von einer durchschnittlichen Semesterdauer von 13,5 Wochen und je 30 Stunden Unterricht in 1 Woche. Nichteinbezogen wurden 4 Famulaturmonate, PbLv = Praxisbezogene Lehrveranstaltungen

		Stunden	Wochen
1. Semester	Orientierungskurs Medizinstudium	30	1
	Praktikum der Biologie mit Abschlußprüfung*	45	1,5
	Praktikum der Chemie mit Abschlußprüfung*	45	1,5
	Praktikum der Physik mit Abschlußprüfung*	45	1,5
	Kurs medizinische Terminologie	30	1
	Einführung Anatomie I	75	2,5
	PbLv (Anatomie): bildgebende Verfahren	30	1
	Einrichtungen Gesundheitswesen	45	1,5
	Medizinische Soziologie	30	1
	Lernstrategien, Bibliothekswesen und Informationstechnologie	30	1

*Die Grundkenntnisse in Biologie, Physik und Chemie werden vorausgesetzt (durch Schulbildung und/oder Eigenstudium vor dem Studium der Medizin)

		Stunden	Wochen
2. Semester	Einführung Anatomie II	60	2
	Kurs Anatomie und Histologie I	90	3
	Einführung Physiologie (und Pathophysiologie)	90	3
	PbLv (Anatomie und Physiologie): körperliche Untersuchung I	30	1
	Medizinische Psychologie	60	2
	PbLv (Psychologie): Arzt-Patient-Kommunikation I	30	1
	Wahlpraktika	45	1,5
3. Semester	Kurs Anatomie und Histologie II	90	3
	Kurs Physiologie	90	3
	Einführung Biochemie (und Pathobiochemie)	90	3
	Kurs Biomathematik	30	1
	PbLv (Anatomie und Physiologie): körperliche Untersuchung II	30	1
	PbLv (Psychologie): Arzt-Patient-Kommunikation II	30	1
	Wahlpraktika	45	1,5
4. Semester	Kurs Biochemie	60	2
	Einführung und Kurs klinische Chemie	90	3
	Einführung und Kurs Humangenetik	60	2

122   D. Habeck

Tabelle 1. Fortsetzung

	Einführung medizinische Primärversorgung und Epidemiologie	45	1,5
	Einführung medizinische Sekundär- und Tertiärversorgung und Ökonomie im Gesundheitswesen	45	1,5
	PbLv (Biochemie): Substitutionstherapie (Beispiele)	30	1
	PbLv Wahlangebote, z. B. Sportmedizin	30	1
	Wahlpraktika	45	1
5. Semester	Einführung allgemeine Pathologie	60	2
	Einführung allgemeine Pharmakologie und Toxikologie	60	2
	Kurs allgemeine Krankenuntersuchung und Anamneseerhebung	60	2
	Einführung innere Medizin	60	2
	Einführung Chirurgie	60	2
	Einführung und Kurs akute Notfälle und erste ärztliche Hilfe	30	1
	Einführung Allgemeinmedizin	45	1,5
	Geschichte der Medizin einschließlich Krankheitstheorien	30	1
6. Semester	Kurs allgemeine Pathologie	60	2
	Kurs allgemeine Pharmakologie und Toxikologie	45	1,5
	Kurs Radiologie und Strahlenschutz	45	1,5
	Einführung und Kurs medizinische Mikrobiologie und Immunologie	45	1,5
	Einführung Frauenheilkunde	45	1,5
	Einführung Kinderheilkunde	45	1,5
	Einführung Psychiatrie	45	1,5
	Einführung psychosomatische Medizin	30	1
	Wahlpraktika	45	1,5
7. Semester	Kurs Geriatrie	30	1
	Kurs Neurologie	30	1
	Kurs Urologie	30	1
	Kurs Dermatologie	30	1
	Stationspraktikum Chirurgie	90	3
	Stationspraktikum innere Medizin	90	3
	Kurs Epidemiologie	30	1
	Kurs Sexualmedizin	30	1
	Wahlpraktika	45	1,5
8. Semester	Kurs Augenheilkunde	30	1
	Kurs HNO-Heilkunde	30	1
	Kurs ZMK-Heilkunde	30	1
	Kurs Orthopädie	30	1
	Stationspraktikum Frauenheilkunde	90	3
	Stationspraktikum Kinderheilkunde	90	3
	Praktikum Allgemeinmedizin	60	2
	Wahlpraktika	45	1,5
9. und 10. Semester	Einführung und Kurs Ökologie (Rechts-, Arbeits- und Sozialmedizin, Präventivmedizin und Rehabilitation)	90	4
	Praktikum Psychiatrie	90	3
	Praktikum psychosomatische Medizin	60	2
	Rezeptierkurs	30	1
	Kurs medizinische Ethik	30	1
	Sektionskurs	30	1
	Außenseitermethoden	30	1
	Wahlpraktika	450	14
11. und 12. Semester	Praktisches Jahr mit 3mal 16 wöchiger Tätigkeit in innerer Medizin, Chirurgie und einem Wahlfach		

Tabelle 2. Beispiel eines integrierten Curriculums. Die integrierten Blöcke 1–10 umfassen jeweils Anatomie, Physiologie, Biochemie sowie grundlegende Aspekte der pathologischen Anatomie, Pathophysiologie, Pathobiochemie und die Symptomatik und Befunde (einschl. bildgebender Verfahren) der wichtigsten Krankheiten; für die integrierten Blöcke 11–18 gilt soweit zutreffend das Entsprechende. Die durchschnittliche Dauer eines integrierten Blocks und der Praktika auf Krankenstationen und in ambulanten Einrichtungen wird mit 3 Wochen veranschlagt, die Dauer eines Semesters mit 12–16 Wochen. Theoretische Wahlpflichtveranstaltungen für die restlichen Zeiten wurden nicht gesondert ausgewiesen

---

1. Semester   Einführung Medizinstudium
Medizinische Terminologie
Informationstechnologie und Bibliothekswesen
Grundlagen der bildgebenden Verfahren
Integriert Block 1: *Haut* mit Untersuchungskurs und Einführung Histologie
Integriert Block 2: *Bewegungsapparat* mit Untersuchungskurs
Integriert Block 3: *Lunge* mit Untersuchungskurs

Gesundheitssystem und Einrichtungen für die Krankenversorgung
Medizinische Soziologie
Kurs: Arzt-Patient-Beziehung; Einführung (Arbeits- und Sozialanamnese)

2. Semester   Integriert Block 4: *Herz- und Kreislaufsystem* mit Untersuchungskurs
Integriert Block 5: *Blut* mit klinischer Chemie und Biostatistik I
Integriert Block 6: *Verdauungsorgane* mit Untersuchungskurs

Sekundär- und Tertiärversorgung und Ökonomie I
Medizinische Psychologie
Kurs: Arzt-Patient-Beziehung; Anamneseerhebung

3. Semester   Integriert Block 7: *Niere und ableitende Harnwege,* Wasser und Elektrolythaushalt mit
Untersuchungskurs und klinischer Chemie
Integriert Block 8: *Endokrinium* mit Untersuchungskurs und klinischer Chemie
Integriert Block 9: *Gehirn und Nervensystem* mit Untersuchungskurs und klinischer
Chemie

Krankheitskonzepte im Laufe der Geschichte der Medizin
Primärversorgung und Epidemiologie I
Kurs: Arzt-Patient-Beziehung; ärztliche Gesprächsführung und Beratung

4. Semester   Integriert Block 10: *Sinnesorgane, Mundhöhle und Kehlkopf* mit Untersuchungskurs
Integriert Block 11: *Frauenheilkunde* (und Sexualkunde) mit Untersuchungskurs
Integriert Block 12: *Kinderheilkunde* mit Untersuchungskurs

Entwicklungsgeschichte und Humangenetik
Chirurgische Propädeutik
Kurs: Arzt-Patient-Beziehung; Gespräche mit psychiatrischen und psychosomatischen Patienten

5. Semester   Integriert Block 13: *Entzündung und Infektionen* mit Kurs medizinische Mikrobiologie und Immunologie
Integriert Block 14: *Traumatologie und Intensivmedizin* mit Kurs akute Notfälle und erste ärztliche Hilfe
Integriert Block 15: *Psychosomatische Medizin und Psychiatrie*

Prinzipien der allgemeinen Pathologie

1. chirurgisches Stationspraktikum (als einmonatige Famulatur)

Tabelle 2. Fortsetzung

6. Semester	Integriert Block 16: *Ökologisches Stoffgebiet mit Strahlenschutzkurs* Integriert Block 17: *Onkologie* einschl. Chemo- und Strahlentherapie Integriert Block 18: *Geriatrie* Prinzipien der allgemeinen Pharmakologie und Toxikologie Primärprävention und Ökonomie II Rehabilitationseinrichtungen und -maßnahmen sowie physikalische Therapie 1. internistisches Stationspraktikum (als einmonatige Famulatur)
7. Semester	Systematik und Differentialdiagnose in der inneren Medizin und Chirurgie 2. chirurgisches Stationspraktikum 2. internistisches Stationspraktikum Einführung in die Augenheilkunde, Dermatologie, HNO-Heilkunde, Neurologie, Orthopädie, Urologie und ZMK-Heilkunde 1. Stationswahlpraktikum (als einmonatige Famulatur)
8. Semester	Systematik der Allgemeinmedizin Rezeptierkurs Diagnoseklassifikationssysteme und Epidemiologie II Ärztliche Entscheidungstheorien und medizinische Statistik II Hausärztliches Praktikum Gynäkologisch-geburtshilfliches Stationspraktikum Kinderheilkundliches Stationspraktikum 2. Stationswahlpraktikum (als einmonatige Famulatur)
9. Semester	Seminar über Aufklärung (insbesondere bei infauster Prognose) Seminar über Betreuung von Sterbenden Seminar über ethische Fragestellungen Seminar über medizinische Technologie Überblick über Außenseitermethoden Psychiatrisches Stationspraktikum Psychosomatisches Praktikum Wahlpraktikum aus dem ökologischen Stoffgebiet
10. Semester	Medizinische Poliklinik — einwöchig, mit eigenen Patientenuntersuchungen und examensartiger Vorstellung von je 2–3 Patienten (wahlweise auch nach dem 9. Semester) Chirurgische Poliklinik Wahlpoliklinik 3 freie Wahlpraktika
11. und 12. Semester	Praktisches Jahr mit je 16wöchiger Tätigkeit in innerer Medizin, Chirurgie und in einem Wahlfach oder mit je 12wöchiger Tätigkeit in innerer Medizin und Chirurgie sowie je 8wöchige Tätigkeit in 3 Wahlfächern

Zusammenfassung

Unerläßlich für die Strukturierung eines künftigen Curriculums ist ein Ausbildungsziel: Als Basis für jeden Arzt nach 6jährigem Studium wird das Vertrautsein mit allen wichtigen Prinzipien der individuellen Patientenbetreuung sowie der gesundheitlichen Versorgung der Bevölkerung angesehen. Im Mittelpunkt der gesamten Ausbildung muß der Patient stehen, und zwar nicht nur der Patient in Universitätskliniken, sondern auch in Allgemeinkrankenhäusern und hausärztlichen Praxen. Wichtiger als ein enzyklopädischer Wissensschatz ist das Erlernen des aktiven Umgehens mit Wissen sowie praktischer und kommunikativer Fertigkeiten. Dieses sollte schwerpunktmäßig in sog. Kernfachgebieten stattfinden. Weiterhin sind in einem künftigen Curriculum Wahlpflichtzeiten vorzusehen. Neben Vorlesungen und Eigenstudium bilden individuelle Praktika auf Krankenstationen und Gruppenaktivitäten die wichtigsten Ausbildungsmethoden, die dem jeweiligen Lernziel in gleicher Weise adäquat zuzuordnen sind wie Evaluationsmaßnahmen. Den Fakultäten sollte für das Medizinstudium ein größerer Verantwortungsspielraum überlassen werden. Notwendig sind allerdings auch eine Aufwertung der Lehre sowie ein größeres Engagement und mehr Phantasie für Ausbildungsaufgaben, um die gegenwärtige „Ossifikation, Arthritis und Dyskrasie" unseres Curriculums zu überwinden.

Literatur

Abrahamson S (1978) Diseases of the curriculum. J Med Educ 53: 951–957

Aschhoff B (1987) Patientenmeinungen zur ärztlichen Ausbildung. Med. Dissertation, Universität Münster

Association of American Medical Colleges (1984) Physicians for the twenty-first-century. The GPEP Report, Washington

Habeck D (1987) Vorschläge für eine Reform der ärztlichen Ausbildung. Med Ausbildung 4: 42–58

Habeck D, Breucker G, Paetz K (1986) Zusammenfassende Darstellung des Münsteraner Modellversuchs und Schlußfolgerung. Med Ausbildung 3: 42–58

Insler V (1986) Medical education at the Ben Gurion University at Beer Sheba, Israel. Med Ausbildung 3: 81–82

Katz FM, Fülop T (1980, 1987) Personnel for health care: Case studies of educational programmes, vol 1, 2. WHO, Geneva

Kaufmann A (ed) (1985) Implementing problem-based medical education. Springer, Berlin Heidelberg New York Tokyo

Martenson D (1985) Educational development in an established medical school. Studentliteraturbund

Medizinischer Fakultätentag der Bundesrepublik Deutschland einschl. Berlin-West (1986) Protokoll des Ordentlichen Medizinischen Fakultätentages am 30. und 31. Mai in Heidelberg

Neufeld VR, Norman GR (1985) Assessing clinical competence. Springer, Berlin Heidelberg New York Tokyo

Olbing H, Grandt D (1987) Neugestaltetes Praktikum der Kinderheilkunde in Essen – Akzeptanz einer Videothek. Med Ausbildung 4: 11–14

Pabst R, Westermann J, Lippert H (1986) Integration of clinical problems in teaching gross anatomy: Living anatomy, X-ray anatomy, patient presentations and films depicting clinical problems. Anat Rec 215: 92–94

Pauli H (1984) Problemorientiertes Lernen in der ärztlichen Ausbildung. Med Ausbildung 1: 4–10

Schormair C (in Vorbereitung) Entwurf eines integrierten Curriculums „Nervensystem"

Angewandte Medizin als Forschungsaufgabe

R. N. Braun

In der Einladung zu dieser Tagung heißt es, daß es hier um eine Verbesserung der Medizinerausbildung gehen soll. Dazu sollten vorhandene Neuansätze und Reformvorstellungen mit den Erfahrungen der jüngeren Ärztegeneration korreliert werden.

Ich selbst überblicke mehr als 50 Jahre Medizin. In dieser Zeitspanne gab es gewaltige Fortschritte. Vergleicht man aber, wie der Allgemeinmediziner vor 50 Jahren arbeitete und wie es um die Tätigkeit der jüngsten Generation steht, so sind die Fortschritte wenig beeindruckend. Dabei denke ich nicht an spektakuläre Einzelfälle, sondern daran, was bei den „alltäglichen" Beratungsursachen – wie Fieber, „Weichteilrheuma", Husten, Kreuzschmerzen, Brechdurchfall, Kopfweh etc. – geschieht. Revolutionierende Fortschritte sind bezüglich dieser Vorkommnisse auch in den nächsten 13 Jahren nicht zu erwarten.

Ich erlaube mir daher, den Titel Arzt 2000 durch Arzt 2100 zu ersetzen. In 100 Jahren sind wesentliche Veränderungen vorstellbar. Sie mögen einwenden, man könne wohl über 13 Jahre, nicht aber bis 2100 prophezeien. Lassen Sie mich versuchen, Sie vom Gegenteil zu überzeugen!

Bisherige und zukünftige medizinische Forschungsrichtung

Zur Verdeutlichung der Zeiträume muß ich zunächst ins 16. Jahrhundert, an die Wurzeln der medizinischen Wissenschaft zurückgehen. Die Verwissenschaftlichung verknüpft sich mit dem Namen Vesal. Bei Vesal waren die Voraussetzungen dafür gegeben, die Anatomie Galens kritisch unter die Lupe zu nehmen. Hatte 1400 Jahre hindurch – wenn es um Differenzen ging – Galen grundsätzlich recht gehabt, so machte Vesal die Anatomie reproduzierbar. Daß man bei wissenschaftlichen Entwicklungen mit langen Zeiträumen rechnen muß, wird dadurch demonstriert, daß Harvey erst 100 Jahre nach Vesal entdeckte, wie das Blut zirkuliert. Nach und nach resultierte viel Wissen über den menschlichen Körper, den ich, weil sich an ihm die Krankheiten abspielen, den Gegenstand A nenne.

Waren wichtige Gesetzmäßigkeiten der normalen Anatomie, Histologie und Physiologie erfaßt, so ergab sich in der Folge die Ausdehnung von gesichertem Wissen in Richtung der Krankheiten etc. von selbst. Der Prozeß ist noch in vollem Gange. Auf diese Weise wissen wir viel über Krankheiten, Erkrankungsursachen, diagnostische Methoden, Heilmittel usw. Dabei geht es längst nicht mehr allein um den Körper, sondern ebenso um die Seele, die Psychologie, die Soziologie etc. In diesen Bereichen setzen die üblichen Reformen an – und auch der Großteil dessen, was hier vorgebracht wurde. Es kommt darauf heraus, noch mehr Fakten, noch mehr Praktika und dergleichen in die Ausbildung hineinzubringen. Man hat aber beispielsweise nichts darüber gehört, was einem Durchschnittsgehirn überhaupt zugemutet werden kann und wie man es anstellt, dem angehenden Arzt das praktisch Wichtige so einzuverleiben, daß er 30–40 Jahre lang darüber verfügen kann, wenn er am Krankenbett seine (u. U. lebensentscheidenden) Entschlüsse faßt. Und was ist überhaupt das „praktisch wichtige Wissen"?

Dazu ein Fall: Der Hausarzt wird nachts zu einem 45jährigen bestellt. Er diagnostiziert eine Gastritis. Tags darauf bestätigen 2 prominente Spezialisten die Diagnose. Als nach einem weiteren halben Tag der Bauch geöffnet wird, ist es zu spät. Der Mann verstirbt an einem Appendixdurchbruch.

Was fordert hierzu die Lehre? Eine eingehende Anamnese und Untersuchung sowie die genaue, möglichst ätiologische Diagnosestellung. Gewiß hatte keiner der 3 gesuchten Ärzte den Patienten „komplett" ausgefragt und untersucht. Aufgrund ihrer langen Erfahrung jedoch waren sie zu gezielten Maßnahmen berechtigt. Es geht auch gar nicht anders. Dann stellten sie dieselbe (tödliche) Diagnose. Was auf dieser Tagung bisher gesagt wurde, gibt keine Antwort darauf, wie sich solche Vorkommnisse vermeiden ließen. In der Medizin geht es jedenfalls nicht nur um das Wissen über Krankheiten, Krankheitsursachen, Diagnostika, Heilmittel, sondern v. a. auch darum, was man nun beim Einzelfall tun sollte, um ein Maximum an „abwendbar gefährlichen Verläufen" abzuwenden.

Ein weiteres Erlebnis: In die Sprechstunde des Hausarztes kommt ein junger Mann wegen Ziehens in den Hals hinauf. Ein rätselhaftes EKG führt zur Überweisung an einen prominenten Kardiologen. In den nächsten 3 Jahren bemühen sich noch 2 weitere berühmte Herzspezialisten um ihn. Jeder stellt – aufgrund tiefschürfender analoger Erhebungen – eine andere Diagnose. Wie ist so etwas möglich? Auch dazu haben die bisherigen Beiträge nichts erbracht. Und doch ist das für beide Fälle Wesentliche (berufstheoretisch) erarbeitet worden. Die Basis dafür wurde schon vor über 30 Jahren gelegt.

Lassen Sie mich zitieren, welche Feststellungen es bezüglich der Wechselbeziehungen zwischen Allgemeinpraxis, Forschung und Lehre schon 1957 gab:
1. Ohne kritische Durchdenkung der allgemeinpraktischen Funktion keine versuchsweise Fällestatistik.
2. Ohne versuchsweise Fällestatistik keine Erkenntnis der Gleichwertigkeit aller Beratungsergebnisse.
3. Ohne Erkenntnis der Gleichwertigkeit aller Beratungsergebnisse keine echte Statistik aus der Praxis.
4. Ohne echte Beratungsergebnisstatistik keine Erfassung des Fälleverteilungsgesetzes.
5. Ohne Erfassung des Fälleverteilungsgesetzes kein Ergründen der ewigen Existenzberechtigung des Allgemeinmediziners als designiertem erstversorgendem Arzt.
6. Ohne Ergründen der Existenzberechtigung des Allgemeinpraktikers als designiertem erstversorgendem Arzt kein klares, allgemeines medizinisches Ausbildungsziel und keine Namhaftmachung der Kriterien für eine optimale Versorgung der Patienten.

7. Ohne klares, allgemeines medizinisches Ausbildungsziel und ohne Namhaftmachung der Kriterien für eine optimale Versorgung der Patienten keine optimalen Pläne für das Studium und die berufliche Wissenspflege.
8. Ohne optimale Pläne für das Studium und für die berufliche Wissenspflege kein optimaler Start ins Berufsleben und keinerlei Gewähr für die Qualität der praktizierenden Ärzte.

Heute läßt sich das so formulieren: Wie darf man seitens der Universitäten hoffen, Ärzte von hoher, kontrollierbarer Berufsqualifizierung zu produzieren, wenn man

a) die angewandte Medizin noch nicht auf den ganz besonderen Gegenstand B zurückgeführt hat, wenn man

b) nicht weiß, daß dieser besondere Gegenstand B – d.h., was an die Medizin herankommt – in seiner Zusammensetzung Gesetzmäßigkeiten aufweist, wenn man

c) nicht wahrhaben will, daß unter Praxisbedingungen unabänderlicherweise nur sehr wenig Zeit für die Anamnestik und die Untersuchungen zur Verfügung steht, wenn man

d) nicht akzeptiert, daß – nimmt man die Diagnose als überzeugende Zuordnung zu einem wissenschaftlichen Krankheitsbegriff ernst – in 9 von 10 Praxisfällen (weder auf Anhieb noch durch die Verlaufsbeobachtung) Krankheiten exakt festgestellt werden können, wenn man

e) dem exakt diagnostizierten Fall einen höheren Stellenwert beimißt als den übrigen Beratungsergebnissen, wenn man

f) sich den Beweisen verschließt, daß ein Allroundarzt seine ewige Existenzberechtigung als designierter Erstversorger hat, wenn man

g) nicht erkennt, daß im Medizincurriculum die berufstheoretische und praktische Ausbildung zum Erstversorger eine zentrale Position einnehmen muß, wenn man

h) nicht versteht, daß der Medizinunterricht nicht allein auf der Lehre vom gesunden und kranken Körper sowie auf den spezialistischen, diagnostischen und therapeutischen Methoden beruhen kann, sondern auch auf den berufstheoretisch erfaßten Regelmäßigkeiten der Fälleverteilung und dem sich daraus ergebenden weiteren Wissen aufbauen muß, wenn man

i) nicht weiß, daß die Verwissenschaftlichung der Allgemeinmedizin eine eigene lehrbare Fachsprache geschaffen hat (z.B. für die nicht exakt diagnostizierbaren Beratungsprobleme) und außerdem eigenständige Strategien – mitsamt den zugehörigen elementaren Bezeichnungen und Handlungsanweisungen, wenn man

j) nicht sehen will, daß die Erfahrung allein keinen Arzt auch nur annähernd so perfekt programmiert, daß er seine Patienten optimal versorgen könnte – ganz abgesehen davon, daß sich die Ärzte mit ihren derzeitigen intuitiv-individuellen Begriffen untereinander gar nicht wirklich verständigen können, wenn man

k) in den letzten Jahrhunderten (über dem Erforschen des gesunden und kranken Körpers, der Krankheitsursachen, der Heilmittel, der spezialistischen Behandlungsmethoden etc.) die Alltagsmedizin – einschließlich des bestmöglichen Umgehens mit den Patienten – wissenschaftlich fast völlig vergessen hatte?

In der Abb. 1 versuche ich die Lage vereinfacht darzustellen: Der junge Mann symbolisiert die Wissenschaftsrichtung, die – von Vesal ausgehend – zu der Krankheitenlehre etc. geführt hat. Der Gegenstand A, an dem sich die Krankheiten abspielen,

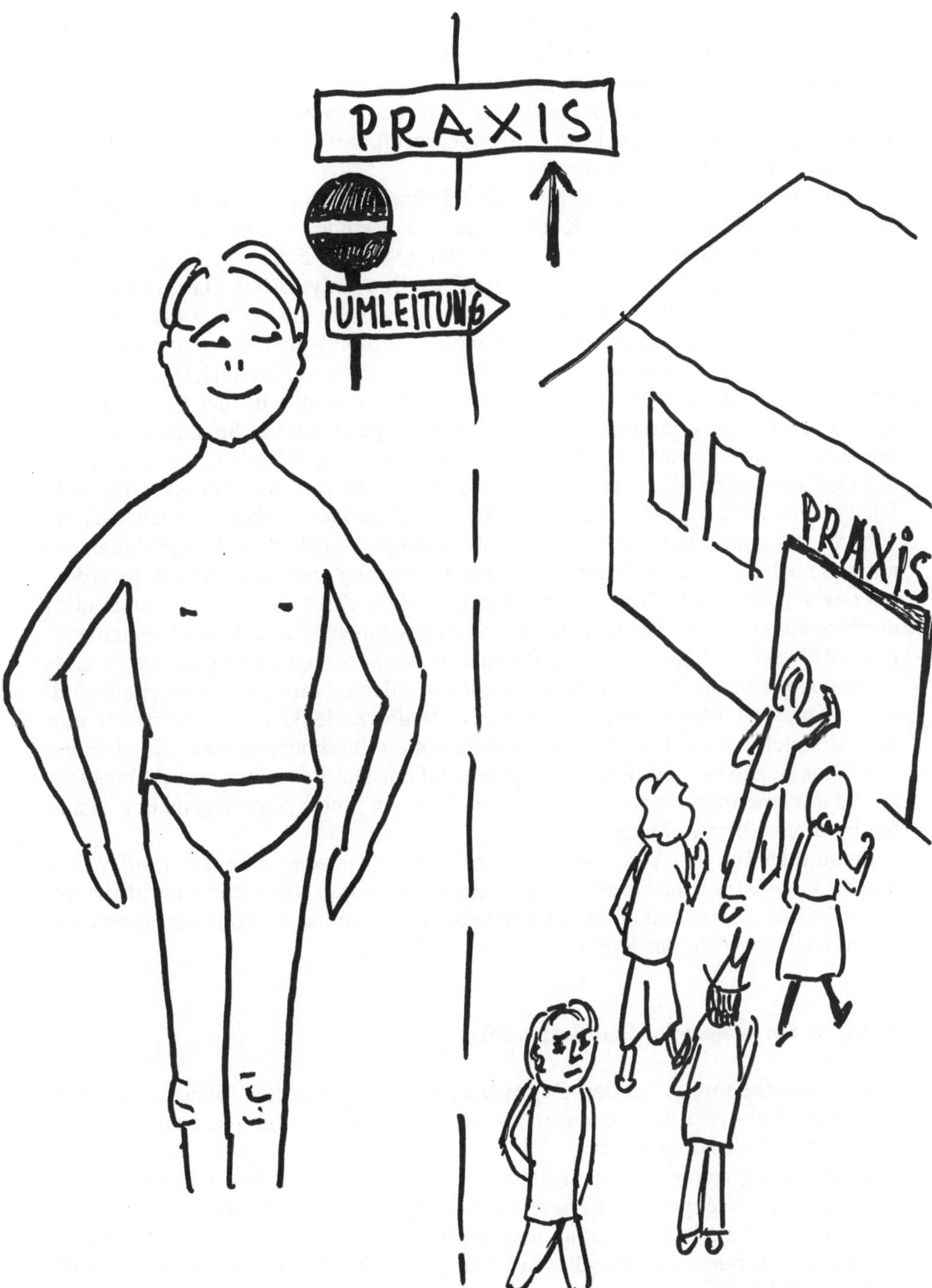

Abb. 1. Die Sackgasse einer Wissenschaftsrichtung ohne berufstheoretische Forschung in der heutigen Medizin.

ist der menschliche Körper. In Kenntnis aller Krankheiten, Diagnostika, Heilmittel führt gleichwohl kein wissenschaftlicher Weg dahin, was ein Arzt bei der Durchschnittsberatung in den wenigen Minuten, die sich eine sozial abgesicherte Gesellschaft dafür leisten kann, tun sollte. De facto ist, was heute in der angewandten Medizin geschieht, überwiegend ein unüberprüfbares Probieren. Immer wieder "trial" und immer wieder "error".

Die neue, wissenschaftlich angewandte Heilkunde fußt daher nicht nur auf dem menschlichen Körper, seinen Krankheiten usw., sondern auch auf dem anderen Gegenstand B: nämlich auf der Statistik der gesamten Fälle, die an die Medizin herangebracht werden. Hier sind Gesetzmäßigkeiten nachweisbar. Davon ausgehend stößt die berufstheoretische Forschung in die Terra incognita der angewandten Heilkunde vor. Dazu mußte sie eine eigenständige Methodik entwickeln, einschließlich einer zweckdienlichen Fachsprache. Sie gestattet nun wissenschaftlich Interessierten, über Praxisprobleme ohne gewichtige Mißverständnisse miteinander zu reden.

In der Abb. 2 markiert der obere Querstrich die gegenwärtige Spannung zwischen der universitären (U) und der industriellen Forschung (I). Sie äußert sich etwa darin, daß die Industrie möglichst viele Produkte an möglichst viele Kliniker verkaufen will. Die von den Hochschulen ausgehende Gegenkraft ist hier vielfach sehr schwach. So wird sie oft genug von der Werbung überwältigt. Nachher muß nicht selten ein anfangs hochgepriesenes Präparat in seiner Bedeutung erheblich korrigiert werden, oder es verschwindet gänzlich vom Markt. Andere Kräfte greifen hier noch nicht merkbar ein – etwa starke berufstheoretische Forschungspotentiale im allgemeinärztlichen (P) und spezialistischen (S) Bereich. Besonders ungut ist dieses beschränkte Spannungsverhältnis in bezug darauf, was jenseits der hochspezialisierten Hochschulmedizin passiert. Man braucht nur an die Forderung zu denken, der Arzt müßte stets eine komplette Anamnese erheben, die Patienten durchuntersuchen und abschließend eine möglichst ätiologische Diagnose stellen. Das ist ein ausgezeichnetes Beispiel dafür, wie man ein wissenschaftliches Vakuum hinter einer allgemein geglaubten Fiktion verbergen kann.

Im unteren Teil der Abb. 2 wird demonstriert, wie es sein sollte: Die traditionelle universitäre (U) und die industrielle (I) Forschung werden durch starke berufstheoretische Forschungspotentiale im allgemeinärztlichen und spezialistischen Bereich in einem Gleichgewicht der Kräfte gehalten.

Bisherige Leistungen der Berufstheoretik

1. Die Berufstheoretik hat den Gegenstand B der angewandten Medizin (d. h. das, was an die Ärzte herankommt) als solchen erkannt, seine Gesetzmäßigkeiten erfaßt und lehrbar gemacht.
2. Soweit nötig wurden untaugliche Grundbegriffe und Leitsätze teils modifiziert, teils durch besser geeignete ersetzt. Der entleerte Diagnosebegriff etwa wurde auf seine ursprüngliche Bedeutung zurückgeführt. Einige neu entwickelte Ausdrücke, wie das „abwartende Offenlassen" oder der „abwendbar gefährliche Verlauf", haben sich schon in beachtlichem Umfang in der Heilkunde durchgesetzt.
3. Für den Allgemeinarzt wurden spezifische Handlungsanweisungen für die 86 häufigsten Problemsituationen erarbeitet.

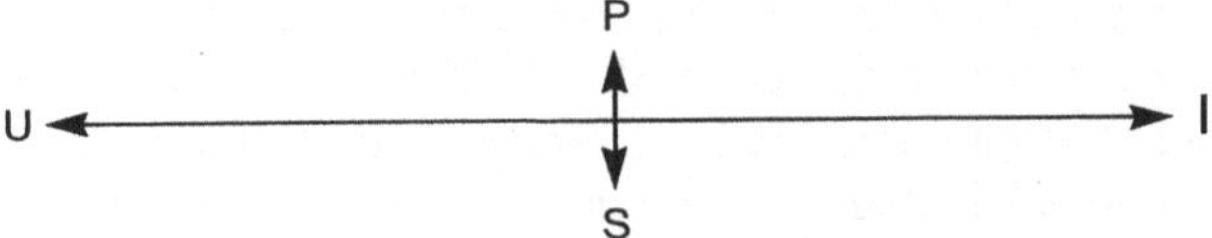

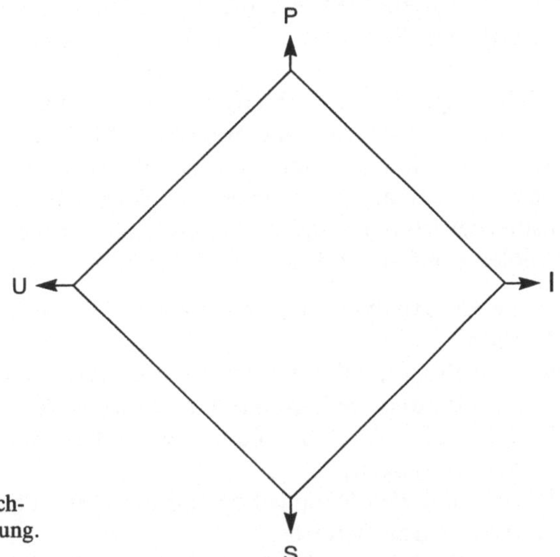

Abb. 2. Ungleichgewicht bzw. Gleichgewicht in der medizinischen Forschung.
(Erläuterungen s. Text)

4. Es existieren nun klare Indikationen für die vaginale und die EKG-Untersuchung
   in der Allgemeinpraxis.
5. Für Dokumentations- und Forschungszwecke wurde eine mittlerweile erprobte
   zweidimensionale Systematik entwickelt.
6. Die Berufstheoretik hat in der „Kasugraphie" bereits ein Wörterbuch zur Benen-
   nung nicht exakt diagnostizierbarer Fälle erstellt.

Die spezielle, berufstheoretische Einschulung (von voll weitergebildeten Jungärz-
tinnen und Jungärzten) für die Allgemeinpraxis im Niederösterreichischen Institut
für Allgemeinmedizin seit 1976 hat eine Elite von 200 Kolleginnen und Kollegen
problemlos in den Beruf gebracht. Sie üben die Allgemeinmedizin als erste Generation bewußt als Fach aus. Sie können – ohne Ängste – auf höherem Niveau funktionieren als irgendeine andere Kollegengruppe zuvor. Sie sprechen *eine* Sprache.

Bedeutung für die Medizin 2000 und die Ausbildung

Bedenken wir, daß es von der Verwissenschaftlichung des Gegenstandes A (mensch-
licher Körper) durch Vesal bis zum gegenwärtigen Stand der Krankheitenlehre, der

Arzneimittelforschung etc. fast 500 Jahre gedauert hat, so dürfen wir bezüglich des neuentdeckten Gegenstandes B (Fälleverteilung) bzw. dessen, was an die Medizin herankommt, innerhalb kurzer Zeitspannen keine Wunder erwarten. Damit übereinstimmend haben die letzten 40 Jahre gezeigt, daß es kaum möglich ist, älteren Kollegen aller Ränge klarzumachen, daß es in der angewandten Medizin zahllose, enorm wichtige Dinge zu erforschen gibt. Bei Studenten und Jungärzten dagegen war es leicht möglich, Verständnis dafür zu finden. Da diese aber nichts zu sagen haben, müssen wir uns gedulden. Jedenfalls habe ich nicht das Glück gehabt, auf einen Lord Rutherford oder Russell zu stoßen, die „von oben her" für das Neue Platz geschaffen hätten.

Je tiefer man nun berufstheoretisch in die angewandte Medizin eindringt, um so mehr Neuland erweist sich einer wissenschaftlichen Bearbeitung zugängig. All das hat den geläufigen Satz „Wissenschaft ist Wissenschaft und Praxis ist Praxis" in seiner Gegensätzlichkeit ad absurdum geführt. Vielmehr verhält es sich so, daß hinter jeder berufstheoretisch tiefschürfend beantworteten Frage eine Fülle neuer, unbearbeiteter Probleme auftaucht. Einige wichtige Forschungsthemen sind:

1. Laufende Analyse des Gegenstandes B aufgrund der neuen statistischen Methodik;
2. weitere Programmierung der allgemeinmedizinischen und der spezialistischen Diagnostik und die laufende Überprüfung der erarbeiteten Richtlinien für die Problemfälle; die Klarstellung der Indikationen für das Procedere mit Handlungsanweisungen;
3. Erforschung des Herangehens an die Gesundheitsstörungen jenseits des programmierbaren Bereichs;
4. weitere Bearbeitung der Strategien unter Praxisbedingungen;
5. Definition der wichtigsten Krankheits„schablonen", wie sie im Rahmen der Praxisdiagnostik an den Kranken rasch hintereinander angelegt werden;
6. Erforschung der Beratungsursachen;
7. Weiterentwicklung der funktionsgerechten, ökonomischen Praxisdokumentation unter kritischer Ausnützung der Möglichkeiten einer elektronischen Datenverarbeitung;
8. Praxistherapie, insbesondere ohne exakte Diagnosestellung;
9. Bewertung der psychischen Komponenten bei den Fällen;
10. echte Praxispsychologie;
11. Grenzen der diversen ärztlichen Funktionen;
12. Zusammenarbeit im Rahmen des gesamten Betreuungsteams, einschließlich der optimalen gegenseitigen Information.

Kann ein Student heute einem erfahrenen Doktor bei der Arbeit zuschauen, so ahnt er nicht, wie bescheiden meistens dessen Niveau ist. Grundsätzliches vermag der Lehrer nicht zu erklären, da er berufstheoretisch unbeschlagen ist. Nach der allgemeinen Aneignung des berufstheoretisch geschaffenen Wissens dagegen wird man, was zu einem ärztlichen Wirken auf hohem Niveau gehört, erklären, theoretisch verstehen und praktisch üben können. Dafür werden die Hochschulen benötigen:

1. breite professionelle, spezielle, berufstheoretische Forschungen in sämtlichen Regionen der angewandten Medizin;

2. geschulte Lehrer – sie werden Spezialisten einer neuen Art sein, damit sie die verschiedenen Regionen des riesigen wissenschaftlichen Neulands erforschen, kompetent praktizieren und unterrichten können;
3. neue Institutionen, Karrieremöglichkeiten und Lehrmittel.

Ist hier nach einem oder mehreren Jahrhunderten genügend erreicht, dann könnte ein Curriculum so aussehen: In den ersten 8 Semestern lernen die Studenten (auf traditionelle Weise oder integriert) die wichtigsten Fakten bezüglich des gesunden und kranken Körpers; dazu allgemeine Psychologie und Soziologie. Das wäre der Gegenstand A! Um das zu erreichen, müßten die Universitäten gewaltig Ballast abwerfen. Dabei könnten sie Berufstheoretiker aus der Allgemeinmedizin beraten, etwa beim Durchforsten der Lernzielkataloge. Darin ist ja viel aufgenommen, was ausschließlich Spezialisten brauchen. In diesem Studienabschnitt würde die Kenntnis der wichtigsten Krankheiten in ihren klassischen (d. h. gut erklärbaren, verstehbaren und diagnostizierbaren) Erscheinungsformen vermittelt werden. Das Vorgehen mittels kompletter Anamnese und Untersuchung sollte in dieser undifferenzierten Form nicht mehr unterrichtet werden. Übrigens existiert bereits an der nordnorwegischen Universität Tromsø ein interessantes achtsemestriges Modell, das in zukunftsträchtiger Weise der hier dargelegten Reform entgegenkommt.

Nach einer Abschlußprüfung über die ersten 8 Semester würden die letzten 4 für die neue Lehre der angewandten Medizin zur Verfügung stehen. In diesem Rahmen müßten die klassischen Krankheitstypen um das erweitert werden, was die Realität ausmacht, nämlich um die wichtigsten Atypien, um die Anfangs-, die Endstadien und vieles andere mehr. Dazu käme also, was die berufstheoretische Forschung bereits zutagegefördert hat und was spätere Generationen erarbeitet haben werden. Dann wird man nicht mehr sagen können, daß Wissenschaft Wissenschaft und Praxis Praxis ist. Während der letzten Semester würde das heute hochgelobte "bedside teaching" nicht besonders favorisiert. Es kann eine gute berufstheoretische Basis kaum ideal ergänzen, schon gar nicht auf den Beruf „draußen" bestens vorbereiten. Auch in diesen letzten Semestern müßte das Lernen im Vordergrund stehen. Die Aneignung des wichtigen geschaffenen Wissens ist nun einmal das A und O jedes akademischen Unterrichts, der diesen Namen verdient. Später kommt es ja erfahrungsgemäß nie wieder zu einem richtigen Lernen, dafür gibt es dann die Praxis bis zum Berufsende. Wer möglichst viel Praxis in die Universität hineinbekommen möchte, verkennt den Sinn der Universitätsidee. Hat doch schon Immanuel Kant festgestellt: Es gibt nichts praktischeres als eine gute Theorie.

Im übrigen steht das Krankenbett bei der Masse der Bettlägerigen nicht im Spital, sondern in den Privatwohnungen. Die Fälle sind überwiegend akut und die Beratungen nicht reproduzierbar. Man wird also viel mit Tonbandaufnahmen aus der Praxis arbeiten müssen, wie ich das schon seit 22 Semestern tue.

Während dieser ganzen Ausbildung muß auch das Erfassen der eigentlichen Beratungsursachen beachtet werden und das Benennen der Beratungsergebnisse treffend erfolgen. Dafür steht bereits eine „Kasugraphie" zur Verfügung.

Die Berufstheorie wird auf dem Gegenstand B aufgebaut sein, wodurch die Allgemeinmedizin – ähnlich der Anatomie – für diesen Studienabschnitt in eine zentrale Position kommt. Zusätzlich wird es spezielle berufstheoretische Ergebnisse aus den

Bereichen aller Fächer geben. Die jeweiligen „Wenn-dann"-Strategien sind in möglichst vielen Variationen durchzuspielen.

Die Fälleverteilungen innerhalb der einzelnen Fächer werden mit ihren Variationen Unterrichtsstoff sein. Die Studenten sollten – ähnlich wie sie Leichen sezieren – kurzfristig in Allgemeinpraxen famulieren und auch dort „sezieren", will sagen kurzzeitige Fällestatistiken machen, um einen Eindruck vom Gegenstand B der angewandten Medizin zu bekommen. Natürlich müßten sie mit Begriffen und sonstigem Wissen ausgestattet worden sein, um sinnvoll agieren zu können.

Schließlich müssen die angehenden Ärzte auch ihr volles diagnostisches und therapeutisches Risiko kennenlernen. Das ist heute weitgehend tabuisiert. Üblicherweise gibt man sich in der Heilkunde glänzender, als man ist.

Daß die künftige Lehre zwischen der somatischen und psychischen Betreuung keine Trennungslinie zieht, sondern integriert unterrichten wird, versteht sich beim Gegenstand B von selbst. Ebenso sollten zu dieser Zeit wirkliche medizinische Psychologie auf dem Programm stehen und nicht bloß berufsfremde Varianten einer allgemeinen Psychologie. Über die Therapie wird – datengestützt – möglichst realistisch zu unterrichten sein. Besonders wäre die Therapie bei offenen Fällen zu unterrichten. Dazu gehört die abgesprochene Verantwortungsteilung mit dem Patienten, naturgemäß nach dem „Wenn-dann"-Prinzip.

Zusammenfassung

Daß in der angewandten Medizin heute jeder sehr weitgehend tun und lassen kann, was er will, habe ich als „goldenes Zeitalter der Heilkunde" bezeichnet. Der Beginn der berufstheoretischen Forschung läutet ihr Ende ein. Der Weg bis zu einer vernünftigen Einschränkung des persönlichen Freiraums wird Jahrhunderte dauern. Noch wollen die Verantwortlichen in der Medizin von den Ergebnissen der berufstheoretischen Forschung nicht viel wissen. Sie bleiben bei den gewohnten vagen Begriffen und Dogmen. Märchenhaft sind die Begründungen, wenn man etwa allen Ernstes zitiert, „die Götter hätten die Diagnose vor die Therapie gesetzt". Bis auf weiteres wird also die Diagnose etwas ganz Richtiges wie etwas völlig Falsches wie eine vermutete Wahrscheinlichkeit und anderes mehr meinen. Daher werden nach wie vor vermeidliche, tödliche Diagnosen vorkommen, wie im erstzitierten Fall. Es wird weiter Fälle geben, in denen jeder Arzt eine andere Diagnose stellt, wie im zweiten. All das könnte längst seriöser ablaufen, wenn man sich an die Realität halten würde, statt Krankheiten zu behaupten, die vorliegen können oder auch nicht. Man wird also nicht darum herumkommen, sich mit der Berufstheorie zu beschäftigen und sie auch selbst zu betreiben. Langsam wird sich dann auch das nötige Umdenken in der Medizin durchsetzen, und es wird dann keine Frage mehr sein, daß die Entdeckung der angewandten Medizin als Hoffnungsland der Forschung einen wesentlichen Fortschritt für Patienten und Ärzte mit sich gebracht hat. Bis zum Jahre 2000 wird man davon noch nicht viel merken.

Gesundheits- und sozialpolitische Vorstellungen der deutschen Ärzteschaft

J.-D. HOPPE

Wann darf der Staat als die zuständige Institution einem Menschen die Erlaubnis geben, ärztlich tätig zu werden, also umfassend die Heilkunde am Menschen auszuüben? So zu formulieren führt zu der Frage der Ausbildungszieldefinition und schließlich auch der Frage des Arztbildes, das Voraussetzung für eine solche Definition ist. Gestern wurde gesagt, daß man bei der Bildung von Ärzten das gleiche Schema anlegen könne wie z. B. bei der Ausbildung von Meistern im handwerklichen Bereich, also vom Lehrling über den Gesellen zum Meister. Ich finde, man kann diese Überlegung durchaus anstellen, allerdings muß man eine andere Zuordnung wählen. Nach unserem derzeitigen System ist es so, daß man Lehrling während der Zeit in der Universität ist, Geselle während des praktischen Jahres, obwohl man formal zumindest auch noch Lehrling ist, und danach ist man – das habe ich gestern morgen versucht darzustellen – von einem auf den anderen Tag Meister mit der Approbation. Und das bleibt man dann; ob man sich als praktischer Arzt allgemeinmedizinisch betätigt oder als Spezialist, ist eine Frage untergeordneter Bedeutung. Man ist zunächst einmal Meister der Medizin. Die Frage, die wir hier beantworten sollen, lautet, ob dies in der Zukunft so bleiben kann. Nach manchen Diskussionsbeiträgen, die man gestern hörte, gibt es dazu auch andere Auffassungen, daß nämlich diese Meisterschaft auf einen anderen Zeitpunkt verlegt werden muß.

Aus der Vergangenheit hört man immer wieder, daß der Karrierewunsch der Ärzte einen etwas anderen Verlauf vorsieht, der mit den geschilderten rechtlichen Gegebenheiten nur eine gewisse Ähnlichkeit hat. Mir hat ein erfahrener Berufspolitiker beigebracht, daß jeder praktische Arzt ein verhinderter Facharzt sei, jeder Facharzt ein verhinderter Chefarzt, jeder Chefarzt ein verhinderter Professor, jeder Professor ein verhinderter Ordinarius und jeder Ordinarius ein verhinderter Nobelpreisträger. Wenn man die Wunschkarriere einmal so sieht, bekommt man aus einem anderen Blickwinkel Schwierigkeiten bei der Festlegung der Ausbildungszieldefinition und der Einordnung des Arztbildes. Deswegen war ich froh, daß die Murrhardter Gruppe gegründet wurde, die es sich zum Ziel gesetzt hat – und auf dem Wege zu dem Ziel auch ein ganzes Stück vorwärts gekommen ist –, dieses Thema nicht aus der Sicht der Ärzte selbst zu behandeln, sondern zunächst einmal zu versuchen, das Thema aus der Sicht der betroffenen Bevölkerung, also der Patienten zu sehen und damit festzustellen, welche Art Ärzte unsere Bevölkerung in einem Industrieland in der Zukunft benötigt. Und daraus sollte dann abgeleitet werden, welche Zieldefinition für die Ausbildung der neuen, der nachwachsenden Ärztegeneration entwickelt werden muß. Dabei darf man natürlich nicht außer acht lassen, daß diese Ärzte künftig unter rechtlichen Bedingungen leben sollen, die für sie überschaubar sind und auch akzep-

tabel sein müssen, die für sie persönlich auch noch Raum lassen, um Lust an ihrem
Beruf zu haben. Das alles sage ich nur deshalb, weil ich manchmal den Eindruck
hatte, daß diejenigen, die sich schwerpunktmäßig mit der Ausbildung von Ärzten
beschäftigen, das Ganze etwas zu sehr aus der Sicht der Ausbildungssituation sehen
und die anderen Belange, also die Patientenerfahrung und die Patientensicht, schon
einmal etwas verdrängen, aber auch die rechtliche Umgebung, in der der Arzt später
tätig ist, und die Möglichkeit des Arztes, sich als Persönlichkeit zu entwickeln und ein
Leben lang Freude an seinem Beruf zu haben.

Berufsbild des Arztes

Ich möchte versuchen, diese Aspekte zusammenzufassen und dann eine Sicht zu
entwickeln, die vielleicht in Konkurrenz zu dem steht, was Michael Arnold sich in der
Frage der Aufteilung der Medizin in psychosoziale und in somatische Bereiche
überlegt hat, aber auch in Konkurrenz steht zu anderen Überlegungen, beispielsweise
zu denen, die von der Arbeitsgemeinschaft der Sozialdemokraten im Gesundheitswesen entwickelt worden sind, die ja identisch sind mit manchem, was aus der OECD
kommt, und dergleichen mehr. Vieles von dem, was ich hier vortragen möchte, ist in
den gesundheits- und sozialpolitischen Vorstellungen der deutschen Ärzteschaft,
dem „Blauen Papier", niedergelegt. Dort heißt es: „Die ambulante ärztliche Versorgung dient der gesundheitlichen Beratung, der Vorbeugung und dem Schutz vor
Krankheiten, der Behandlung kranker Menschen und der Nachsorge und Rehabilitation." Notwendig dafür sei ein gefestigtes Vertrauensverhältnis zwischen Patienten
und Ärzten, das gesichert wird etwa durch die freie Arztwahl, Unabhängigkeit des
Arztes und Schweigepflicht und – hier kommt der für unser Thema entscheidende
Punkt – seine fachliche Kompetenz, die durch Ausbildung, Weiterbildung und ständige Fortbildung gesichert werden muß. Das sind also die Voraussetzungen, die nach
den gesundheits- und sozialpolitischen Vorstellungen der deutschen Ärzteschaft für
die ambulante Versorgung nötig sind.
    Weiter heißt es: „In einem Gesundheitssystem, in dem jeder Arzt sich in freier
Praxis niederlassen kann, muß durch die Rechtsordnung gewährleistet sein, daß
niederlassungswillige Ärzte durch Ausbildung und Berufserfahrung über diejenigen
Erkenntnisse verfügen, die sie dazu befähigen, in eigener Praxis tätig zu werden." Die
erforderliche Berufserfahrung, insbesondere auf dem Gebiet, auf dem dieser Arzt
sich betätigen will, soll im Anschluß an das Medizinstudium erworben werden. Man
geht also davon aus, daß innerhalb des derzeitigen Medizinstudiums eine Berufserfahrung in dem Sinne, wie sie erforderlich ist, nicht vermittelt werden kann. Nach
dem „Blauen Papier" soll einiges verbessert werden; die hausärztliche Versorgung
soll betont und verstärkt werden, das ist allgemeiner politischer Wunsch. Der hohe
Grad der Spezialisierung soll zurückgedrängt werden zugunsten einer hausärztlich
orientierten Versorgung. Es werden dabei Verhältniszahlen genannt von 60%
Nichtspezialisten zu 40% Spezialisten in der ambulanten ärztlichen Versorgung. Im
Moment ist dieses Verhältnis ja eher umgekehrt, und die Entwicklung geht im
Moment auch noch in die entgegengesetzte Richtung weiter. Man muß hier also etwas
ändern. Das soll z. B. geschehen, indem die Studenten schon während der Universi-
tätszeit auf hausärztliche Tätigkeiten vorbereitet werden, z. B. durch die Hausbe-

suchsprogramme und anderes, aber auch durch die Errichtung von Abteilungen für Allgemeinmedizin an allen deutschen medizinischen Fakultäten unter der Leitung von Hochschullehrern, die gleichzeitig als Allgemeinärzte tätig sind. Das letztere ist allerdings seit vielen Jahren in den verschiedenen Hochschulen in der Bundesrepublik ein Streitpunkt und wird unterschiedlich ausgefüllt – vom Lehrstuhl in Hannover bis zum nur mühsam akzeptierten Lehrbeauftragten für Allgemeinmedizin an einer anderen Universität, deren Namen ich nicht nennen will. Weiter sollen verstärkt Famulaturen in der Allgemeinpraxis stattfinden, und die Allgemeinärzte sollen auch die Weiterbildung oder weitere Berufserfahrungsvermittlung übernehmen und dafür von den kassenärztlichen Vereinigungen sogar Geld bekommen.

Ein weiteres Kapitel des „Blauen Papiers" behandelt die stationäre Versorgung. Dort wird das Feld der ärztlichen Tätigkeit sehr viel knapper beschrieben. Dazu heißt es lediglich, daß eine klare Verantwortung für die Betreuung jedes einzelnen Patienten durch einen sachkompetenten Arzt gewährleistet sein muß. Das kann man auch als einen Allgemeinplatz einstufen, weil es ja an sich selbstverständlich ist, aber wir unterhalten uns heute nicht über dieses Thema. Dennoch – so ganz selbstverständlich ist es ja nicht, weil sich die Zusammensetzung und Struktur der Ärzteschaft im Krankenhaus für die Aufgabenstellung einer hochqualifizierten Betreuung von Patienten, die ja besondere Probleme aufwerfen und in besonderer Weise behandlungsbedürftig sind, eigentlich gar nicht eignet. Aber wie gesagt, das ist heute nicht unser Thema.

Über die gegenwärtige Ausbildung wird im „Blauen Papier" folgendes gesagt: „Sie ist vor der Verwirklichung der AiP-Phase nicht geeignet, den Studienabsolventen zu befähigen, nach Erteilung der Approbation selbständig z. B. in eigener Praxis tätig zu werden." Man erhofft sich von der AiP-Phase, daß sie diesen Mangel möglichst beheben möge. Auf die Ursachen wollen wir nicht im einzelnen eingehen, dazu gehören Punkte, die hier schon diskutiert worden sind wie Prüfungssystem, Überlastung durch die hohen Studentenzahlen und dergleichen mehr. Dies wird im „Blauen Papier" alles näher dargestellt, und dann kommt man schließlich zu folgendem Satz: „Die geltende Ausbildungszieldefinition entspricht dem in der Bundesärzteordnung festgelegten einheitlichen Berufsbild. Es eröffnet die Möglichkeit der Spezialisierung im Rahmen einer an die Ausbildung anschließenden Weiterbildung. An diesem einheitlichen Berufsbild des Arztes wird festgehalten. Es entspricht ebenso dem Selbstverständnis des Arztes wie den Erwartungen der Bevölkerung." Dieser Satz ist aus der Überlegung entstanden, daß die Bevölkerung davon ausgeht, daß jeder Arzt nach seiner Ausbildung zunächst einmal in der Lage ist, den Patienten ganzheitlich zu sehen, um dann im gegebenen Fall die Problematik dieses Patienten auf einem vielleicht sehr speziellen Gebiet besonders herauszuarbeiten und ihn dann im Zweifelsfall an einen auf diesem Gebiet kompetenten Arzt zu überweisen. Und genau das ist unser Problem – nämlich, ob es das noch gibt und ob das noch geht. Ich führe hierzu immer das Beispiel des Patienten an, der mit Rückenschmerzen zum Urologen geht, weil er meint, die Rückenschmerzen kommen von einer Nierenerkrankung. Der Urologe untersucht ihn von oben bis unten mit allen Methoden, die ihm zur Verfügung stehen, findet mit Sicherheit auch etwas, was für die Rückenschmerzen aber gar nicht verantwortlich sein muß, und therapiert ihn auch. Aber der Patient wird nicht gesund. Schließlich kommt er nach einer Irrfahrt, die ihn zu den verschiedensten Gebietsärzten und vielleicht sogar auch zum Heilpraktiker geführt hat, zu einem

orthopädischen Arzt, und der stellt dann fest, daß der Patient eine Wirbelsäulen-
erkrankung und der Schmerz mit der Niere nichts zu tun hat. Die Überlegung, ob in
unserer Medizin tatsächlich die Spezialisierung bereits so weit fortgeschritten ist, daß
der echte Spezialist den Nachbarspezialisten und dessen Feld nicht mehr sieht, ist die,
die uns hier beschäftigt.

Die Ausbildungszieldefinition sieht es anders. Sie findet sich in § 4 Abs. 2 der
Bundesärzteordnung. Dort steht, daß das Bundesministerium für Jugend, Familie,
Frauen und Gesundheit eine Rechtsverordnung, die Approbationsordnung, erläßt.
Wörtlich heißt es dazu weiter:

> Die Regelungen in dieser Rechtsverordnung sind auf eine Ausbildung auszurichten, welche die
> Fähigkeit zur eigenverantwortlichen und selbständigen Ausübung des ärztlichen Berufs vermittelt.
> In der Ausbildung sollen auf wissenschaftlicher Grundlage die theoretischen und praktischen
> Kenntnisse und Fähigkeiten vermittelt werden, deren es bedarf, um den Beruf nach den Regeln der
> ärztlichen Kunst und im Bewußtsein der Verpflichtung des Arztes dem einzelnen und der Allge-
> meinheit gegenüber auszuüben und die Grenzen des eigenen Wissens und Könnens zu erkennen
> und danach zu handeln.

Danach haben also die Universitätslehrer die Pflicht, die Studenten soweit zu
führen, daß ihre Fähigkeiten und Fertigkeiten dieser Definition entsprechen. Vorher
darf der Staat mit seiner Zulassungskompetenz die neuen Ärzte überhaupt nicht
approbieren. Das ist der Istzustand.

Ausbildungsmodelle

Wenn wir uns nun darüber einig sind, daß die gesundheits- und sozialpolitischen
Vorstellungen der deutschen Ärzteschaft richtig sind, daß die derzeitige Ausbildung
das aber nicht leistet, dann kommen wir zu dem Thema, das wir gestern schon
behandelt haben: Was soll der Staat nun tun? An dieser Stelle sei das, was bisher
diskutiert worden ist, anhand von 4 Abbildungen verdeutlicht. Es geht dabei um den
Aufbau von Aus- und Weiterbildung und die Frage, ob Aus- und Weiterbildung oder
die Ausbildung alleine so bleiben kann, wie sie heute ist.

Der untere Teil der Abb. 1 beschreibt das, was sich an der Universität abspielt, die
sog. Basisausbildung im wissenschaftlichen, medizinischen Bereich. Der mittlere Teil
wird bei uns im Moment durch das praktische Jahr abgedeckt, und danach kommt bei
uns nach der Approbationsordnung die Zulassung zur Ausübung des Arztberufes.
Anschließend kann man sich freiwillig spezialisieren – auch in der Allgemeinmedizin,
die in der Bundesrepublik ein eigenes Weiterbildungsfach ist. Man muß dies aber
nicht tun und darf dennoch genau dasselbe tun wie derjenige, der sich auf Allgemeinmedizin spezialisiert hat. Die anderen Spezialisierungsarten sind ebenfalls aufge-
führt. Es gibt insgesamt 29. Das typische Merkmal dieser Spezialisierung ist, daß
derjenige, der den Facharzttitel eines Gebietes wie etwa innere Medizin oder Urologie führt, gehalten ist, sich dann auch im wesentlichen auf dieses Gebiet zu beschränken. Das ist bei der Allgemeinmedizin natürlich schwierig, weil man die Gebietsgren-
zen nicht so genau festlegen kann. Im allgemeinen wird darüber hinweggesehen, daß
es hier überhaupt keine Grenzen gibt und der Allgemeinarzt das tun kann, was er will,
was er sich zutraut. Er darf alles, er darf sogar Herztransplantationen vornehmen,
daran würde ihn das Arztrecht nicht hindern. Es könnte höchstens die Öffentlichkeit

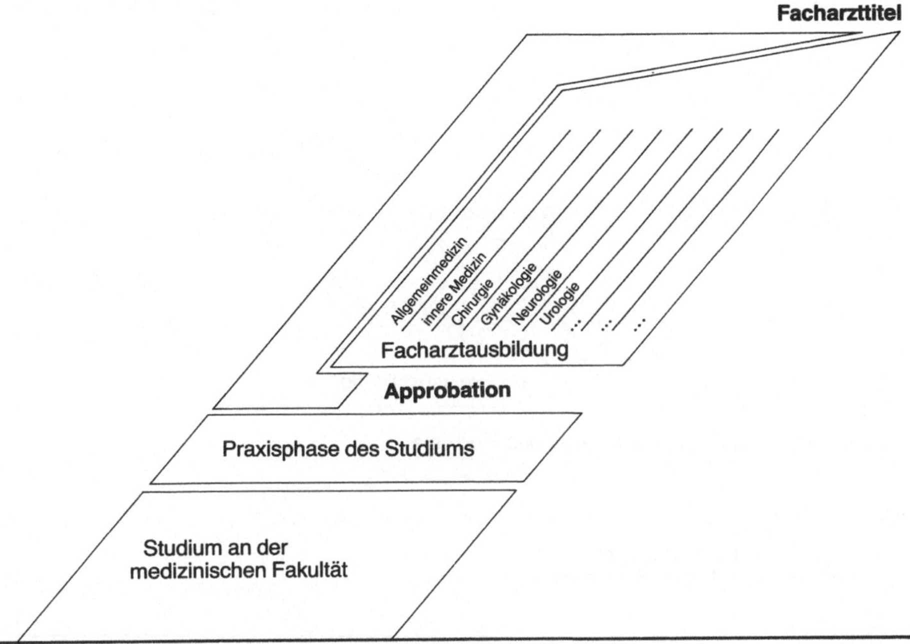

Abb. 1. Derzeitiger Aus- und Weiterbildungsweg

daran Anstoß nehmen. Es kann auch jeder andere, der berechtigt ist, eine Facharzt-
bezeichnung zu führen – beispielsweise der Urologe, der Neurologe oder Psychiater,
auch der Pathologe –, diese Gebietsbezeichnung einfach weglassen, sich nur Arzt
nennen und sich dann wieder so betätigen wie der Allgemeinarzt. Das ist nach
unserem derzeitigen System möglich. Hier gibt es die Auffassung, daß dies nicht so
bleiben dürfe, weil es gefährlich sei. Es sei gefährlich, wenn Allgemeinärzte sich
zuviel in spezialistische Bereiche hineinwagen – das wird allerdings weniger intensiv
diskutiert –, aber es sei noch gefährlicher, wenn sich langjährig tätige Spezialisten
plötzlich wieder allgemeinärztlich betätigen, und es sei am gefährlichsten, wenn man
Ärzte, die nach Abschluß der Ausbildung ihre Lizenz bekommen haben, tatsächlich
berufstätig werden läßt im Sinne der umfassenden Ausübung der Heilkunde am
Menschen.

Als Änderungsvorschriften gibt es 2 Alternativen, die derzeit diskutiert werden:
Die erste (Abb. 2) sieht nach dem praktischen Jahr eine Gabelung vor, wobei die
Ärzte, die sich nicht spezialisieren wollen, Berufserfahrung sammeln müssen, um sich
dann wirklich als Allgemein- oder Familienärzte betätigen zu können (dieses Modell
nennt man in Österreich den „Turnus"). Die Ärzte, die sich spezialisieren wollen,
sollen nach diesem Modell erst eine uneingeschränkte Erlaubnis zur Ausübung der
Heilkunde erhalten, wenn diese zusätzliche Bildungsphase stattgefunden hat. Das
würde für die Bundesrepublik konkret bedeuten, daß die bisherige Weiterbildung

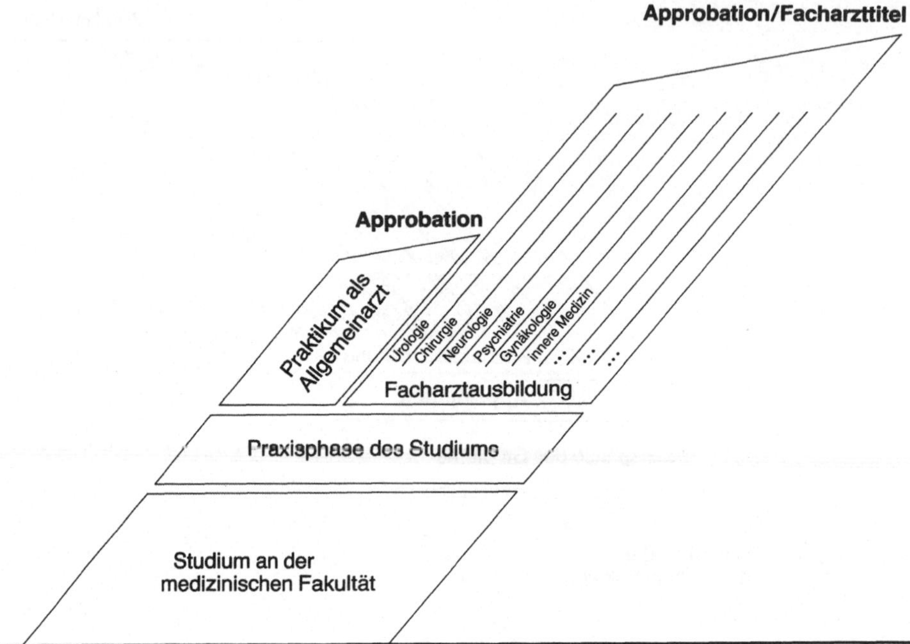

Abb. 2. Änderungsvorschlag 1 (1. Spielart)

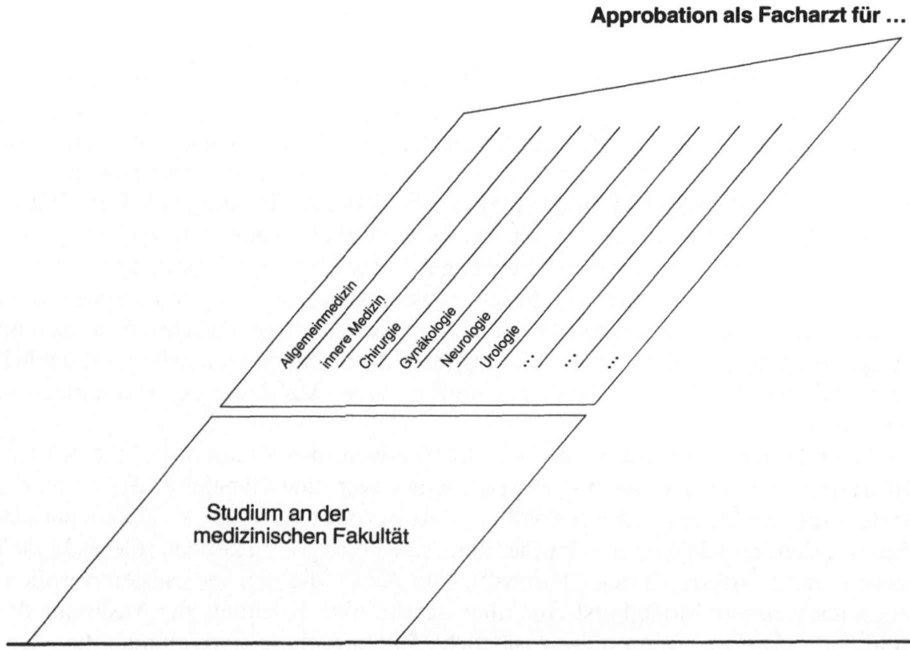

Abb. 3. Änderungsvorschlag 1 (2. Spielart)

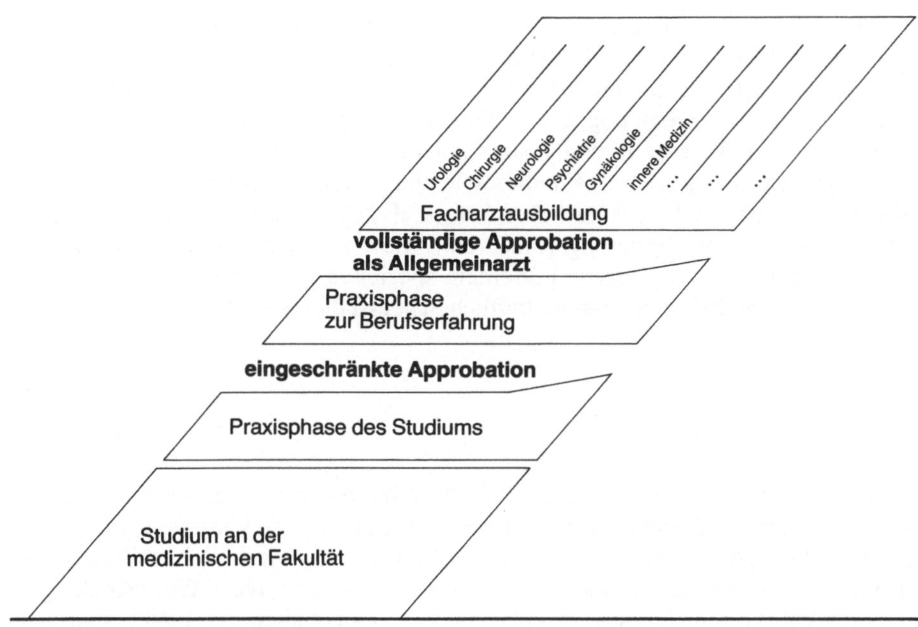

Abb. 4. Änderungsvorschlag 2

Bestandteil der Ausbildung würde und vom Bundesgesundheitsministerium zu regeln wäre. Es gibt eine Spielart dieser Alternative (Abb. 3). Sie bedeutet, daß gemäß dem Selbstverständnis mancher Allgemeinärzte die Allgemeinmedizin genauso als ein spezialistisches Fach eingestuft wird wie alle anderen Spezialitäten. Das wäre ein etwas anderes Verständnis von der Allgemeinmedizin, als es die Österreicher haben, die ja eine gewisse Rundumerfahrung fordern, um sich als Familienarzt betätigen zu können, während hier eine viel enger gefaßte curriculare Spezialisierung vorgeschrieben würde, die dann eine ebenso eng gefaßte Lizenz zur Ausübung des Berufes mit sich brächte, und zwar ohne die Möglichkeit der Rückkehr. Diese Einschränkung gilt übrigens auch für die vorher diskutierte Alternative. Man hätte dann als Urologe oder Neurologe nicht mehr die Möglichkeit, sich nur als „Arzt" zu betätigen, sondern wäre verpflichtet, sein Leben lang Urologe oder Neurologe zu sein.

Die 2. Alternative (Abb. 4) ist die jetzt in der Bundesrepublik Deutschland angestrebte: nämlich eine zusätzliche Praxisphase einzurichten, die vor der endgültigen Erteilung der Approbation als Arzt stattfinden muß. Das ist eine andere Philosophie, die in Konkurrenz zur 1. Alternative steht. Nach diesem Modell wird jeder künftige Arzt bis zu einem Allgemein- oder Familienarzt gebildet. Ihm wird dann, wenn er will, nach dem überkommenden Rechtssystem die Möglichkeit gegeben, sich aus dieser Situation heraus freiwillig zu spezialisieren.

Die Entscheidung darüber, ob es richtig ist, die Allgemeinmedizin als ein spezialistisches Fach einzustufen oder die Allgemeinmedizin als etwas anzusehen, was jeder Arzt sich zunächst aneignen muß, bevor er sich in die Spezialisierung begeben kann, ist eine politische Entscheidung, die in der Bundesrepublik noch nicht getroffen ist. Für die Ärzteschaft ist sie in den gesundheits- und sozialpolitischen Vorstellungen insofern getroffen, als sie sich für dieses letztere Modell ausspricht und dann für diejenigen, die sich im kassenärztlichen Sektor als Allgemeinärzte betätigen wollen, noch eine spezielle Vorbereitung vorschreibt, die v. a. etwas damit zu tun hat, daß man als Kassenarzt den Umgang mit einem speziellen Rechtssystem erlernt haben muß. Vom rein medizinisch-wissenschaftlichen her ist dieser Arzt jedoch ausreichend vorbereitet.

Zukunftsperspektiven

Wir sind, was die künftige Gestaltung der Ausbildung des Arztes angeht, abhängig von dem, was die Öffentlichkeit von uns oder besser von den künftigen Ärzten will, was sie sich vorstellt und was wir innerhalb von Aus- und Weiterbildung oder Ausbildung und Spezialisierung (um das viel strapazierte Wort Weiterbildung zu vermeiden) als konkurrierende Modelle zur Verfügung haben. Ab 1988 verwirklicht wird zunächst einmal das sog. Ausbildungsmodell. Ich glaube, daß aus dem Kreise der Ärzteschaft keine Zustimmung zu einer erneuten Änderung der Ausbildungsordnung zu erwarten ist, bevor nicht Erfahrungen mit der AiP-Phase gewonnen worden sind. Die AiP-Phase wird z. T. als umstritten, schlecht etc. bezeichnet. Ihr wird nicht zugetraut, daß sie ihrer Aufgabe gerecht werden kann. Dabei spielen sicher auch Interessen eine Rolle, die über das rein ausbildungsmäßige hinausgehen und die wir hier nicht näher bezeichnen wollen. Auf jeden Fall ist der AiP-Zeit eine bis zum Ende des Jahrzehnts anzusetzende Erprobungsphase zuzugestehen, bevor ich mir vorstellen kann, daß sich die deutsche Ärzteschaft erneut Gedanken über Änderungen macht, z. B. über das „Modell Österreich", von dem ich dann, wenn sich die AiP-Phase nicht bewähren sollte, noch am ehesten denken würde, daß es eine Realisierungschance hat. Dies würde dann bedeuten, daß sich jeder angehende Allgemeinarzt spezialisieren bzw. Berufserfahrung sammeln muß, bevor er Allgemeinarzt sein darf, ebenso wie sich alle anderen spezialisieren müssen – dann aber auch ohne Möglichkeit der Rückkehr zu einem ohne Facharzttitel agierenden Arzt. Ob eine solche Entwicklung kommt, wird die Zukunft zeigen. Ich bitte Sie nur, insbesondere die Hochschullehrer, sich darüber klar zu sein, welche Folgen dies für die Universitäten hätte. Denn damit spräche man den Hochschulen und den Hochschullehrern die Fähigkeit ab, Ärzte heranzubilden, und zwar Ärzte, die diesen Namen verdienen. Wenn heute Hochschullehrer sagen, die Universität brauche nur noch den spezialisierungsfähigen Arzt heranzubilden, dann müßten sie eigentlich sagen, sie brauchen nur den spezialisierungsfähigen Vorarzt heranzubilden, der erst durch die Spezialisierung Arzt würde. Daraus könnte man den Schluß ziehen, daß sie sich nicht imstande fühlten, Ärzte auszubilden – aus welchem Grunde auch immer. Entweder weil sie mit dem Massenproblem nicht fertig werden oder weil sie die Arbeit nicht leisten können, wollen oder dürfen, die notwendig ist, um dieses tradierte Recht der Universitäten, Ärzte heranzubilden, zu verteidigen und sich statt dessen nur noch der Basismedizin widmen wollen. Ob das innerhalb der Hochschullehrerschaft heute ganz allgemein so gesehen wird, wage ich noch ein wenig zu bezweifeln. Ich glaube, man müßte auch dort die Diskussion noch viel stärker hineintragen, um darüber Klarheit zu schaffen, ob dieser wichtige Bereich, der an sich den medizinischen Fakultäten der Universitäten obliegt, einfach aufgegeben werden soll.

Diskussion 2*

NETZOLD: Ich würde mir wünschen, daß wir noch ausführlicher darüber sprechen
könnten, inwieweit die vorhandene Approbationsordnung den Universitäten und
Fakultäten Raum ließe, Reformansätze der Medizinerausbildung durchzusetzen,
inwieweit also auf bestehender rechtlicher Grundlage die zur Sprache gekomme-
nen Kritikpunkte – ich denke da besonders an das derzeitige Prüfungssystem, die
Qualität der Veranstaltungen, Einführung geeigneterer Unterrichtsformen, Über-
arbeitung der Curricula und dergleichen mehr – von seiten der Universitäten
angegangen werden könnten.
Aus studentischer Sicht scheint mir – wenn man einmal die Überfüllung der
Fakultäten ausklammert – eine Reform des Prüfungssystems vorrangig, gefolgt von
„Qualitätskontrollen" der Hochschullehrer, damit das mehrfach beklagte Defizit
im akademischen Unterricht der Universitäten langfristig verringert werden
könnte.

REUCHLIN: Was heute morgen gesagt wurde, bestätigt in meinen Augen meine
Erfahrung, daß bei der Medizinerausbildung viel im argen liegt und das System
ziemlich verknöchert und versteinert ist. Was gestern nachmittag durch die Herren
Hoppe, Habeck und Matthiessen angeklungen ist, hat mir gezeigt, daß durchaus
Alternativen vorhanden sind und daß es offensichtlich auch anders gehen kann.
Was Prof. Habeck ausgeführt hat, scheint mir eine Möglichkeit der Umsetzung zu
sein, daß an den einzelnen Fakultäten Curricula geformt werden, die eine sinn-
vollere und eine bessere Ausbildung beinhalten würden.

KUSTERMANN: Die Möglichkeiten eines solchen Gesprächskreises wie des unsrigen,
seine Ergebnisse auch auf der politischen Ebene umzusetzen, sind sehr beschränkt.
Ich möchte bestätigen, daß es vereinzelt positive Ansätze gibt, bei den bestehenden
Vorschriften einen auf die Praxis bezogenen Unterricht zu gewähren, auch ohne
AiP. Wieweit ein solcher studenten- und patientenorientierter Unterricht durchge-
führt wird, liegt an den einzelnen Persönlichkeiten an den Universitäten.

---

* Außer den Diskussionsbeiträgen der Referenten der mit dieser Veröffentlichung dokumentierten
Tagung wurden solche folgender Teilnehmer festgehalten (vgl. auch Diskussion 1, S. 83):

J. Kustermann, stud. med., Universität Ulm

Dr. med. H. Paris, geschäftsführender Arzt, Bezirksärztekammer Nord-Württemberg

G. Reuchlin, stud. med., Universität Ulm

M. Schleicher, Ministerialrätin im Bundesministerium für Jugend, Familie, Frauen und Gesundheit

PARIS: Von dieser Tagung sollte nach außen ein Impuls ausgehen, der diejenigen, die es durchaus leicht haben, etwas zu ändern, auffordert, etwas zu ändern. Nur müssen wir dann wohl den einen großen Topf, in dem wir bisher die ganze Tagung gekocht haben, nach Einzeltöpfen untersuchen, denn mit einer umfassenden Aufforderung ist es nicht getan. Für die Änderung der Ausbildung zum jetzigen Zeitpunkt, ab heute, unter den gegebenen Möglichkeiten, gibt es durchaus Möglichkeiten, wie wir hörten. Die jetzige Approbationsordnung gibt sehr viel her, nicht nur den Hochschulen. Die vorhandenen Modelle geben Anlaß, die Hochschulen dazu aufzufordern, unter den derzeitigen gesetzlichen Bedingungen die Ausbildung zu verbessern. Zweitens müssen die Zahlen verändert werden, d. h. die Kapazitätsverordnung. Man kann Modelle entwerfen soviel man will, sie gehen in der großen Zahl einfach unter. Dies aber ist ein langfristiges Programm. Drittens müßte man – dies wurde heute hier diskutiert – die Zieldefinition überdenken und sich Gedanken darüber machen, wie man an der Hochschule oder in einem Nachhochschulbereich den Anforderungen gemäß ausbildet, den Anforderungen, die wir selbst an uns Ärzte haben und die die Patienten haben.

ZICKGRAF: Was mir hier auffällt, ist, daß wir im Grunde immer noch einem Universitätsbild aus dem vorigen Jahrhundert sehr verhaftet sind. Das halte ich für unrealistisch. Wir müssen uns damit abfinden, daß die Universität heute eine Massenuniversität ist. Wir werden in Zukunft Jahrgangsbreiten von 500 000 haben. Wir können davon ausgehen, daß davon 17–20% an die Universitäten gehen werden. Wir werden die Verhältnisse des vorigen Jahrhunderts und vom Anfang dieses Jahrhunderts nicht mehr bekommen. Wir werden also eine Menge Leute verkraften müssen. Darauf müssen sich die Universitäten einstellen, und das ist bisher noch viel zuwenig geschehen. Mit der Approbationsordnung hat das nichts zu tun; sie kann nur einen sehr groben Rahmen regeln. Meine Meinung ist: Je mehr Freiheit sie der Universität läßt, desto besser. Das wird von den Universitäten auch so gesehen, aber im Detail wird dann doch immer die Forderung nach einer zentralistischen Regelung erhoben. Massenuniversität heißt: eine sehr straffe Organisation. Maastricht hat gezeigt, daß das geht, daß man das organisieren kann. Es gibt heute Computer, man kann das machen, es wird nur nicht getan; man hat sich auf das Zielbild, auf das, was man erreichen will, nicht verständigt, sondern jedes Fach hat seine eigenen Vorstellungen, und das wird nicht zusammengeknüpft. Die Universitäten müssen sich überlegen: Wie organisieren wir dies in Zukunft? Planstellen dafür haben die Universitäten in den letzten Jahren genug bekommen.

ALTEN: Ich möchte die pessimistische Stimmung in bezug auf die Kapazitätsverordnung nicht unterstützen, weil ich denke, daß die gesellschaftlichen Veränderungen, die durch die geburtenschwachen Jahrgänge auf uns zukommen, auch eine Chance darstellen, inhaltliche Veränderungen auf eine andere Weise zu erreichen. Soweit mir bekannt ist, liegen keine Analysen vor, daß die bisherigen Zahlen derjenigen, die in die Hochschulen wollen, unverändert anhalten werden. Im Gegenteil: Es gibt vorläufige Daten aus den geisteswissenschaftlichen Bereichen, wonach sich da eine gewisse Trendumkehr ergeben hat. Ein ganz wichtiger Gesichtspunkt, der im Namen der Studenten eingebracht wurde, ist der einer Qualitätskontrolle oder einer Qualitätssicherung der Lehre. Ergänzend möchte ich noch einmal auf das hinweisen, was gestern vorgetragen worden ist: daß es aufgrund der inhaltlichen Qualität der angebotenen Lehre zu einem Wettbewerb der Fakultäten kommen muß und wird.

WIRSCHING: Auch ich bin dagegen, in ein Obrigkeitsdenken zu verfallen und nach gesetzlichen Regelungen zu rufen. Ein erster naheliegender Schritt wäre, daß wir hier, unmittelbar aus diesem Raum heraus, diejenigen unterstützen, die sich engagiert tagtäglich um einen wirklich problem- und zeitgerechten Unterricht bemühen – des Skandals wegen, der sich in Beispielen, die wir hier gehört haben, tagtäglich der betroffenen Öffentlichkeit zeigt. Es ist nicht mehr hinzunehmen, daß so mit der Verantwortung als Hochschule und Hochschullehrer umgegangen wird. Wir sollten also diejenigen unterstützen, die sich engagieren und die mit Vernunft und Menschlichkeit auf dem richtigen Wege sind, und diejenigen kritisieren und als verantwortungslos darstellen, die nach wie vor auf dem Standpunkt stehen, daß derjenige sich verdächtig macht, der sich für Lehre engagiert – „dann hat der wohl zu viel Zeit".

Konkret sind 3 Bereiche angehbar, die hier auch in der Diskussion immer wieder anklangen: ein stärkerer Praxisbezug – wir haben Beispiele dafür gehört, daß unter den gegenwärtigen Verhältnissen auch im vorklinischen Unterricht Praxisbezug möglich ist; die Integration der Fächer – auch das ist im Rahmen der gegebenen Verhältnisse, bei den gegebenen Studentenzahlen und dem gegebenen Prüfungssystem möglich; die Vermittlung einer adäquaten Haltung von Aufgeschlossenheit, von Konfliktbereitschaft, von Sensibilität im Unterricht, die wir bei den Hochschullehrern und bei den Studenten erwarten. Wir dürfen uns nichts vormachen: Dieses Ausbildungssystem ist ja nicht vom Himmel gefallen. Es paßt mit manchen Anteilen auch in unsere Zeit und in unsere Gesellschaft hinein, sonst würden sich die Öffentlichkeit, viele Studenten und auch viele Patienten das gar nicht gefallen lassen.

SCHLEICHER: Ich bin häufig auf Tagungen, die sich mit der ärztlichen Ausbildung befassen. Dort spielt sich im Grunde immer das gleiche ab. Es gibt meist eine Gruppe von Teilnehmern, die sich vehement für eine grundsätzliche, große Reform der ärztlichen Ausbildung einsetzt, und eine andere, die – mehr auf dem Boden der Tatsachen stehend – die Behebung konkret festgestellter Mängel im Rahmen der geltenden Strukturen anstrebt. Ich will damit nicht sagen, daß diejenigen, die immerzu erneut große Reformen fordern, sich nicht die Mühe machten, den eigentlichen Mängeln nachzuspüren, habe aber doch den Eindruck, daß in diesem Bereich manchmal sehr vordergründig diskutiert wird. Seit 25 Jahren bin ich mit Fragen der ärztlichen Ausbildung befaßt und habe die Erfahrung gemacht, daß unsere ärztliche Ausbildung immerzu als unvertretbar schlecht kritisiert wird; es bedürfe völlig anderer Ausrichtungen, anderer Zielsetzungen, anderer Inhalte, anderer Strukturen usw. Ich habe solch massiv vorgetragene Forderungen zu Zeiten der Bestallungsordnung für Ärzte von 1953 gehört und höre sie auch seit Erlaß der Approbationsordnung für Ärzte von 1970. Früher dürfte das auch nicht anders gewesen sein, wie die häufigen Neuordnungen des Rechts der ärztlichen Ausbildung vermuten lassen. Ich frage mich, woran es liegt, daß in diesem Bereich so schwer eine Befriedung zu erreichen ist, und warum auch dann, wenn die Ausbildung unter verhältnismäßig großem Konsens unter den Beteiligten neu geregelt worden ist, eine heftige Kritik wieder auflebt, sobald es gilt, das neue Recht in die Praxis umzusetzen.

Bei vielen Diskussionen, sei es bei den Beratungen der der Approbationsordnung von 1970 vorausgegangenen sog. „kleinen Kommission", bei den Diskussionen in der „kleinen Kommission" in den Jahren 1979 und 1980, bei vielen späteren Erörterungen und Beratungen, habe ich den Eindruck gewonnen, daß die entscheidende Frage der inhaltlichen Gestaltung der Ausbildung und die Möglichkeiten, vernünftige Ausbildungskonzepte umzusetzen, in der Praxis zu kurz kommen.

Man flüchtet dahin, den Verordnungsgeber aufzufordern, in der Approbationsordnung für Ärzte wieder alles anders zu regeln, Strukturen der Ausbildung zu verändern, Unterrichtsveranstaltungen für neue Fächer aufzunehmen, neue Schwerpunkte zu setzen und Korrekturen bei Einzelheiten des Prüfungsverfahrens vorzunehmen. Ansätze für die Ausarbeitung und geschlossene stimmige Gesamtkonzepte für den Inhalt der ärztlichen Ausbildung im Detail gibt es aber nur vereinzelt. Wir haben das Problem der inhaltlichen Gestaltung der ärztlichen Ausbildung häufig im Ministerium diskutiert und sind dabei zu dem Ergebnis gekommen, daß die Approbationsordnung für Ärzte nur einen Rahmen vorgeben, aber das inhaltliche Problem im einzelnen weder lösen kann noch lösen darf. Das ist eine ureigene Aufgabe der Hochschulen selbst. Der Verordnungsgeber kann gewisse Hilfen geben. Er muß vor allem darauf achten, keine Sperren für eine vernünftige, neuen medizinischen Erkenntnissen entsprechende Entwicklung zu setzen.

Von der Approbationsordnung derzeitiger Prägung haben wir den Eindruck, daß sie keine Sperre dieser Art ist. Sie gibt viel Spielraum – darauf ist bei ihrem Erlaß besonders geachtet worden. Sie gibt soviel Spielraum – darauf hat Herr Zickgraf soeben hingewiesen –, daß wir von den Hochschulen häufig bedrängt werden, mehr, ja sogar sehr viel mehr zu regeln. Das Ministerium ist häufig in der Situation, daß es Hochschulen sagen muß, daß Einzelheiten der Lehre in der Verordnung weder geregelt werden sollen noch geregelt werden können. Die Verordnung setzt nur den Rahmen. Inhaltliche Neuorientierungen, Straffungen des Unterrichtsstoffes und seine moderne Umsetzung können nicht vom Verordnungsgeber, sondern müssen von den Hochschulen selbst geleistet werden.

Ich darf jetzt noch ein Wort über gewisse Enttäuschungen einfügen, die wir erleben mußten, nachdem die Approbationsordnung von 1970 geltendes Recht geworden war. Es sind da Entwicklungen eingetreten, die mit den Absichten dieses Verordnungswerks nicht in Einklang zu bringen waren. Erstens erwähne ich das Auftauchen der sog. Gegenstandskataloge, die das Lernen der Studenten in die falsche Richtung gedrängt haben. Diese Gegenstandskataloge sind – trotz gegenteiliger Behauptungen – nicht durch die Verordnung intendiert. Zweitens mußten wir bald feststellen, daß die Verordnung in einem wesentlichen Punkt nur äußerst unvollkommen vollzogen worden ist. Sie gibt kontinuierliche Leistungskontrollen durch eine Feststellung der erfolgreichen Teilnahme der Studenten an den praktischen Übungen im Rahmen der Scheinerteilung vor. Der Verordnungsgeber hatte dabei vor allem an eine Art mündlicher oder mündlich-praktischer Prüfungen gedacht. Daraus ist – die Gründe mögen hier dahinstehen – nichts geworden.

Jetzt hat die Approbationsordnung die mündlichen Prüfungen wieder weitgehend auf die staatliche Ebene gehoben. Ich bin froh, daß wir in den Staatsprüfungen jetzt mehr mündliche und mündlich-praktische Prüfungen haben und hoffe, daß sich das neue System auch in der Praxis ohne größere Schwierigkeiten durchführen läßt. Wir brauchen praktische Übungen, die diesen Namen verdienen. Wir brauchen die Akzeptanz der Kollegialprüfung. Es gibt viele positive Ansätze in der Verordnung, die bedacht und weiterentwickelt werden müssen. Jetzt brauchen wir keine umfassende Reform der Ausbildung. Sicherlich läuft auch diese Ausbildung auf Neukonzeptionen zu. Möglicherweise ist die Tätigkeit als Arzt im Praktikum schon ein Schritt auf ein Ausbildungssystem hin, wie wir es in Österreich und ähnlich seit einiger Zeit in Frankreich haben! Jetzt sollten alle Bemühungen zunächst dahin ausgerichtet sein, die Approbationsordnung vernünftig auszufüllen.

Die hohen Studentenzahlen sind ein ganz großes Problem. Es hat aber keinen Sinn, die Diskussionen ausschließlich auf dieses Thema auszurichten. Daß es mit den Studentenzahlen in der Medizin nicht so weitergehen kann wie bisher, ist inzwischen vielen klar geworden. Wir sind jetzt in der Situation, in der man offen über das Thema sprechen kann, nachdem das bestehende Mißverhältnis zwischen der Zahl der Studenten und den vorhandenen Ausbildungsmöglichkeiten allgemein erkannt worden ist. Gleichwohl sollte man vielleicht heute dieses Thema doch besser ausklammern und die Diskussion auf Fragen der Ausbildung selbst konzentrieren.

PAULI: Ich darf zu 2 Punkten Stellung nehmen: der eine ist das Ausbildungsziel, der andere die Reform des Examenssystems. Der Gegenstandskatalog, der vor 20 Jahren entstanden ist, war alles andere als ein Ausbildungsziel. Ich war 1968 dabei, als der Anstoß erfolgte. Ich möchte festhalten, daß wir heute über Methoden verfügen, um aus dem Berufsfeld Ausbildungsziele abzuleiten. Die können wir nicht in den Fakultäten erträumen, wir müssen hinausgehen in den Praxisbereich. Wenn ein Ziel operationell formuliert ist, also eine Handlungskompetenz des Arztes in der Praxis beschreibt, dann muß dies in der Ausbildung kontrolliert werden. Die entsprechende Handlungskompetenz muß evaluiert werden. Evaluation ist Messung mit einem entsprechenden Instrument. Was heute in der Bundesrepublik geschieht, in geringerem Ausmaß auch in der Schweiz, ist das Messen von Litern mit dem Metermaß. Die Multiple-choice-Prüfung erfaßt einen geringen Anteil der ärztlichen Kompetenz. Wir müssen auf den Ebenen von Kenntnissen, Fertigkeiten und Einstellungen messen. Das braucht je andere Methoden. In der Bundesrepublik gibt es Ansätze für eine komprehensive Prüfung (die alle 3 Ebenen erfaßt); in der Schweiz arbeitet man seit einigen Jahren an einer solchen Prüfung. Wenn sie zuverlässig und gültig sein soll, ist das außerordentlich anspruchsvoll.

Ich möchte aber eine Alternative hervorheben. Herr Hoppe hat uns heute einen Ausbildungsplan vorgeführt. Während dieser Ausbildung ist die Arbeit des zukünftigen diplomierten Arztes beobachtbar. Sie könnte somit langfristig begleitend evaluiert werden, und die geforderten Fertigkeiten und Einstellungen könnten ermittelt werden. Über begleitende Evaluation gibt es reichlich Erfahrung in den angelsächsischen Ländern. Zu fordern ist also langfristige Evaluation durch eine große Zahl von Beurteilern, die die Studierenden während einer beruflichen Tätigkeit immer wieder nach vorgegebenen Kriterien beurteilen. Es ist unklar, was für ein Resultat man sich am Ende des Studiums verspricht, von dem man nicht weiß, was darin vorgeht. Noch unklarer ist das Resultat, das man sich aus einer

Verdoppelung des praktischen Jahres erhofft. Ich vermute, daß in meinem Land eine allgemeinärztliche Handlungsfähigkeit während der Weiterbildung im Mittel nicht sehr zunimmt, während dies für eine spezialistische Handlungsfähigkeit unbestritten ist.

Ich bin mir bewußt, Herr Braun, daß das immer noch nicht Evaluation dessen ist, was dann „draußen" passiert. Aber dort sehe ich wirklich methodische Schwierigkeiten, das auch noch zu tun. Aber im Prinzip stimme ich für langfristige Beurteilung durch eine große Zahl von Beurteilern, die die Studierenden während einer berufsfeldnahen Tätigkeit immer wieder und auf vorgegebenen Ebenen nach vorgegebenen Kriterien beurteilen. Ich verstehe nicht, was man sich von diesem Black-box-Ordinarius am Ende des Studiums verspricht, bei dem wir nicht wissen, was passiert; was man sich davon verspricht, das praktische Jahr zu verdoppeln. Meine Kenntnisse aus dem Weiterbildungsbereich in meinem eigenen Land sind die, daß man in bezug auf eine generelle Handlungsfähigkeit nicht sehr viel weiter kommt, daß am Ende dieser Periode die Handlungsfähigkeit nicht sehr ansteigt. Aber ich glaube, dort bestünde eine Chance, die Evaluation im Sinne der notwendigen Kategorien zu leisten.

GROSSE-RUYKEN: Was Herr Pauli ausgeführt hat, deutet darauf hin, daß gerade das, was evaluiert werden soll, erst nach der Phase der eigentlichen universitären Ausbildung passieren könnte, also in dem praktischen Berufsfeld, das sich anschließt. Das ist natürlich im Grunde die Bankrotterklärung dessen, was bereits heute an der Universität geschieht. Und daß hier eine Bankrotterklärung berechtigt ist, ist aus fast allen Diskussionsbeiträgen in den letzten Tagen hervorgegangen und eindeutig heute morgen bei den Ausführungen von Herrn Braun.

Wenn wir trotzdem der Meinung sind, daß diese Approbationsordnung, die wir nun einmal haben, alle Möglichkeiten in sich birgt, so möchte ich trotzdem einen erheblichen Zweifel in einigen Punkten anmelden. Sie wird einfach konterkariert durch die große Zahl. Und wenn Frau Schleicher sagt, wir sollten nicht über die Kapazität reden, so ist das ein Circulus vitiosus – ich motiviere heute keinen Dozenten bei dieser großen Zahl der Studenten zum vernünftigen, praktischen, erfahrungsaustauschenden Unterricht. Der kann nur in kleinen Gruppen, Auge in Auge, durch ein Gespräch mit dem Studenten und evaluierend erfolgen. Anders ist das nicht möglich. Das ist nicht in großen Zahlen machbar. Herr Zickgraf sprach von 17 %, 85 000, die an die Universitäten gehen; 45 000 wollen Medizin studieren; 11 000 wurden genommen im letzten Jahr – wir können ausrechnen, wie lange wir auf der Zahl von 11 000 in Zukunft noch beharren können. Wenn wir nicht den Versuch unternehmen, mit allen Mitteln bei den Kultusministern ein Verständnis für Änderungen zu erreichen, die ja im klinischen Bereich mit der neuen Novellierung durch die Fixierung der Zahl der Studenten pro Gruppe wenigstens im Ansatz gegeben sind, so sehe ich eigentlich nur die Chance, daß wir durch die vorhandenen Möglichkeiten in der jetzigen Approbationsordnung in die Vorklinik ebenfalls eine Gruppenzahl bei der Novellierung hineinbringen. Die bessere Verzahnung zwischen Klinik und Vorklinik, die Fixierung einer bestimmten Gruppengröße auch für die Vorklinik als Argument, um die Kapazitätsverordnung zu ändern, das wäre eventuell eine Chance.

Gegen diese Änderung spricht die sog. Modernisierung unserer Fakultäten. Wenn ich daran denke, daß wir in Heidelberg 4 Fakultäten haben – und anderswo nicht weniger – und diese 4 Fakultäten sich auf ein einheitliches Curriculum einigen sollen, dann halte ich das für ein fast unmögliches Vorhaben; die Realität an den Fakultäten spricht dagegen, wo die menschlichen Rivalitäten im Vordergrund stehen. Die Qualitätskontrolle der akademischen Lehrer ist im Moment noch nicht zu erkennen; ich meine aber, daß auch die Qualität der Lehrer von uns in vielerlei Diskussionspapieren und Gesprächen an den Fakultätentag herangetragen werden muß. Mir geht es um die Motivation der Dozenten: Sie werden die Masse besser bewältigen, wenn sie in irgendeiner Weise dafür eine Anerkennung kriegen. Das ist menschlich, das muß man einkalkulieren; es ist irreal zu glauben, die würden das aus reinem Altruismus tun.

BRAUN: Wenn immer wieder von Praxisrelevanz gesprochen wird, dann kommt mir das so vor, als ob man etwas in den Nebel abschiebt. Was heißt denn Praxisrelevanz? In Wien gruppieren sich 15–20 angehende Mediziner um einen Patienten, 2–3 stehen näher am Bett – und das ist dann das Praktikum?
Eine Karikatur! Wir müssen uns an Immanuel Kant halten, der sagte: Es gibt nichts Praktischeres als eine gute Theorie. Der große Fortschritt der akademischen Medizin besteht ja darin, daß das Meister-Lehrlings-Verhältnis überwunden wurde, wo der Meister nicht wußte, was er vermittelt, und der Student nicht wußte, was gut und was schlecht ist.
Es ist nicht die vordringliche Aufgabe der Hochschule, praktizieren zu lassen. Vielmehr hat die Hochschule vor allem die Aufgabe – soweit vorhanden –, Theorien zu übermitteln, die u. a. auf die beruflichen Anforderungen vorbereiten, so daß sich der Jungarzt später im Beruf wohlfühlt und die Erwartungen der Patienten vom ersten Tag an befriedigen kann. Dafür muß Wissen vorhanden sein, keine diffuse, nichtformulierbare Praxis. Ersetzen wir also das Wort Praxisrelevanz durch den Begriff „berufstheoretischer Unterricht"!

BADER: Frau Schleicher, ich stimme Ihnen zu, wenn Sie sagen, die Approbationsordnung sei enorm flexibel. Sie ist so flexibel, daß sie sogar die unsinnige Kapazitätsverordnung in unserem Medizinstudium verkraftet. Der Fehler liegt aber eben darin, daß wir diese Kapazitätsverordnung haben. Herr Zickgraf sagte, die großen Massen kommen schicksalhaft auf uns zu, und wir könnten sie durch bessere Organisation verkraften. Dem kann ich in Teilen zustimmen, eine Grenze ist jedoch auf jeden Fall gesetzt, und das ist die Zahl der Patienten und Betten. Man kann nicht 350 Studenten in einem Universitätskrankenhaus ausbilden, das nur 1000 Betten hat. Deshalb muß die Kapazitätsverordnung bettenbezogen sein mit einem Schlüssel von 10 Betten pro auszubildendem Student pro Jahr.

FUCHS: Ich hätte von der Tagung zumindest erwartet, daß wir gewisse Vereinbarungen hinsichtlich der nächsten Schritte der Umsetzung treffen. Ich komme mir hier ein bißchen so vor wie bei Tarifverhandlungen: Jeder sagt, was er als bedauerlich empfindet und hat Vorschläge, wie der andere alles lösen kann. Ich meine, letztlich stehen wir doch alle in einer gemeinsamen Verantwortung, und insofern sollten wir die Verantwortungsebene noch einmal kurz fixieren. Wiederholt ist die Ausbildungszieldefinition angesprochen worden. Deren Kurzfassung wurde vorgelesen;

es gibt auch eine Langfassung. Beide Fassungen sind allumfassend. Wer kann und muß dem gerecht werden! Die inhaltliche Gestaltung und die Methodik, hin zu dem Ausbildungsziel, liegt natürlich in der Verantwortung der Hochschulen, und dort fast allein. Nun ist es nicht so, daß nur die Hochschullehrer dafür Verantwortung tragen, sondern an den Hochschulen findet ein Geben und Nehmen zwischen Hochschullehrern und Studenten statt; ich sehe hier auch eine deutliche Verantwortung der Studenten. Der Gesetzgeber muß sich verantwortlich fühlen für Rahmenbedingungen, unter denen diese inhaltliche Gestaltung stattzufinden hat. Zu den Rahmenbedingungen gehört die Kapazitätsverordnung. Es ist wohl anerkannt, daß wir mit den derzeitigen Studentenzahlen keinen qualitativ hochwertigen Unterricht mehr erteilen können. Wir werden also über die Kapazitätsverordnung nachdenken müssen.

Es gibt einen 2. Bereich, wo ich eine Verantwortung des Gesetzgebers erkenne: das ist der Bereich Multiple choice. Aber täuschen wir uns nicht: Bei den derzeitigen Studentenzahlen sind Multiple-choice-Prüfungen nicht abzuschaffen. Ich kann berichten, daß es z. Z. eine große Diskussion unter den Hochschullehrern gibt zur Frage, wie denn die von ihnen selbst geforderten mündlichen Prüfungen, die in der neuen Approbationsordnung vorgesehen sind, umgesetzt werden können. Man fürchtet, z. B. im Physikum nicht hinreichend Prüfer zu haben, die den Studentenzahlen gerecht werden können.

Wenn Sie mich fragen, welche Umsetzungsstrategien denn nun wichtig wären, dann würde ich zusammenfassend sagen: Der erste Schritt ist ein Nachdenken über die Studentenzahlen, wobei wir sehr wohl auch auf der Ebene der Gesundheitsministerkonferenz entsprechende Impulse gesetzt haben und auch weiter setzen werden, im Sinne der Korsettstangen, die eben zitiert wurden, nämlich durch Kleingruppenunterricht, durch Verbesserung der Qualitätsanforderungen. Und wenn infolge dessen die Studentenzahlen heruntergeschraubt werden, dann soll uns das nur recht sein. Das wäre eine Übereinstimmung, die wir hier treffen können. Eine zweite wäre, daß man hinsichtlich der inhaltlichen Gestaltung eines patientenorientierten Unterrichts die fast ausschließliche Verantwortung bei der Hochschule erkennt. Wenn als drittes häufig von Krisenbewältigung der Medizinerausbildung die Rede war, sollten wir hinsichtlich dieser Krisenbewältigung behutsam und mit Augenmaß vorgehen. Es ist völlig legitim und richtig, daß wir langfristige Ziele definieren; dazu gehören die Vorschläge aus dem Murrhardter Kreis. Man sollte grobe Orientierungen geben, aber man sollte nicht erwarten, daß in der nächsten Novelle der Approbationsordnung schon alle diese Ziele erreicht werden. Also Zielorientierung ja, aber Behutsamkeit hinsichtlich der nächsten gesetzgeberischen Schritte.

HABECK: Zunächst zur Approbationsordnung. Ich hatte gestern abend in meinem Vortrag das auch so zum Ausdruck gebracht, daß sie Spielräume freiläßt. Ich sehe auch, daß die Multiple-choice-Prüfungen jedoch mit der Evaluation, dem heutigen Konzept des Lernens, zuwenig zusammenpassen. Das sehe ich als einen Mangel der Approbationsordnung an. Mich stört, daß die Fächer betimmten Studienabschnitten zugewiesen sind. Könnte man nicht Fächer zwar vorschreiben, aber nicht unbedingt dem 1. oder 2. Studienabschnitt zuordnen? Im übrigen, das habe ich gestern betont: Die Möglichkeiten der Approbationsordnung sind von den Hochschullehrern nicht aufgegriffen worden, sie haben kaum den Unterricht in kleinen Gruppen erteilt, und zwar auch nicht, als die Approbationsordnung erlassen war und die Studentenzahlen noch nicht so hoch waren, sondern es ist nach alter Manier weiter verfahren worden, nach Möglichkeit in Hauptvorlesungen. Das andere war zu neu für die Hochschullehrer. Ähnliches gilt für die Scheinvergabe, die eine Evaluation durch den Kursveranstalter erfordert.

Herr Große-Ruyken, Sie waren ebenfalls auf die Kapazitätsverordnung eingegangen mit der Aussicht, daß evtl. in der Vorklinik etwas geändert werden könne. Dazu hat konkret der Medizinische Fakultätentag die sog. praxisbezogenen Lehrveranstaltungen vorgeschlagen, für die ich gestern abend einige praktische Beispiele geliefert habe.

Ansätze für eine bessere Motivation der Dozenten sehe ich im folgenden: Die Lehre sollte keine lästige Pflicht darstellen, wie sie von vielen gesehen wird, sondern wirklich eine Auszeichnung. Und die Venia legendi sollte nicht automatisch in den Hochschulen vergeben werden, sondern wenn einer – das wird man sicher nur schrittweise verwirklichen können – ein "teacher training" absolviert hat. Das erfordert allerdings, daß so etwas auch in den Fakultäten eingerichtet wird. Zumindest in Nordrhein-Westfalen ist es so, daß der Titel für Lehre und Forschung pauschal vergeben wird. Warum kann man dabei nicht die Lehre von der Forschung abtrennen, so daß für die Lehre etwas mehr übrig bleibt und die Forschung nicht so stark belohnt wird? Die Studenten sollten mehr Möglichkeiten zum Wechseln haben. Warum kann man nicht einen Freiraum von 5% oder 10% für jeweils ein Studienjahr jeder Fakultät als eine Art Überlast zumuten, Studenten von anderen Fakultäten für ein Jahr oder ein Semester zu nehmen, dann gehen sie wieder an ihre Hochschule zurück? Das würde die Konkurrenz unter den Fakultäten mit besserer und schlechterer Ausbildung beleben.

Ganz und gar nicht einverstanden erklären kann ich mich mit dem, was Herr Braun betonte; das mutet mir doch zu traditionell an, dem Studenten während seines Studiums keine Praxisrelevanz zu vermitteln. Ich meine, da sind die angelsächsischen Länder inzwischen doch einen Schritt weitergegangen. Meine Auffassung ist: nur eine gute Verknüpfung von Theorie – und das ist die wesentliche Aufgabe der Hochschule, Theorie zu vermitteln – mit konkreter Anwendung in der Praxis – zunächst wenig und im Laufe des Studiums mehr – ist entscheidend für eine optimale Ausbildung.

MAUTH: Der Hinweis von Prof. Pauli, daß es in der Tat an einer Zielbeschreibung für eine berufsfeldbezogene Ausbildung mangelt, scheint mir ausgesprochen wichtig. Es hat wenig Zweck, Zieldefinitionen wie in der Approbationsordnung zu geben, aus denen hervorgeht, daß der angehende Arzt verantwortungs- oder pflichtbewußt usw. zu sein hat. Man muß vielmehr klar und deutlich sehen können, was denn eigentlich mit der Approbation zum Arzt an inhaltlichen Fähigkeiten erworben sein soll. Das muß aber erst noch bestimmt werden; und diese inhaltliche Bestimmung muß im Bewußtsein der Fakultäten verankert werden und kontrollierbar sein für den Verordnungsgeber und die Studenten. Geringere Studentenzahlen lösen durchaus nicht notwendig irgendein Ausbildungsproblem.

BRAUN: Herr Habeck, das ist ein Mißverständnis. Ich wollte, daß nur das praktiziert wird, was theoretisch abgedeckt ist.

WIRSCHING: Ich möchte versuchen, einen Konsens zu formulieren. Ich denke dabei an die Öffentlichkeit. Meines Wissens wurde hier nicht bestritten, daß die Hochschule ihrem Auftrag, einen arbeitsfähigen Arzt hervorzubringen, z. Z. kaum noch gerecht wird. Das zweite, worauf auch Anspruch auf Information besteht, sind die gesetzgeberischen Möglichkeiten, damit das nicht so mystifiziert wird. Über Kapazitätsverordnung und Prüfungsform wird nachgedacht. Drittens: Für die Hochschulen gilt die gemeinsame Verantwortung von Lehrenden und Lernenden. Die Verantwortung der Hochschulen für die inhaltliche und formale Gestaltung des Unterrichts besteht; die Hochschulen haben sich um ein ausgewogenes Verhältnis von Theorie und Praxis zu bemühen. Auch das ist m.E. bei allen semantischen Kontroversen unbestritten geblieben, daß die Hochschulen auch Verantwortung für die Vermittlung adäquater Einstellungen haben, gerade auch im kommunikativen Bereich. Dies ist für uns ein unsäglich alter Hut, könnte aber u.U. diejenigen, die in diesem Bereich tätig sind, unterstützen.

SCHLEICHER: Ich bin immer wieder erstaunt darüber, welche Mißverständnisse auf solchen Tagungen auftauchen. Nach meiner Auffassung besteht kein Konsens in dem ersten Punkt, den Herr Wirsching genannt hat. Wenn eine Krisensituation behauptet und damit begründet wird, daß die Hochschule einen fertigen Arzt nicht mehr hervorbringen könne, frage ich mich zunächst, ob sie das jemals gekonnt hat. Die Geschichte unserer ärztlichen Ausbildung, v.a. die vieler Jahrzehnte unseres Jahrhunderts, spricht dagegen. Durch die Approbationsordnung ist der Versuch gemacht worden, aber gescheitert. Wenn aber die Hochschule *grundsätzlich* nicht in der Lage ist, einen fertigen Arzt aus ihrer Ausbildung zu entlassen, kann nicht von Krise der Ausbildung gesprochen werden, wenn Maßnahmen ergriffen werden, die Mängeln in diesem Punkte abhelfen sollen.

HOPPE: Ziel der Ausbildung nach der Bundesärzteordnung ist der handlungsfähige, oder sagen wir lieber: der zu eigenverantwortlicher und selbständiger Tätigkeit fähige Arzt. Es steht dort aber nicht, daß dieses Ziel nur durch das Hochschulstudium erreicht werden muß. Ist-Stand ist aber, daß die Ausbildung derzeit nur aus dem Hochschulstudium einschließlich dem praktischen Jahr besteht. Wir stellen nun fest, daß das im Gesetz verankerte Ziel der Ausbildung mit der derzeitigen Ausbildungsmethode nicht erreicht werden kann (auch früher nicht erreicht wurde). Wir sind der Auffassung, daß es so nicht bleiben kann. Deswegen müssen wir die Durchführung so ändern, daß das Gesetzesziel erreicht werden kann, wobei z.B. nach der Auffassung vieler der AiP eine Möglichkeit sein könnte, wenn er erfolgreich ist.